STEPPING INTO
THE WORLD
OF

ASD

走进
自闭症

雅弗◎著

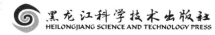
黑龙江科学技术出版社
HEILONGJIANG SCIENCE AND TECHNOLOGY PRESS

图书在版编目（ＣＩＰ）数据

走进自闭症 / 雅弗著 . -- 哈尔滨 : 黑龙江科学技
术出版社 , 2024.7
ISBN 978-7-5719-2244-3

Ⅰ . ①走… Ⅱ . ①雅… Ⅲ . ①孤独症－防治－研究
Ⅳ . ① R749.4

中国国家版本馆 CIP 数据核字 (2024) 第 028268 号

走进自闭症
ZOUJIN ZIBIZHENG
雅弗 著

责任编辑	王　姝
插　画	Kae Yan
版式设计	孔　璐
出　版	黑龙江科学技术出版社
	地址：哈尔滨市南岗区公安街 70-2 号 邮编：150007
	电话：（0451）53642106 传真：（0451）53642143
	网址：www.lkcbs.cn
发　行	全国新华书店
印　刷	哈尔滨市石桥印务有限公司
开　本	787 mm ×1092 mm　1/16
印　张	20.25
字　数	390 千字
版　次	2024 年 7 月第 1 版
印　次	2024 年 7 月第 1 次印刷
书　号	ISBN 978-7-5719-2244-3
定　价	68.00 元

序

　　这本书是在我取得了特殊教育硕士学位，随后入职了美国康涅狄格州的一家自闭症干预机构，成为一名注册的自闭症行为干预师之后的 2020 年下半年开始写的。接触到求学期间以及入职后的相关资料后，我便有了一个愿望，就是尽快将我所学到的和读到的知识分享给中国有需求的家长们。最初我整理出很多小块的理论类文章，将它们发布在了知乎上，也因此收到了很多私信，认识了一些自闭症儿童的家长，也更加坚定了我要尽快完成此书的意愿。随着实践工作经验的增加，我慢慢将自己的工作体会融入了进去，便有了今天的这本书。如果有人问我如何评价这本书，我会说它肯定有许多浅显幼稚之处，但是这不妨碍它面世的意义，因为时间对于自闭症个体的诊断和干预至关重要。如果再等 3 年出一本可能更加完善成熟的书，我可能会错失一些当下有需求的家庭。我想，哪怕有 100 个家庭能从这本书里得到一点点有关自闭症的知识，受益于其中的某段分享，甚至因某句话而得到慰藉，这本书就有价值。

　　在自闭症研究领域里，我的资历不够深厚，但是我首先是个"资深"的妈妈，随后是个"资深"的职业女性。在做妈妈方面，我已经培养出两个优秀的孩子。我的儿子马克毕业于美国的约翰·霍普金斯大学，我的女儿萝拉目前就读于美国的哥伦比亚大学。他俩陪伴了我过去二十几年的成长（是的，我们彼此陪伴成长），是我永远的挚爱。在职场方面，我曾经在美国和中国的普华永道做过 8 年的注册会计师，随后转行自主创业，又做了 8 年。后来，我还是觉得余生应该从事一份自己真正热爱并能够回馈社会的事业，于是一脚踏入特殊教育自闭症干预领域。

　　这本书叫作《走进自闭症》，我的另外一本书叫作《走近多动症》。我在这两本书里，使用了不同的"jìn"，是有原因的。我觉得没有共患自闭症的注意缺陷多动症（简称"多动症"）儿童，可能是不讨喜、惹麻烦、表现幼稚、需要家长和老师多多包容的"另类"。因此当他们坐不住板凳，大脑放空，或者情绪难耐时，我们可以走近他们，按下他们的肩膀，拥抱一下，听听他们可能极富有创造力的想法，他们的专注力和升腾的情绪可能就会稳定下来。然而自闭症患者，因其神经障碍的复杂性，其诊断和干预在特殊教育领域里是最难的。我们需要很多的知识储备才有可能和他们在思维空间里碰撞上，只有双向奔赴的努力，而不是刻意将自闭症人群"正常化"，我们才有彼此理解、共存共荣的可能。在他们努力学习如何与我们沟通和社交的同时，我们更应该主动地走进他们的世界，去理解、尊重及包容他们的思维方式，给予他们应得的发展机会和生存空间。

请原谅我刚才使用了"我们"和"他们"这类字眼，以及在本书中经常使用了"典型"一词来区分自闭症人群和典型神经发育人群，我更不情愿将"患者"这个标签冠在拿到自闭症诊断的人群身上。这些术语的唯一意义在于文字表达上的简洁性和准确性。在自闭症干预领域，没有"正常"一说，本来这世上就没有不正常的人。每个人都是一个独一无二的个体，有自己独特的优势和挑战。

我在2022年的圣诞节之际，失去了父亲。如今母亲亦已年迈。年过半百的我，鬓边也多了很多白发。回想半生，求学了三个硕士学位，跨越过三次行业，然而令我成长最多、最感欣慰的还是为人父母，希望天上的父亲也是同感，因此谨将此书献给我的父亲，也献给全天下自闭症儿童的父母。

雅弗

目录 contents

自闭症概论篇

　　从自闭症的概念被最初提起，如今过去100多年了，但是直到如今，我们无法说清楚它的成因，尤其落实到个体身上，到底是哪些因素的结合在孩子身上表现出自闭症的症状。如今人们听到的自闭症越来越多，而且多发生在男孩身上，孩子犹如孤独地飘浮在空中的气球，自己无法落地，家长又够不到他，于是听不懂话，学不会东西。随着岁月的流逝，有沟通障碍且行为表现"怪异"的他们，离这个赖以生存的世界越来越远，精神健康、情绪和行为问题逐渐出现，给个人、家庭和社会造成了巨大的负担和痛苦。

　　以上提及的就是如今的"自闭症恐慌症"。在本篇内容里，我想通过脑科学、神经科学和心理学多个角度帮助读者正确地理解自闭症，包括它的定义、成因，常见的理解误区，"越来越多"和"男多女少"背后的可能原因，等等。只有正确认识了自闭症，我们才有"早发现早干预"的可能，才能寻找到适合孩子的干预课程和方法。自闭症不是洪水猛兽，自闭症孩子更是如天使一般的单纯存在，但只有慢下来，静下来，才能体会到它的鸟语花香。

第 1 章

自闭症的定义

自闭症谱系障碍（autism spectrum disorder，ASD）是一种在定义和诊断上都非常复杂的神经发育状况。在美国，它的诊断标准由美国精神疾病协会的《精神障碍诊断与统计手册（第五版）》（*DSM-5*）给出。*DSM-5* 是 2013 年在 *DSM-4* 的基础上更新完成的。在自闭症的诊断上，*DSM-5* 具有国际权威性，但是它主要应用在美国的临床诊断上。欧洲及其他一些国家更多沿用的是国际疾病分类（international classification of diseases，ICD）的标准，它的最新版本（*ICD-11*）于 2019 年被世界卫生组织采纳，在 2022 年 1 月 1 日正式生效。

2022 年 3 月美国精神疾病协会发布了 *DSM-5* 的文本修订版 *DSM-5-TR*。这个文本修订版本包括了对 *DSM-5* 的更新和更改，反映了自 2013 年以来心理健康实践的变化和更新，所以迄本书截稿之日，*DSM-5-TR* 是该资源的最新和最准确的版本。和自闭症相关的最明显的变化是后面会提及的标准 A。

ICD-11 在自闭症的诊断标准上，与 *DSM-5* 的兼容性和一致性越来越高，将自闭症、阿斯伯格综合征，以及广泛性发育障碍 - 未另行指定的，合并为"自闭症谱系障碍"，这使得全球范围内对自闭症诊断标准的理解和执行变得容易很多。

DSM-5 和 *ICD-11* 都把自闭症的特征分为了两大类：发起和维持社交沟通以及社交互动的困难性、受限的兴趣以及重复行为。两个手册的先前版本都包含过第三类——语言问题。

这两个新版手册也都允许临床医生给出自闭症与其他症状的并发诊断，如焦虑症或者注意缺陷多动症，而以前的版本指示临床医生只能选择其中的一种诊断。

　　但是两本手册也存在着一些明显差异。自闭症在 *ICD-11* 中有一个新代码：6A02，它有一个代码范围，从 6A02.0 到 6A02.5，用来表明个人是否有智力发育或者功能性语言障碍。相比之下，*DSM-5* 只是承认自闭症和智力障碍可以同时发生，*ICD-11* 提供的指南更为详细些。

　　还有一个主要的区别：*ICD-11* 没有规定一个人必须具备一定数量或者组合特征才能达到自闭症的门槛，相反，它列出了各种定义特征，让临床医生来决定是否符合标准。作为工作在自闭症干预一线的治疗师，我认为 *ICD-11* 给予的灵活性使得我们基于临床判断和常识更容易做出准确的诊断。

　　ICD-11 和 *DSM-5* 还有一些细微差别，这里不一一列举，总体来说，*ICD-11* 创建了一套非常广泛的标准，更加能够跨文化落地使用。由于本书作者生活和工作在美国，本书讨论的内容和实践经验围绕 *DSM-5* 而进行。

　　以下是 *DSM-5* 关于自闭症谱系障碍完整的诊断标准：

　　A. 在多种环境下，持续地表现出社交沟通和社交互动方面的缺陷，包括现在或过去的表现，如下文所示（所举的例子只是示范，并非穷举）：

　　1. 社交情绪交互上的缺陷：范围可从不寻常的社交方式、无法正常地连贯交流，到减少的兴趣、情绪或者情感的分享，再到无法发起或者回应社交互动。

　　2. 社交互动中使用的非口语沟通行为的缺陷：范围可从口语和非口语沟通的整合能力差，到异常的眼神交流和肢体语言，或者对手势的理解和使用的缺陷，再到完全缺乏面部表情和非口语交流。

　　3. 发展、维持和理解人际关系的能力缺陷：范围可从在调整行为去适应不同社交场合方面出现困难，到难以分享想象游戏或者交朋友，再到对同龄人没有兴趣。

　　明确当前的严重程度：

　　严重程度是基于社交沟通损伤以及受限和重复的行为模式 。

　　B. 行为、兴趣或者活动的受限及重复模式，至少有如下两种及以上的表现，包括现在或过去有的（所举的例子只是示范，并非穷举）：

　　1. 刻板或是重复的肢体动作、物件使用或者说话：简单刻板动作，列队玩具或是翻动物件，回声模仿，怪癖语句等。

　　2. 对同一性的坚持，对常规不变通的遵守，或者仪式化的口语、非口语行为：对小变动的极度难受，过渡上感到困难，僵化的思考模式，问候仪式，每天需要走固定路线或者吃相同食物等。

3. 严重受限、固定不变的兴趣，且在强度和专注上不寻常：对不寻常物件强烈的迷恋或者全神贯注，极度限定或者持续的兴趣等。

4. 对感觉输入有过敏或弱敏反应，或者对环境的感知有不寻常的兴趣：对疼痛／温度明显不敏感，对特定的声音或者质地做出不良反应，对物件的嗅觉或者触觉过度敏感，对光或物体移动的视觉迷恋等。

明确当前的严重程度：

严重程度是基于社交沟通损伤以及受限和重复的行为模式 。

C. 这些症状必须在早期发育阶段就有，但是可能没有完全显露，直到社会需求超过了有限能力，或是被之后学到的技能所掩盖。

D. 这些症状导致了在社交、职业，或是其他当下功能重要的领域方面出现临床所称的重大障碍。

E. 这些缺陷无法用智力障碍（智力发育障碍）或是整体发育迟缓来更好地解释。智力障碍和自闭症谱系障碍经常同时发生；对自闭症谱系障碍和智力障碍进行共病诊断时，其社交沟通的表现应该低于常规发育水平。

注意：拿到了 DSM-4 明确诊断的自闭症障碍、阿斯伯格综合征或者未另行指定的普遍性发育障碍的个体，应给予自闭症谱系障碍的诊断。社交沟通上出现明显缺陷，但其他症状不符合自闭症谱系障碍的个体，应被评估为社交（语用）沟通障碍。

有些和诊断相关的额外信息需要指出来，特别是：

- 有 / 没有伴随的智力障碍；
- 有 / 没有伴随的语言障碍；
- 是否与另一种神经发育、精神或者行为障碍有关；
- 是否有紧张症；
- 是否与已知的医疗或者基因情况或者环境因素有关。

再次明确一下，要满足 DSM-5 中自闭症谱系障碍的诊断标准，儿童必须在社交沟通和互动的三个领域中的每一个领域都存在持续缺陷（A.1—A.3），并且在四种受限类型中至少存在两种受限、重复的行为（B.1—B.4）。

DSM-5-TR 在以上的标准 A 当中添加了"所有"一词，这样更加符合工作组的最初意图，让自闭症的诊断阈值维持在一个高水平上，也就是说标准 A 当中的表现要求"全有"，而不是"任何一个"。

诊断标准 A 涵盖的内容换一种方式可以解释如下（包括但不限于）：

• 可能很少使用语言与他人交流，或者根本不说话；

• 别人和他说话时很少回应；

• 不与父母分享兴趣或者技能；

• 很少使用或者理解手势，比如指向或者挥手；

• 仅使用有限的面部表情进行交流；

• 对同伴不感兴趣或者很难交朋友；

• 很少参与富有想象力的游戏。

诊断标准 B 涵盖的内容换一种方式可以解释如下（包括但不限于）：

• 一遍又一遍地以特定方式排列玩具；

• 频繁地按动开关或者旋转物体；

• 重复地发出声音；

• 兴趣非常狭窄而且强烈；

• 需要事情总是以同样的方式发生；

• 难以改变他们的日程安排，或者从一项活动过渡到另一项活动时出现困难；

• 感官敏感，比如对日常的一些噪声如吸尘器的声音感到烦躁，不喜欢衣服标签，或者喜欢舔或嗅物体等。

以下是 *DSM-5* 关于自闭症谱系障碍严重等级的分类：

严重等级	社交沟通	受限和重复行为
3级 "需要非常重大扶持"	口语和非口语的社交沟通技能的严重缺陷带来功能上的严重障碍，极其有限地发起社交互动，对来自他人的社交暗示极少回应。例如，一个只会说少数他人能理解的话语的个体，极少会主动发起社交，即使他／她做了，也是使用不寻常的接近来满足自己的需求而已，而且只对非常直接的社交接近做出回应。	行为上的不灵活性，应对变化极度困难，以及其他明显干扰了各个方面功能的受限／重复性行为。在转移专注点或者行动方面出现极度焦虑／困难。
2级 "需要重大扶持"	口语和非口语的社交沟通能力的明显缺陷；即使在扶持的情况下社交障碍依旧明显；有限的社交互动发起；对他人社交暗示的减弱或者不寻常回应。例如，一个只会说简单句子的人，他的互动局限在狭窄的特殊兴趣领域，他的非口语沟通明显奇怪。	行为上的不灵活性，应对变化困难，或者其他受限／重复行为的出现频率足以让一个随意的旁观者注意到，并且干扰到不同情境下的功能运作。在转移专注点或者行动方面有焦虑／困难。
1级 "需要扶持"	没有扶持的情况下，社交沟通缺陷出现明显障碍。主动发起社交有困难，对他人的社交暗示的回应不典型或者不成功。可能出现对社交互动兴趣的减弱。例如，一个可以讲完整句子和参与沟通的人，但他与别人的来去对话失败了，他尝试交朋友的方式奇怪，通常不成功。	行为的不灵活性导致了一种或者多种情境下的功能受到严重干扰，活动之间的转换有困难。组织和计划上的问题妨碍了独立性。

　　将自闭症谱系障碍划分为三个严重等级，也是个比较新的概念和实践操作。虽然它从需要扶持的程度来试图区分，但是并没有或者无法具体阐述每个等级需要哪些方面的扶持。这三个等级也不是清晰的黑与白，也许高功能自闭症更容易被划分进1级，有智力障碍的自闭症人群更容易被划分进3级，但是绝大多数的，尤其是3岁前的儿童，是不容易被直接诊断进某个级别的，毕竟这类诊断只能通过专家基于信息的采集和观察来做出"更加符合定义"的诊断，所以在目前的实际工作中，我们还是经常会给出"轻度至中度"，或者"中度至重度"的诊断结论，而不是用一二三级来区分，甚至于，有些团队干脆不做障碍程度的评估。

　　如果用通俗易懂的方式来解读自闭症的严重等级，我想自闭症1级应该是指那些未来可以独立生活，生活和工作中可能需要少量帮助和辅助治疗包括看心理医生，接受认知行为疗法等的人。他们主要的挑战存在于社交和沟通方面。

自闭症 2 级，相较于自闭症 1 级，在语言和非语言沟通方面表现出更加严重的不适应性，他在言行举止上表现的差异，更容易被人一下子观察出来。他们对环境变化表现出不适应性。与 1 级相比，2 级的人群一般需要感统方面的训练和加强。2 级人群对于干预的反应和进步可能最明显，他们通常在日常生活能力方面进步明显，比如不断提高了做决定的能力或者发展出职业相关的技能。

自闭症 3 级是谱系障碍中最严重的等级。3 级人群不但在社交沟通上的缺陷更加明显，他们也表现出更多的重复性和受限的行为。重复性行为是指同样的事情和行为一遍遍地重复做，包括肢体动作、同样的声音或者话语，受限行为包括不能适应变化或者非常狭窄的兴趣范围。部分 3 级人群可能终生脱离不了别人的照顾。尽管部分人在干预和学习之后具备了基本的生活能力，甚至在监护下能够从事特殊的职业，但是在安全意识和自我管理方面，还是可能需要终生的扶持。

有一点我希望分享给大家的是，每个自闭症儿童的进步和未来是无法预测的，所以即使现在拿到"轻度"或者"重度"的诊断，并不能决定孩子一年后或者五年后会成为什么样子，所以我建议拿到自闭症诊断的家长，如果同时拿到了严重等级，可以暂时忽略后者，着重关注干预，着重关注每天能够取得的一点点小进步。*DSM-5-TR* 表示，这些障碍水平可能随着时间的推移而发生变化，它不应用于决定儿童是否有资格获得服务。

有关自闭症的定义，我赞同 Temple Grandin 在自己的书 *Visual Thinking* 中的说法：（这个定义）够乱的。因为在这个群体中，有埃隆·马斯克和爱因斯坦这样的人物，也有连穿衣服都学不会的智力障碍人群。这是自闭症非常复杂的地方，不但成因复杂，特征复杂，干预起来也复杂。一个人的成功干预策略和进步的速度，是另一个人无法复制的。世界上没有一模一样的典型（神经发育）人，也没有两个一模一样的自闭症患者。

在结束本章之前，我将很多人熟知的两位自闭症患者，从 *DSM-5* 给出的 A、B 两个诊断标准出发，看看他们俩都有什么样的表现。

项 目	Mikey Rowe（米奇）	Raymond Babbitt（雷蒙）
简 介	米奇出生于 1988 年，专业演员，在话剧《深夜小狗神秘事件》中饰演一名自闭症男孩而获得托尼奖。现在已经结婚，有两个儿子。	电影《雨人》中的自闭症角色，在弟弟查理 3 岁时就被送往精神病院中生活，兄弟再相见时，雷蒙已经 40 多岁了。
社 交 与 互 动 方 面 的 特 征	1. 米奇非常善于口语表达，这从他在脸书上分享的视频中可以看出。他的一些社交互动表现非常棒，比如他和两个孩子的互动，与一个典型的爱孩子的爸爸无明显差别。 2. 他在上学期间觉得社交最难，很难结交朋友并与他们交谈。 3. 他为自己总结出了一套社交互动的套餐，防止自己在社交场合里因理解和回复问题引起尴尬，他把这个叫作剧本语言。例如他每天早上会在咖啡厅买一杯咖啡并带走，他会主动和收银员打招呼，比如说生意好吗？他又会为可能出现的两种回答而提前准备好答复，如果对方说生意不错，他就回答太棒了。如果对方说一般或者生意清淡，那他就说会好起来的，祝你好运。他利用这种方法训练自己，减少了很多社交恐惧。 4. 米奇认为自闭症人群挺适合表演，因为角色清晰，有逻辑，而且会事先布局好。舞台上的对话有脚本，从这点来说，舞台比现实世界容易。 5. 米奇说自己在试镜的时候没有太多的目光接触，他的握手和闲聊还是看起来有些尴尬。	1. 雷蒙喜欢一遍遍地重复某些陈述。 2. 与人交谈时没有眼神对视。 3. 他不回应自己的名字。 4. 他听不懂别人的问题，没有提供任何回应。 5. 他不懂社会规则，比如他看到自己记忆中熟悉的汽车，他会直接坐进去。 6. 他缺乏面部表情。

行为、兴趣爱好，或者从事的活动	1. 米奇总是穿着蓝色的 V 领 T 恤，不穿外套或者夹克，总是戴着耳机（防噪音）。 2. 米奇十分注重细节。他渴望被人看到、听到和理解，这个愿望激发了他的表演意愿。 3. 米奇在很多事情上都做得很好，他是一名专业的魔术师，会骑独轮车，玩滑板旋转，扔帽子，踩高跷，玩木偶，等等。	1. 雷蒙对触摸极其敏感，不喜欢触摸别人或者被别人触摸。 2. 雷蒙有一套特定的仪式和例行程序，不能被打乱。 3. 情绪焦虑或者说话时人会来回晃动。 4. 雷蒙拥有很强的记忆能力。他能从电话簿中记住电话号码。 5. 雷蒙在几秒钟内能够回答数学问题，且能记住大量数据。 6. 他的走路姿势很尴尬、僵硬。 7. 他的兴趣爱好非常有限。

从以上几个方面来看米奇和雷蒙，我们也许会说米奇明显是自闭症 1 级，雷蒙像是自闭症 3 级（电影中提到了他是"高功能自闭症"，但是从 DSM-5 对于自闭症障碍等级的描述中可以发现，雷蒙更像是 3 级）。雷蒙的原型 Kim Peek 就被人称作一个低智商的超级大脑，虽然他的诊断与自闭症无关，但是听起来还是前后矛盾吧？难怪 Grandin 建议取消自闭症严重等级的分类，不如用有口语和无 / 极少口语来划分，其实不无道理。

第 2 章

自闭症的成因

　　自闭症最早被定义为行为障碍，目前定义为异质性疾病。其症状在 3 岁左右时表现明显：发育迟缓以及紊乱的语言，社交互动受损，对感官刺激、时间和物件的不寻常反应，眼神对视差，对同一性的坚持，不寻常的死记硬背能力，重复和刻板行为，正常的外貌特征等。神经病理学对自闭症大脑的研究发现了患者在大脑皮质、脑干、边缘系统，还有小脑方面的异常，但是这些异常之间有差异。因为患者虽然具有一组特定的核心特征，但是每个患者又是不同的，于是，Bauman 和 Kemper 团队在 2003 年的研究中试图找到可以描绘所有自闭症患者的共同的解剖学特征。该研究发现，在所有情况下始终异常的解剖学特征包括小脑中浦肯野细胞的减少，以及在内嗅皮质和杏仁核内侧核中紧密排列的小神经元。

　　虽然自闭症的症状在 3 岁（也是美国的 ASD 平均诊断年龄）时表现明显，但是2017 年的一项研究表明，自闭症特定的大脑成像特征早在 6 个月大时就已被识别，年龄特定的大脑和行为变化在生命的头 2 年内已得到证实。接下来的问题非常常见：自闭症作为脑神经发育异常，是天生的吗？

　　在 DSM-5 的诊断标准里，自闭症的症状被描述为"在发育早期时就有"，没有直接写"先天就有"，但是也没有关于迟发性自闭症的诊断说明。那么自闭症有没有可能在出生后成长早期时患得，学术领域里一直有不同的声音，但更为常见的说法是"ASD是一种与生俱来的神经分歧"。

　　这里先穿插些没有争议的部分，那就是年龄较大的儿童、青少年和成人不会患上自闭症。如果一个成年人或者年龄较大的孩子突然出现行为或者社交沟通问题，可能是由于其他心理健康问题导致的类似自闭症的行为，比如社交恐惧症、广泛性焦虑症、强迫症等，但它们不是自闭症。

争议之所以存在，是因为有相当多的家长报告自己的孩子在生下来后发育正常，甚至在 1 岁左右冒过话，有眼神对视，有非口语的沟通互动等，但是到 18~36 个月的时候开始出现自闭症的症状，其中比较常见的是有的孩子失去了口语。我也曾经观摩过一个孩子成长过程的影像资料，的确在孩子 1 岁前的影像资料中，笔者看不出明显的疑似自闭症特征，但是 1 岁多之后，在影像资料里，孩子突然不再回应自己的名字，喜欢安静地自己玩，喜欢在屋子里转圈圈。

对此，有的专家解释个别的语言衰退现象可能是因为随着大脑其他功能的发育，孩子的口语能力最终没被整合起来，因此原有的口语能力突然断掉了。而与此持不同意见的专家认为，20 世纪 70 年代之前很少听说过语言衰退的现象，那是否存在孩子出生以后早期生命受到了环境的影响而引发了自闭症？比如疫苗，疫苗曾经一度成为关注点。美国的自闭症发病率在 20 世纪 80 年代开始飙升，那个时期也恰好是儿童接种疫苗中汞成分大幅提高的时期。然而，从 2001 年开始，硫柳汞的成分从儿童疫苗中被去除后，根据 2008 年的 *JAMA and Archives Journals* 中的报告，自闭症的发病率在汞被去除之后并没有降低，仍旧是逐年增加。

美国儿科学会曾归纳整理所有关于疫苗不会引发自闭症的研究，我大致看了一下，列出来几十项研究，更新时间是 2022 年 9 月 6 日，基本结论如下（因篇幅关系，我只能列举几项）：

1. 疫苗与自闭症无关联；

2. 增加疫苗中抗体刺激蛋白和多糖的暴露与自闭症风险无关；

3. 第一年按时接种疫苗不会对神经心理结果产生不利影响；

4. 未发现麻腮风三联疫苗（MMR 疫苗）接种与 ASD 风险之间存在有害关联。有一个 ASD 哥哥 / 姐姐的儿童，其接种 1 或 2 剂 MMR 疫苗与其患 ASD 风险没有发现因果关系；

5. 一项 14 年对 300 万例不良事件的跟踪研究没有发现 MMR 疫苗相关炎症性肠病或者自闭症的证据。

　　一组相对较新的研究观察了自闭症儿童的弟弟妹妹在他们生命最初的几个月的情况，研究人员发现这种微妙的退化是很易观察到的。虽然父母可能注意到孩子有语言或者眼神等交流的表现，但是研究人员还是能关注到孩子在运动技能和对社交线索的反应领域的差异。因此，这项研究的基本结论是症状属于晚期突显而已，其实症状早就有。

　　笔者在自闭症的干预工作中，曾经遇到过多位父母认为自己的孩子的眼神对视是积极的、活跃的，但是在我们的观察中，孩子的眼神对视很弱，联合注意力差等情况。

　　语言和社交能力衰退这种现象通常发生在3岁之前，Lonnie Zwaigenbaum博士指出："20%~30%的家长能够回忆起他们的孩子在生命的第二年某个时期失去了社交和沟通的技能。"她还提到，她参与的婴儿同胞研究项目结果显示，在观察到儿童行为变化的同时，婴儿脑成像显示大脑发育也在发生变化，包括大脑连接的变化和大脑成长的变化。换句话说，父母看到的退化表现似乎与大脑发育的变化同时发生。

　　我们回看DSM-5的诊断标准：这些症状必须在早期发育阶段就有（但是可能没有完全显露，直到社会需求超过了有限能力，或是被之后学到的技能所掩盖）。

　　根据美国疾病控制和预防中心（CDC）最新的数据，自闭症人群中仍旧有大约三分之一的人，一生是不开口讲话的。这里指的"不讲话的自闭症人群"也包括只会讲几个单字，但无法进行有效对话，比如只会回声，以及不会开口讲话，但是会写，会打字，会使用数字沟通设备来进行有效沟通的人群。

　　常有人认为不开口讲话的自闭症儿童通常智商较低，其实这是一个理解误区，它有时和测试智商的工具在设计上的缺陷有关。有些儿童的非口语智商是不低的，他们对于语言的接收和理解能力比较强，同时在训练后能够熟练地使用语言沟通工具（比如图片声音转化器、文字声音转换器等）来进行高质量的沟通。

　　一个拿到了自闭症诊断的儿童，在没有口语的情况下，不管他看上去是否聪明，我们都无法预测他未来是否会开口讲话。不开口讲话的孩子，肯定是脑内出现了障碍，但到底是大脑内的哪些异常部分导致了口语能力的丧失，截至目前并没有明确的共识。2019年的一项研究表明，无口语或者少口语的自闭症儿童在听觉皮质处理信息的方式上可能存在差异。研究发现，与有口语的自闭症患者和典型发育中的人相比，无口语和少口语自闭症患者对于听觉音调的反应延迟，虽然有口语的自闭症儿童也有一定的反应延迟，但是没有他们那么明显。

也有研究提及杏仁核对儿童语言发展的影响。杏仁核的体积越大，人的社交能力越强。研究发现，无口语的自闭症儿童的杏仁核体积比典型儿童的小，因此神经元密度高而过度连接，然而婴儿期的自闭症儿童的杏仁核体积反而是大的，长大后变小了。有关抑郁症群体杏仁核的研究也表明杏仁核尺寸变小。杏仁核的体积小与眼部的聚焦减少也有关联。眼部是人们建立联系和传达情绪的重要部分。杏仁核的活动越少，口语沟通的障碍越大。眼部的聚焦越少，对他人的模仿越少，而语言发展严重依赖于对他人的模仿，所以我们发现部分无口语的自闭症儿童，他们能够学会指物或者使用平板及图片来沟通，但不会口语，因为后者需要与人建立联系。

无论自闭症是出生时就有，还是出生后生命早期也能患得，它的成因是什么？

自从 20 世纪 70 年代以来，研究人员就知道遗传会导致自闭症，因为他们发现同卵双胞胎通常同患自闭症，过去十年的 DNA 解码技术发现了多种可能导致自闭症的基因变化，但是这些基因变化是如何导致自闭症的，仍旧扑朔迷离。

近年来大规模的外显子组测序的应用，让我们发现了数百种甚至上千种与自闭症相关的新基因。这些基因存在于几种常见的基因信号通道，比如神经元的突触形成和染色质重塑。在动物的模型中，我们发现了异常的突触可塑性和 ASD 大脑神经回路中兴奋性与抑制性神经传递的比例失调。

从家族史和双胞胎的研究中，我们更加看到了 ASD 的遗传因素，但是我们尚不知道 ASD 的潜在遗传结构，它绝不是单基因的遗传，而是一组复杂的遗传综合，其风险可能来自多个基因的遗传变异。

有研究发现，同样的基因变异，即使在父亲或者母亲身上发现了，但是他们不是自闭症，然而在孩子身上发现了同样的基因变异，孩子就呈现出自闭症的症状。所以，基因变异不能说是导致自闭症的直接原因，而可能提高了自闭症患病的概率。

美国的 NINDS（美国国家神经性疾病及中风研究所）认为遗传和环境因素都可能是自闭症的成因，但具体到个体身上，很难明确成因是什么。

已有的研究表明以下环境因素可能导致自闭症：

1. 孕时父母年龄较大；

2. 丙戊酸钠的摄入（如抗癫痫药物）；

3. 有毒化学物质的暴露；

4. 孕妇糖尿病；

5. 类固醇生成活性增强；

6. 免疫激活；

7. 选择性血清素再摄取抑制剂（SSRI）等抗抑郁药。

　　除了以上列举的已知基因和环境因素，还有许多未知因素有待发现。自闭症是个非常复杂的神经发育状况，其症状又是个谱系，很多人难免会在自己和别人身上发现些许的自闭症痕迹，但那可不一定是自闭症。自闭症的遗传咨询和产前诊断也是目前虽有意义但是面临巨大挑战的领域。

　　我们也把自闭症叫作"孤独症"，我们看不懂他们，他们也看不懂我们。自闭症人群在信息处理方面存在不同程度的差异。我记得《雨人》中 Raymond 在讲起红色的时候，他会说"可怜的红色"，这是他学来的表达，他以为红色就应该这么说。我也曾干预过一名 3 岁儿童，他在拒绝的时候，经常说"No Thanks"，大家觉得他很有礼貌，其实不然，他是把这两个词当作一个词来使用的。我们典型人群在理解一个句子时，大脑里的运行方式通常是这样的：大脑先处理第一部分的意思，然后将它暂存在工作记忆中，再去处理第二部分的意思，然后把第一部分和第二部分相关的信息整合起来，来确定整个句子的意思，但是自闭症人群在处理这类复杂信息的时候，容易陷入个别的词当中，或者干脆把一大块的信息当作一个词来理解和储存，所以句子越复杂，自闭症人群理解起来越困难。还有，当一些自闭症个体讲复杂句子的时候，他未必真正理解其中的每个词，他有可能将这个句子当作一个词来理解和记忆。这些造成了我们与自闭症人群的沟通障碍。与自闭症人群沟通，句子越简洁越好，信息越清晰越好，这些有助于他们对沟通的理解。

　　自闭症领域的学术研究，在磁共振技术的应用后，有了质的飞跃，我们终于知道了自闭症人群在处理信息时的大脑活动轨迹。2004 年 Just 团队利用核磁技术对 17 对青年组做了实验，其中一组是自闭症 1 级，另外一组是典型发育对照组。这个实验发现了自闭症组相比对照组多表现出了：

1. 大脑的激活在表面灰质的文字区域增加了；
2. 大脑的激活在处理句子意思的表面灰质区域减少了；
3. 参与语言功能的 10 对皮质区的功能连接减少了；
4. 以上区域的活动同步性减少了。

以上观察能够看出自闭症的大脑区域在支持语言功能上是不合作的，而且从功能连接的曲线图来看，自闭症与对照组的曲线是平行的，只是水平低，也就是说，大脑的组织结构和运行方式相似，但是连接的程度弱了。

类似的核磁实验在自闭症领域还有很多，比如 2007 年 Just 团队又实验了 ASD 患者解决问题的能力，2007 年 Kana 团队实验了抑制语境不合适行为，2008 年 Mason 团队实验了语言和思想理论网络的协调，2009 年 Kana 团队实验了社交思维等。所有实验都说明了一个共同的原则：自闭症人群的神经系统的连接性未发育完全，尤其是大脑额叶和后叶区域之间的沟通，在需要它们同时运作来完成任务的时候出现了障碍。这也就能解释当环境需求变化时，以及需要调动不同的能力来协作完成任务时，自闭症的大脑里灵活性少，大脑的各个区域不能同步或者协调运作。

核磁实验还发现了自闭症人群在认知上处理的方法不同于典型人群。这从他们的表面行为是看不出来的。在 2004 年 Just 团队的句子理解实验中，我们很明确地看到自闭症人群大脑中专注的是句子中的单词，而不是整个句子的意思。这种认知方式最终影响了他们处理信息的脑容量，但是依据任务性质的不同，这个容量或者限制了理解，或者增强了理解。它可以说是缺陷，也可以说是优势。

2005 年 Koshino 团队的核磁实验发现了自闭症人群大脑中对看到的单词是当作图形来处理的。当时，典型对照组的大脑活动在左边的执行功能和左语言区域，而自闭症组的大脑活动在大脑后部视觉区和右边的执行功能区。这个实验结果说明了自闭症人群是依靠低水平的视觉能力来处理信息，而不是依靠高水平能力来执行一些任务的。

2012 年 Carter 团队的核磁实验进一步证实了自闭症人群缺少了将视觉信息自动记录成语言的能力。实验中的自闭症儿童组和典型儿童组一样，可以将图片上的适当及不适当行为区别开来，但是大脑激活的模式不同，导致了自闭症组未必拥有用语言来讲述自己懂得的知识的能力。

　　当然，不是所有的自闭症人群都是视觉思考者，也有文字思考者，在对个体实施干预之前，搞清楚这个很重要。对于视觉思考类型的自闭症人群，视觉图片式的干预也许更为有效，而视觉想象方式的认知，既是局限，也是一种优势，尤其未来面对职业选择的时候，他们可以从事类似分析卫星云图、监控画面等工作。而帮助视觉思考类型的自闭症人群阅读文字的时候，可以利用一些科技辅助工具，比如利用软件筛选关键词和主要信息，这可以大幅度地提高他们的学习能力和学习效果。

　　我们通过磁共振看到了自闭症人群的脑神经差异，2020 年发表的一项针对自闭症小鼠模型和自闭症人群死后大脑解剖的研究结果显示，因少突胶质细胞的减少而引起的髓鞘形成不足，与自闭症谱系障碍有关。大脑的髓鞘形成是在生命的头一两年才真正开始的，这也恰巧是自闭症症状首次变得明显的时候。那么纠正髓鞘问题的治疗方法，也许可以帮助生命早期被诊断出自闭症的儿童。相关研究有待期盼和关注。

　　以上涉及的术语都可能出现在孩子的检查和诊断结果里。目前的研究表明，遗传和环境因素的结合可能会增加一个人满足自闭症谱系障碍标准的机会，但对于绝大多数的自闭症患者，自闭症的成因无法确定，且追溯意义不大。自闭症是整脑症状，目前无药可治，唯有发现和诊断后的积极干预才有意义。

第 3 章

自闭症特征的理解误区

虽然就个体而言，我们不知道是什么原因导致自闭症谱系障碍（ASD）的，但是我们看到每位 ASD 看起来并不完全相同，反而谱系上的个体之间差异可能很大。虽然如此，自闭症儿童可能还是有一些共同的症状，包括但不限于如下：

- 避免眼神对视；

- 口语和沟通技能发育迟缓；

- 依赖规矩和常规；

- 相对小的变化也会引起不适；

- 对声音、味道、光线、抚摸和气味有意想不到的反应；

- 在理解他人的情绪上出现困难；

- 专注或者迷恋狭窄范围的兴趣或者物件；

- 重复的肢体动作比如拍打手掌或者摇晃身体；

- 12 个月前对名字还是没有反应；

- 14 个月之前不会指远处的物品。

2021 年的夏天，我接待了一个拿到自闭症诊断的 4 岁 8 个月的小男孩。在没有见到他本人之前，我看了孩子父亲发过来的 3 个视频。通过视频观察到，孩子在做游戏时情绪非常高涨，完全不听指挥，高兴时手势呈现出明显的刻板动作（甩动胳膊）。然而在面诊时，我对他有了更全面的观察。

首先，他的眼神对视很好，对名字有立即的反应。我说话的时候，他会用眼睛看着我。当我用手指向 2 米远墙上的一幅画问他这是谁画的时，他立即顺着我的手指方向看了那幅画，并且告诉我那是他画的。这时候他的口语中出现了一个问题：他没有说"是我画的"，他说"阿强画的"，阿强是他的名字。

阿强爸爸递给他一罐酸奶时，我将旁边的玩具熊拿到他的面前，说："给小熊吃点吧！"他拿着勺子煞有介事地假装喂小熊一口，然后自己吃一口，再喂小熊一口。

他很喜欢写数字，可以从 1 开始一直写下去，如果不叫停他，他可以写到 4 位数。我试图让他停止，但是没有奏效，然后我给出了交换条件，说写到 ××× 就要停下来，然后他可以得到我的一件小礼物。他果然写到那里就停下了。

我提到了视频里的手部重复动作，父亲说这好像是 3 岁半以后才出现的，应该是父母分居之后。父亲也提到孩子最近很喜欢用毯子裹住自己。

我拿出了一套图片式的智力测试题。开始时，孩子根本坐不住，无法集中注意力。随后在父亲的帮助下，他开始仔细看题，基本能够准确回答所有的适龄题目。

父亲反馈说在幼儿园里，阿强会主动走向其他孩子，试图沟通，但是结果总是失败。

在共处的 2 个小时内，阿强呈现出明显的多动冲动以及注意力缺陷的症状，但是他一旦投入到喜爱的写数字的过程中，就非常专注且很难被说服停下来。

在以上的观察及反馈中，有些症状像自闭症，比如阿强不会使用代词"你"和"我"，他使用的是人名；他对数字有着不寻常的迷恋；视频里出现的手部刻板动作（虽然在面诊的 2 个小时之内，该刻板动作没有出现）；用毯子包裹自己；幼儿园里社交的挫败等。

但是阿强展示出来很好的联合注意能力。他会顺着我的手指看到远处的那张图，他听到窗外有飞机声音的时候，会转头看着我的眼睛告诉我"飞机"，他写好数字后会把本子推给我期待表扬。联合注意力障碍是自闭症的最早迹象之一，也是自闭症干预计划中的关键技能。

阿强会假装喂小熊酸奶。虽然有的自闭症儿童具有参与假装游戏的能力，但是阿强所展现出来的，说明他的思维能力和语言能力都得到了相应的训练。阿强虽然迷恋数字，但是他能够听懂规矩（写到 ××× 时必须停下来）并且遵守，且具备一定的口语沟通能力。

阿强的社交能力不够强，家长和老师针对性的扶持会帮助他改进。

比起自闭症，我观察到的更为明显的诊断是注意缺陷多动症（attention deficit hyperactivity disorder，ADHD）以及儿童焦虑。无论阿强迷恋写数字，还是用毯子包裹自己，还有他的刻板行为，几乎都发生在父母分居的前后。我建议阿强父亲多留意孩子的焦虑情绪，给予足够的关注和爱，多多创造孩子与人良好互动的机会，但是也要随时跟进阿强成长中的变化。我说即使有自闭症的部分特征，暂时看来也是处于比较轻度的范围。

2年后我再与阿强父亲沟通阿强的变化时，他已经上完小学一年级了，多动症的症状仍旧很明显，虽然交友上似乎仍有困难，和同学们时有冲突，但是沟通顺畅。他父亲说当年4岁时拿到的自闭症诊断显然是错误的。

由于ASD是个谱系障碍，成因上又异常复杂，这使得每个自闭症孩子的表现特征都不完全一样。表现特征的宽泛性，导致很多家长甚至评估机构在自闭症的诊断方面出现错误。我归纳了几个比较常见的情况：

（一）语言障碍、听觉障碍或者其他发育迟缓

发育迟缓是指孩子不能完成同龄孩子能够完成的事情，可能包括但不限于语言掌握、口语表达、听力问题、精细动作、社交互动、思维能力等。我在《自闭症诊断篇》的第1章和第2章里就孩子的发育里程碑做了详细的列举。医生和家长基本是参照这类发育里程碑里的列表，来发现孩子的发育滞后现象的。虽然自闭症儿童可能会出现上述发育迟缓，但是这些发育延迟可能还有其他原因，例如铅中毒、唐氏综合征，甚至有些是暂时或者永远找不出原因。

例如语言发育迟缓方面，许多自闭症儿童都会有，有些人甚至学不会说话，但是自闭症不是语言发育迟缓的唯一原因。它也有可能是许多因素作用的结果，比如听力问题、舌系带问题、失语症等，所以区别自闭症与一般语言发育迟缓非常重要，因为它们的干预策略不同。

自闭症（ASD）与一般语言发育迟缓（developmental language disorder，DLD）的主要区别如下：

（1）ASD目光交流少，DLD虽然语言发育迟缓，但眼神交流反应正常。

（2）ASD对叫自己的名字无反应，DLD会正常反应。

（3）ASD 很少模仿声音、动作和表情，但 DLD 会。

（4）ASD 很少会用手指或者把感兴趣的物品给别人看，DLD 会。

（5）ASD 不擅长玩假扮游戏，DLD 会参与。

（6）ASD 乐于孤单，沉溺自己的兴趣点，DLD 会感到孤独或者枯燥。这里举个例子，如果 ASD 小孩的父母忽然离开他，ASD 小孩可能表现为不在乎父母的离开，但是 DLD 的小孩会去寻找父母。

（7）ASD 有肢体的重复动作，DLD 一般没有。

那么 ASD 中不说话的孩子在沟通方式上有什么特征呢?

1. 他们不使用口语来做沟通，但是也不开发手势或者其他的沟通方法，比如身体语言。

2. 他们有时也会用声音来回应下别人的说话，但是声音更像是回声，而不是自主式的沟通。

3. 他们会使用一些不合时宜的行为来做沟通的尝试，比如抓别人的胳膊去拿东西，或者直接从别人手里拿东西。

（二）社交困难

在社交互动方面，自闭症儿童与典型神经发育的儿童有着本质的差异。自闭症儿童很难与同龄人以及他们熟悉的人互动。正常情况下，典型神经发育的孩子在成长中可能会出现不愿意与陌生人互动的情况，但是一旦他们熟识了，或者关系有了进一步的发展，他们就会更好地互动，而自闭症儿童难以与大多数人建立联系。单纯害羞的孩子最终都会适应新的环境，如果他们认识的人还在帮助他们适应新情况，他们会开心安心很多，但是自闭症儿童，即使在熟悉的面孔面前也不会发生状态上的明显变化。甚至，在一些儿童喜欢的典型场景下，比如游乐园、操场、有孩子乱跑的环境中，典型儿童会兴奋开心，但是自闭症儿童可能会不知所措，感到害怕，甚至大哭。

（三）孩子对喊自己的名字没有反应

这是一件挺有意思的事情。每个孩子的游戏习惯和感官反应是有差别的。当孩子背对着家长，对家长的呼喊没有反应的时候，他们有可能只是过于专注玩耍而已，还有可能是孩子有一定程度的听力缺失。这不代表孩子有自闭症。如果这个问题持续存在，家长要带着孩子去医生那里检查下，首先排除听力的影响因素。

（四）狭窄的兴趣爱好

自闭症儿童有时对某些活动或者事物（例如吊扇、车轮、地图）非常感兴趣。他们的兴趣甚至看起来过于着迷。但这并不一定意味着出现类似行为模式的儿童一定患有自闭症。如果他们是的话，他们还得有其他关键症状，比如社交互动方面的障碍。2岁左右的小孩子对于卡通片或者某件玩具的痴迷不一定是自闭症的迹象。

（五）孩子喜欢独处

自闭症孩子看起来性格内向、冷漠，对周围的人和事情不关心，但其实许多典型神经发育的儿童甚至成人也是这样。我们的感觉处理系统，还有天性，都有差别，有些人天生不喜欢噪声或者强烈的光线，更喜欢安静地读书或者画画。如果孩子的发育在其他方面进展顺利，但只是喜欢独处，家长们不必过于担心。

（六）癫痫／感官问题

自闭症儿童更容易出现神经系统方面的问题，比如癫痫发作，对光、声音或者触觉的敏感性增强等，但并非每个遇到这些问题的孩子都有自闭症。例如，有些癫痫发作的孩子完全可以正常发育而不会出现自闭症儿童在社交互动和行为上的特征。

（七）孩子喜欢排列物品和玩具

自闭症儿童通常喜欢以某种方式排列物品和玩具。我曾经干预过一个2岁的自闭症小男孩，他能够将100张图片以特定的顺序装入盒中，那也是他能接受的唯一方式。但对秩序的渴望本身并不是自闭症的标志。不是还有人说处女座的人天生就追求秩序感和精细化吗？如果孩子对秩序感的追求对日常生活产生了影响，家长还是要带孩子去看医生，排除下各种可能性原因包括强迫症。

（八）肠胃问题

自闭症儿童经常会出现便秘或腹泻问题，但是便秘是一个儿童常见问题，尤其是处于训练独立上厕所的年龄段的儿童。另外经常喝太多果汁、乳糖不耐受症或者诸如肠炎之类的疾病也会引起腹泻。

（九）踮起脚尖走路

2 岁以后持续地踮起脚尖走路可能是自闭症的症状之一，但也有可能是肌肉方面出了问题。

（十）很早学会阅读或者高智商

的确有些孩子会在很早期阶段阅读或者显示其他高智商迹象时被诊断患有自闭症，尤其是单纯性阅读早慧的孩子，同时又出现难以与他人交流的现象，但不全是。

（十一）心理疾病

有些疾病可能会出现强迫症或者过度迷恋的行为、言语和沟通上的问题，以及其他看起来像自闭症症状的问题，但是它们也可能是回避型人格障碍、强迫症、反应性依恋障碍、社会沟通障碍，还有比较少见的精神分裂症等。

（十二）铅中毒

铅是一种会损害大脑的金属。如果儿童通过吃油漆碎片或者含铅颗粒的饮用水而导致铅中毒，则他们可能会出现发育迟缓和学习困难等现象。有些问题看似会引起自闭症，也有研究提到可能会导致自闭症，但是对此尚无定论。接受铅中毒治疗的孩子可能会看到症状的改善，因此得到确诊很重要。

（十三）遗传性疾病

虽然自闭症可能与其他一些病症共患，比如唐氏综合征或者结节性硬化症，但是后者有时会被误诊为自闭症。有些遗传疾病会出现与自闭症相似的症状，比如言语发育迟缓，但它们却不是自闭症。我曾经干预过一名结节性硬化症的儿童，他在整体发育上出现迟缓，在 1 岁半时开始独立走路，但是经常脚软跌倒；因控制癫痫而服用的药物导致他经常出现感冒症状比如肺部有痰、流鼻水等；因控制不好肌肉力量而出现一些"攻击"行为，但是他的联合注意力和模仿能力非常好。我在和他玩游戏时，他的参与表现与典型的自闭症儿童有明显的区别。这名儿童在 1 岁半时拿到了评估团队给予的自闭症标签，但是干预团队及孩子的父母均认为大概率不是。明智的家长接受了这个诊断，因为这个标签将帮助他们拿到最大限度的特殊教育扶持，我们也会宽慰家长，我们从来干预的不是标签，而是症状。

（十四）信息处理

智力正常的自闭症患者可能在理解简单信息上正常，但在处理复杂信息方面有障碍。如果一个人理解简单信息和复杂信息方面都有困难，那么他属于一般发育障碍或者有一般智力障碍。如果一个人智商正常却只在处理简单信息上有障碍，但是他们在社交技能、沟通、眼神对视、面部表情、洞察力和判断力上表现很完整，那他可能是选择性语言障碍或者有学习障碍如阅读障碍症，这与自闭症非常不同。自闭症在各个领域的高阶技能上都可能有障碍，却没有视觉空间缺陷。

以上只是列举出想到的一些自闭症理解误区。在《自闭症共患篇》里，我还会继续讨论自闭症与一些常见共患障碍，比如多动症、阅读障碍症、焦虑症、强迫症等的区别。自闭症谱系障碍通常在 3 岁之前被可靠地诊断出来，但是某些迹象早在婴儿几个月时就可见。父母／照顾者和儿科医生通常能最早发现孩子的异常行为或者某些发育方面未达到适龄的成长里程碑。如果儿童存在早产、低出生体重，或者其他原因使得他处于发育问题的高风险中，以及孩子的兄弟姐妹或者家族内有自闭症患者，家长和医生都需要格外关注和尽早进行筛查。

第 4 章
为什么自闭症男多女少

在我的实际干预工作中，自闭症男童多女童少的现象非常明显，尤其在我重点干预0~3 岁儿童的工作期间。如果我每周的工作对象有 20 名儿童的话，其中的女童一般只有2~3 名。

在美国，男孩被诊断出患有自闭症的概率大约是女孩的 4 倍。一项研究还发现，在自闭症症状比较严重的男性和女性中，该比例差不多是每一位女性对应 1.33~2.00 个男性。那么在症状不那么严重的男性和女性中，这个患病率就介于（6~8）：1 和 16：1。

为什么自闭症男多女少的现象这么明显呢？

近些年越来越引起重视的是自闭症女性的误诊率、漏诊率，以及晚诊率。少量研究发现，与男性相比，患有自闭症的女性具有更大的社会沟通障碍，较低水平的兴趣受限，较低的认知能力，较弱的适应技能和更大的外化问题。自闭症女孩的智商似乎较低，但这些女孩是拿到了自闭症诊断的女孩。一些功能较高的自闭症女孩比功能高的自闭症男孩更加喜爱社交和健谈，女孩可能比男孩有更少的兴趣受限和重复行为，并且可能有更多社会可接受的兴趣类型。她们也比男孩更有可能通过模仿她们的同龄典型神经发育人群来掩盖自己的自闭症特征，因此她们可能不会被及时或者永远也不会被诊断出患有自闭症。在对自闭症女性的认识不断提高的情况下，自闭症患者的性别比例差距有拉低的迹象。丹麦的一项大型研究发现，1995 年自闭症患者的性别比例为 8：1，但是到了2010 年这一比例已经降至 3：1。这种下降反映了对自闭症女孩的检测水平的提高。

那么，是不是随着对自闭症女性认识的提高，以及自闭症诊断手段的改进，自闭症患者的性别比例会逐渐拉低直到持平呢？多项研究表明不是的。2011 年的一项研究发现，头部异常扩大最常见于退行性自闭症男孩。退行性自闭症男孩的头围在出生时是正常的，但在 4~6 个月开始不同，而自闭症女孩的头部大小没有差异，这个结果可能表明不同自闭症发作关联着不同的神经表型。

还有研究发现自闭症男童和女童的胼胝体的大小和结构，相对于同性别的典型神经发育人群也有明显区别。患有 ASD 的男性在专门负责眶额皮质（调节情绪和决策）的一个较小的胼胝区域出现障碍，而患有 ASD 的女性在专门负责前额皮质（控制规划和执行任务）的一个较小的胼胝体区出现障碍。此外，胼胝体纤维的扩散特性也存在性别差异。

自闭症男性与女性具有相同的潜在神经生物学特征，被越来越认为是过于简单化的认知。2013 年的一项研究发现，与自闭症相关的大脑灰质和白质体积变化的总体模式在男性与女性中也存在着显著差异。自闭症女性的非典型大脑与神经典型对照中的性别二态性区以高度和非随机形式重叠，无论是在灰质还是在白质中，这表明神经"男性化"。这种现象没有出现在自闭症男性中。

以上研究带来的关键问题就是自闭症男性与女性的大脑特征如何与他们的行为相关联，有哪些相似之处，有哪些差异。只有充分理解了这些，我们才会在评估诊断上准确及时，在干预上针对自闭症男性与女性的不同需求而量身定制干预和支持策略。

一项研究发现，患有自闭症的女孩往往比患有自闭症的男孩有更多的基因突变，这也能够解释为什么男性患病率高——女孩比男孩需要更大的基因打击才能患自闭症。

2017 年在加利福尼亚州旧金山举行的国际自闭症研究国际会议发表了一项研究结果，它表明自闭症女孩随着青春期的到来，其自闭症的特征变得更加明显，而男孩则没有这个表现，即男孩的表现比较稳定。有专家认为这项研究结果也许可以解释为什么自闭症女孩比男孩的诊断年龄偏晚。

相比较自闭症男孩，自闭症女孩比较善于掩饰其自闭症的特征。基于这一理论，部分研究人员希望看到的是，随着年龄的增长，自闭症女孩在隐藏这些特质方面会越来越好，然而结果显示正好相反。伦敦大学学院临床心理学高级讲师、首席研究员 William Mandy 说："我们对此感到惊讶。"

Mandy 说，这个新发现可以解释为什么这一比例在成年后会趋于平稳，因为女孩可能在青春期之后才被诊断出自闭症。

Mandy 的团队做了一项有关男孩和女孩跨越儿童时期和青春期自闭社会特征的发展

的纵向研究。这项研究收集了 1990—1992 年在英格兰布里斯托出生的 14 000 多名儿童的长期健康信息。研究人员分别在他们 7、10、13 和 16 岁时选了 4 960 名男孩和 4 784 名女孩来对他们的社会行为进行评估。

他们使用的是一项名为"社交沟通障碍清单"的调查表，要求父母对孩子的社交行为进行评分。评分结果显示，在 7 岁的时候，男孩的评估分数比女孩偏低。但是到了 16 岁，男孩和女孩的评估分数就差不多了。女孩在 13~16 岁自闭症的相关问题多被发现，而男孩是在 7~10 岁被容易发现。

目前尚不清楚自闭症的特征在女孩身上是显现得晚，还是因为青少年时期的压力而爆发出来的。Mandy 说，后一种解释可能是正确的。他说："那个年龄段的社交环境正在迅速复杂化。""在小学期间显得不重要的微妙的社交困难可能在中学时期突然变得重要起来。"

也有一种可能是与青春期有关的生物学变化，这些变化使得自闭症特征更加明显。西雅图华盛顿大学 Raphael Bernier 实验室的博士后研究员 Caitlin Hudac 说，跟进这项工作会很有趣，他本人没有参与上述提到的研究工作。

Mandy 说，该研究有一些局限性。一方面，它依赖于追踪典型人群中的自闭症特征，而不是研究已诊断出患有自闭症的儿童。它也没有评估重复行为，这是自闭症的重要特征。他还说："我们需要更详细地去研究，以确保这些特征是我们在女孩身上看到的真正的自闭症社交障碍特征。"但另一方面，看典型人群的特征的一个好处是自闭症的诊断测试常常会漏掉患有自闭症的女孩。所以如果仅仅依靠诊断出自闭症的孩子来做研究的话，结果可能不全面和不准确。

耶鲁儿童研究中心的 Pamela Ventola 博士在 2015 年获得耶鲁大学女性健康研究基金会的资助之后，便开始研究自闭症女孩及治疗的建议。她发现，女孩拥有某种抗拒自闭症的天然能力，这大概可以解释男女性别在自闭症谱系障碍的发病率上的差异。被诊断为自闭症的女孩，虽然在没有接受干预的前提下比男孩的功能要低，比如适应性沟通、社交，以及日常生活技能等方面，似乎需要照顾者更多的支持，但是女孩对于干预策略的反应和收益通常要大于男孩。虽然说女孩的干预结果赶不上典型儿童，但是可以赶上自闭症男孩。

Ventola 认为，男孩和女孩的干预策略应该有差别。女孩的天然保护能力要先被克服才会改善其他症状。

我觉得 Ventola 的研究最宝贵之处，是提出了性别差异，和对自闭症男童和女童的干预策略的思考。我们知道，典型的男性和女性在处理同样的信息时，他们大脑内的神经功能区域的表现是不一样的。举个阅读的例子，绝大多数的男性启动左额脑回，但是绝大部分的女性是左右脑都启动。我们的左脑负责说话、写字、逻辑、推理、科研，右脑负责想象力、空间感知、艺术情绪等，所以可以想象，同样一个信息到达男性那里，可能是字面解读以及逻辑分析，但是到达女性这里就会浮想联翩了。这可以说是男性与女性的先天差异。

在大脑的运作方面，不但在典型人群中有性别差异，即使其他的精神类病症，比如抑郁症，它在男人和女人身上的表现也是不一样的，比如说男人不太有自我封闭和绝望的感觉。反而，他们会抱怨疲惫，睡眠不好，对工作和爱好丧失了兴趣。他们还会有愤怒，攻击性，不计后果的行为，以及滥用药物等。女性抑郁症患者通常感觉自责，睡眠需求过多，过度反应，还有可能增重等。

我常会被问到一个问题：成年后拿到自闭症诊断，有什么益处吗？

我曾经读到过一个故事，一位 21 岁的女大学生，在 21 岁时被诊断出患有自闭症。她自己挺高兴，因为一直在社交上遇到障碍的她，一路走过来并不容易，现在她终于知道了障碍是由大脑内神经发育上的差异导致的，这让她看见了自己的问题、问题的来源、问题的表现，以及使用哪些方法可以弥补这方面的先天缺陷。无论是自闭症，还是ADHD，或是阅读障碍症，诊断不是为了给某个人贴上标签，而是为了寻找诠释、诊治和干预方法。这个女孩知道自己有自闭症谱系障碍之后，她明白了差异在哪里及应该如何弥补这些差异。甚至，对于一名自闭症成人来说，一旦在社交中"无意"冒犯了别人，她可以勇敢地告诉别人自己的障碍，大方地为自己发声，展示自己的不同，如果在工作环境中需要领导给予些扶持，比如座位距离强烈的灯光、喧闹的位置远一点，那这个迟来的诊断，对她未来的人生是有益的。我们宣传自闭症的相关知识，一方面是希望自闭症的诊断早发现早干预，在孩子大脑急速发育的阶段，通过干预尽量地弥补差异，但另一方面也是希望全社会来多多了解这个群体，认识到他们的不同，接受和尊重他们的不同，让不同成为美好社会的重要组成部分。

我在本章里还想谈谈另外一个和自闭症及女性有关的综合征，它叫 Rett 综合征，即雷特／瑞特综合征。它曾经在 1994 年被美国的 *DSM* 归入自闭症谱系障碍，但是后来 *DSM* 的第五版又将它从自闭症谱系障碍中移除了，最主要的原因是 Rett 综合征的基因成因被找到了，但是关于 Rett 是否归属自闭症谱系障碍，在学术界还是很有争议的。有的专家称自闭症谱系障碍中涉及的基因突变可能高达几百种，那么是不是每一个病人的基因变异被确认后就将被从自闭症谱系障碍中移除呢？ Rett 综合征中的轻症的基本症状与自闭症相关的症状高度相似，只不过 Rett 综合征属于自闭症谱系障碍中比较严重的类别。在现在的美国，有些 Rett 综合征患者还是会拿到自闭症相关的诊断，比如注明为伴随自闭症的 Rett 综合征。

也有专家曾经建议将自闭症谱系障碍按照综合征和非综合征来区分，因为目前找到已知的基因变异的基本都是综合征性的自闭症。

那 Rett 综合征为什么和女性有关呢？因为它几乎只发生在女性身上。我们知道人体的染色体有 23 对，其中 22 对为男女共有，叫常染色体，第 23 对叫性染色体，它是决定性别的染色体，男性为 XY，女性为 XX。Rett 被发现是发生在性染色体的 *MECP2* 基因变异，它在 X 染色体上。Rett 女孩因有两条 X，就有两个 *MECP2* 基因，一个变异，一个正常。而 Rett 男性因只有一条 X，一旦变异，一般活不到出生。所以确诊 Rett 也变得容易，只要抽血验 DNA，看看 *MECP2* 是否变异即可确诊。

DSM-5 的专家团队解释把 Rett 从自闭症谱系障碍中移除的原因是在 Rett 综合征中，虽然自闭特征很明显，但也只是整个综合征中的一小部分。它与自闭症谱系障碍有一个区别是有些 Rett 孩子随着年龄的增长，他对社交互动是产生兴趣的（其实自闭症女孩也可能出现这个变化）。Rett 中症状严重些的会出现癫痫和走路困难的症状。这些症状与自闭症谱系障碍还是有些不同。

我们知道，在自闭症谱系障碍的成因中，基因因素的占比可能高达 80% 左右。这个在针对家庭成员的研究中得到了验证。研究发现同卵双胞胎同时患自闭症的概率大于异卵双胞胎，但是同卵双胞胎又不一定都会同患自闭症，这就说明在自闭症的成因中，有基因的因素，也有环境的影响。

在自闭症和基因有关的研究中还发现了以下现象：*15q* 重复综合征、*16p11* 缺失综合征、Potocki-Lupski 综合征、Timothy 综合征等都有非常高概率的并发自闭症，并找到可能的基因突变。然而自闭症已知的相关的基因变异比起未知的还是太少。

还有个基因相关的数据值得分享：2013 年 Schaefer 等的遗传研究发现，如果家中的第一个自闭症孩子是女孩，那么后面的孩子患自闭症的概率为 7%。如果第一个自闭症孩子是男孩，则为 4%（这与"多因素"遗传模式的假设一致，即如果受影响的人是不太常见的受影响的性别，则风险更高），这也进一步印证了自闭症发病率上男性比女性高。如果家中连续出现了两个自闭症孩子，那么后面的孩子患自闭症的概率可高达33%~50%。

Rett 的早期症状，可以说是很典型的自闭症症状，比如各种能力的不断退化，包括慢慢失去了讲话的能力、刻板的手部动作等。当然，它的核心症状还包括手部技能全部 / 部分的消失，走路异常甚至失去能力等。Rett 的自闭症特征较之其他自闭症谱系障碍特征来说，属于比较严重的类别，但是 Rett 的"幸运"之处在于，它的基因成因被找到了。

有关 Rett 的研究发现在 *MECP2* 基因上超过 900 个不同的变异，绝大多数都不是遗传的，而是一种新的变异。研究人员发现了基因变异的位置后，目前在成年老鼠身上通过重新激活 *MECP2* 而将相应的神经症状扭转，这给 Rett 的治疗带来了巨大的希望。既然 Rett 在小鼠模型中是可逆的，那么未来的基因修改疗法应用到 Rett 患者身上，也许值得期待，只是时间上无法预期。

第 5 章
为什么自闭症越来越多

据美国的 CDC 官方网站截至 2023 年 7 月的信息，大约每 36 名 8 岁儿童中就有 1 人被诊断患有自闭症谱系障碍，这个数据是 CDC 资助的 ADDM（自闭症及发展障碍监控）网络 2023 年 3 月发表的，收集了在 2020 年期间生活在美国 11 个社区的儿童的健康及特殊教育记录中的数据，而 2018 年该数据为大约每 44 名 8 岁儿童中就有 1 名患有自闭症。这几年数据收集的都是 8 岁儿童的信息，因为到了这个年龄段，绝大多数的自闭症儿童已经被确定接受特殊教育服务。

在 2023 年的报告里，马里兰州的自闭症患病率是 2.31%，加利福尼亚州是 4.49%。男孩的患病率是女孩的 3.8 倍。非西班牙裔白人儿童（2.43%）和两个或以上种族儿童（2.29%）的自闭症患病率低于非裔、西裔和亚裔（2.93%、3.16% 和 3.34%）。11 个社区中只有 3 个显示自闭症的患病率与家庭收入较低有关，其他社区没有发现关联。37.9% 被归类为智力障碍，其中黑人自闭症人群中智力障碍占比 50.8%，白人自闭症儿童中 31.8% 存在智力障碍。

我觉得有必要再列举下 2020 年发表的 2018 年的调查数据。在那个报告里的 11 个社区里，被确定患有 ASD 的儿童百分比差异很大，从密苏里州的 1.7%（60 名儿童中有 1 名）到加利福尼亚州的 3.9%（26 名儿童中有 1 名）。男孩的发病率是女孩的 4 倍。ASD 在所有种族、民族和社会经济群体中的发病率相似，然而，在几个地点，与白人或者黑人儿童相比，西班牙裔儿童的 ASD 发病率稍低。在有 IQ 分数的自闭症儿童中，大约三分之一（35.2%）有智力障碍。

一项基于家长的报告表明，在 2009—2017 年，大约六分之一（17%）的 3~17 岁儿童被诊断出患有发育障碍，其中包括自闭症、注意缺陷多动障碍、失明、脑瘫等。这个数据在 2009—2011 年为 16.2%，但是 2015—2017 年的比例就升至了 17.8%。其中，注意缺陷多动障碍的比例从 8.5% 升至 9.5%，自闭症从 1.1% 升至 2.5%，智力障碍从 0.9% 升至 1.2%。该项研究声明没有涉及查找比例增加的原因，但是之前的研究认为知识普及的提升，普筛、诊断以及（特殊教育）服务的便利性，都可能是比例增高的原因。

CDC 在 2020 年 3 月 26 日发布的报告显示 2016 年自闭症患病率是每 54 个儿童中就有 1 名自闭症患者，而这个数字比 2014 年增长了 10%（1∶59）。当时的报告里称，白人与黑人儿童之间的发病率已无差异，但是西班牙裔的儿童还需要扩大筛查和干预。3 岁之前接受发育筛查的儿童比例已从 74% 上升到 84%。男孩的发病率仍旧是女孩的 4 倍。州与州之间的发病率仍旧存在严重差异，例如科罗拉多州是 1∶76，而新泽西州是 1∶32。

我们再来回顾下 ADDM 网络关于 2000 年 6 个地点的数据：每 1000 名 8 岁儿童中 ASD 的患病人数从西弗吉尼亚州的 4.5 到新泽西的 9.9 不等。男女患病率不同（范围从 2.8∶1.0 到 5.5∶1.0）。最早记录 ASD 诊断的中位年龄在各个地点相似，为 52~56 个月。对于智商数据重组的 3 个地点，40%~62% 的儿童报告了认知障碍。

我们小结一下：2016 年的自闭症发病率是 1∶54，2018 年是 1∶44，而 2020 年的数据是 1∶36。

从以上 3 个年份的报告中可以看出：

（1）美国的自闭症发病率，自从 2000 年（发病率 1∶150）开始追踪以来，经过了 2008 年的 1∶88，到了 2018 年的 1∶44，再到 2020 年的 1∶36，这种上升趋势是巨大的，难怪在家长中引发了自闭症流行的恐慌。

（2）男孩的发病率大约是女孩的 4 倍，在 20 年来的追踪报告中没有明显变化。

（3）自闭症的平均诊断年龄从 2000 年的 4~5 岁提前到 2021 年的 3 岁左右。

（4）自闭症伴随智力障碍的比例从 2000 年的一半左右减少到最近两次报告的 35%~38%。

大部分专家认为自闭症发病率的不断攀升，主要源于社会对于自闭症的广泛认知，以及诊断标准的变化。

我们知道，自闭症一直以来的诊断方法，不是基于验血、脑部扫描或者其他客观的测试方法。虽然目前该领域的研究人员一直在寻找客观的诊断工具，比如说新生儿的胎盘、视觉跟踪、髓鞘等，然而目前的主要诊断方法还是基于临床的观察，所以它仍旧是主观为主的评估。ADDM之所以抽取8岁孩子的样本，是因为8岁的孩子基本入学，而且做过常规的健康评估，这个数据是基于学校和医疗记录的，所以有可能漏掉没有入学或者居住偏远而没有医学记录的孩子，希望这个差异可以忽略不计。这也许能够解释为什么州与州之间的发病率有那么大的差异，这和当地能够提供的服务资源相关。此外，ADDM依靠学校和医疗记录来收集数据的方法，可能不如亲自评估孩子准确。自闭症小孩没有入学，而在家里接受"家庭学校"教育的情况，在我居住的康涅狄格州就有。

关于诊断标准的影响，美国对于自闭症的诊断标准来自*DSM*。2013年的第五版，是如今的最新版本（2023年发布了第五版的文本修订版，但关于自闭症部分的改动微小）。它将阿斯伯格综合征和广泛性发育障碍一并列入了自闭症，而广称为"自闭症谱系障碍"，这也可能是导致发病率提高的原因之一。此外，自闭症的筛查也在不断普及。2006年，美国儿科学会建议在儿童18个月和24个月的儿科常规检查中增加自闭症的初步筛查，这也可能是自闭症发病率增加的原因之一。在这个常规筛查过程中，由于美国的法律保护了自闭症儿童接受免费的融合教育以及特殊服务的权利，医生更加愿意将症状徘徊在自闭症范畴边缘的儿童诊断为自闭症。

还可能有一个原因。1991年美国的教育部规定了自闭症儿童可以享受免费的特殊教育服务，在这之后，许多之前被诊断为"智力障碍"的孩子，经过重新评估后被诊断为自闭症。有趣的是，伴随智力障碍的自闭症患者在自闭症人群中的比例却不是一直上升的，这和自闭症的智商测试工具的不断改良也相关。我个人一直觉得伴随智力障碍的自闭症人群的比例是被高估的，这和智力测试工具的局限性有关。

还有一个变化也是和*DSM*有关。以前*DSM*不允许儿童同时被诊断为自闭症和ADHD，但是*DSM-5*如今允许多重诊断，而自闭症儿童并发ADHD或者其他发育障碍的比例并不少，这也可能是自闭症发病率上升的原因之一。

另外，随着社会环境的变化，医疗技术的提高，人们生育年龄的增大（比如越来越多的年长父亲），早产儿存活率的增高，有色人种的评估概率与白人的持平，或许都是导致自闭症发病率逐渐升高的原因。

当然，除了以上的分析，社会学家Gil Eyal在他的《自闭症矩阵》一书中解释到，自闭症的诊断比智力低下更加符合去机构化运动的信息，因为大家认为自闭症儿童仅是在某些方面落后，可以通过行为疗法改善。于是，随着去机构化运动的兴起，许多本来会被诊断为智力低下的儿童被诊断为自闭症，这不是因为诊断更准确，而是因为其治疗更可取。更多的诊断和更多的患者宣传会导致更多的资金用于自闭症的治疗和研究，这反过来又导致了更多的诊断。

　　自闭症发病率上升的另一个强大因素是保险法案的通过。自 2001 年以来，美国的50 个州都制定了保险法案，要求非自筹资金的私人保险计划涵盖自闭症的行为疗法。这些法案为家庭每年节省了高达 5 万美金的治疗费用。自闭症的患病率在每个州的法令执行后平均直接上升 10%，在执行几年后增加了 18%。

第6章

自闭症能够被治愈吗

自闭症能够被治愈吗？我相信大家看到过的普遍回答是"无法治愈"。是的，官方的权威回答也是如此。我同意这个回答，但是由于自闭症谱系如此宽泛，Temple Grandin 在自己的新书 *Visual Thinking* 第 80 页最后两个段落里讲述了自己对自闭症定义和诊断的看法。她的大意说自闭症的诊断太乱了，一个可能连穿衣服都学不会的人，和一个在硅谷工作、有轻微自闭症症状的人，竟然被归类到同一个谱系上。在第 101 页第二个段落里，她又表示，她愿意将自闭症作为行为归档，而不是作为疾病诊断。她同意一些人的看法，取消自闭症高低功能的叫法，取而代之的是有口语的和没有口语的自闭症患者。目前的自闭症谱系作为一个连续性的特征组合，其变量是无穷尽的。我们想一想，既然自闭症这个大口袋里装了这么多变量，那么"自闭症是否能够被治愈"这个问题本身，是不是个假命题？我们先来看看专家的不同看法。

近年来很多研究表明，有一部分在儿童早期被诊断为自闭症的人，随着年龄的增长，会摘掉自闭症的帽子。这个比例可能在 3%~25% 不等。

Deborah K. Anderson 博士及其同事对 85 名年轻人进行的一项前瞻性纵向研究发现，在 2 岁时最初被诊断为 ASD 的人中，有 9% 的人到 19 岁的时候没有了症状。美国国家卫生统计中心的 Stephen J. Blumberg 博士领导的一个大规模回顾性家长调查发现，这个比例大约是 13%。

Alyssa Orinstein 博士及其同事在一项研究中发现，在保持了自闭症症状的儿童中，7% 在 2~3 岁时接受过强化的 ABA 训练；而失去了自闭症症状的儿童中，56% 接受过强化的 ABA 训练。失去了自闭症症状的孩子更早得到了父母的关注，更早转诊至专家，并接受更早、更深入的干预，其对照组是在年龄、性别、非语言智力或者家庭收入等方面没有差异的高功能自闭症患者。

为了证明自闭症有康复的可能，且研究康复后的正常行为是因为正常化的大脑功能（大脑得到了重塑），还是补偿系统的作用（因为这两种可能性都合理，且这些"康复"的人群都接受过多年强化的治疗，而这些治疗旨在改变大脑内的神经网络），康涅狄格大学Inge-Marie Eigsti博士等使用磁共振成像检查了23名患有高功能自闭症的参与者、16名失去诊断的参与者、20名"典型"的对照组参与者在执行句子理解任务时的大脑活动。结果发现，自闭症患者和摘帽的曾经患者在大脑的某些相同区域中表现出激活（主要在额叶和颞区），而类似激活在典型对照组里没有，并且摘帽的曾经患者还显示出两个大脑半球有激活区域（在许多的左侧和右侧区域以及小脑显示出增强的代偿功能），而这些区域在自闭症参与者和典型对照组参与者中均未被激活。这个实验很有意义，表明自闭症人群可以通过早期的干预和学习，利用非典型的大脑网络，激活新的脑区域来克服他们的语言相关问题。

Eigsti 正在参与并进行的一项为期5年的研究还在继续追踪这些"摘帽"的参与者在成年早期的表现，将他们与仍旧有症状的年轻人和典型对照组成员进行比较。随着这项研究的进展，学术界持续认为，失去所有自闭症症状的情况很少见，即使症状消失，这些人也有可能保留潜在的差异，挑战持续。

还有一些学者认为，"摘帽"的孩子很可能就是被错误地贴上了自闭症的标签。有些行为和症状可能符合自闭症标准，但是它们可能与其他精神状况或者身体疾病有关，比如：

（1）言语迟缓症状是自闭症的典型症状，但是如果孩子只是失语症或者听力损失，那么解决了这些相关的根本问题，孩子的典型语言能力就会出现。

（2）感觉系统障碍会导致类似自闭症的行为。如果我们帮助孩子应付感统挑战或者避免感官攻击，孩子的许多行为会消失。

（3）还有一些自闭症的行为，可能是孩子对食物过敏、毒素，或者不耐受所引起的，比如孩子对酪蛋白或者麸质过敏或者不耐受，那么从饮食中去除这些物质可能带来学习和行为方面的积极改变。

（4）还有诸如强迫症、社交焦虑或者学习障碍等，都可能使得儿童拿到自闭症的错误诊断，而前者通过认知疗法和适当的药物可以从根本上解决问题。

以上列举的是 2023 年 2 月 15 日 Lisa Rudy 在 Verywell Health 网站上发表的文章，而本书在《自闭症共患篇》里对于常见共患或者常见混淆的几种病症有更为详细的讨论，所以这里不再进一步讨论。总之，有些人认为自闭症摘帽的那些人，原本就没有自闭症。我个人的看法是不排除这种可能，但是我更加尊重有科学论据的观点。Temple Grandin 在自己的著作 *Visual Thinking* 第 106 页提到，人们随着年龄的增长，也会不断学习管理自己的障碍，她说自己在少女时期的很多特征，到了三十几岁就消失了，比如会经常重复做一件事，会打断别人（对反馈处理的滞后），等等。我看过 Temple 在近些年出席活动时的一些发言，在我看来，虽然她已年过七十，但是自闭症特征仍旧非常明显，然而，一位如此出色的女性，谁会在乎她的特征是个性使然，还是自闭症症状持续存在呢？我想说的是，自闭症不能一棍子打死，不管是"典型"儿童，还是自闭症儿童，都有不同程度的学习能力和适用方法，我们都应该用发展的眼光去看待他们。目前，自闭症人群的"不幸"在于，懂他们的人少。许多智商高的自闭症孩子从小就要学会掩饰自己的行为和思维模式，尤其是女孩，而这种掩饰长久下去，会让她身心俱疲，共患精神健康疾病如焦虑和抑郁的概率增加。所以自闭症的干预是迫近的"刚需"，但是治疗的目标不能设为"治愈"，就怕为了这个结果，我们忘记了专注于这个人—— 一个有些特殊但是完整的人。我特别喜欢一句话：如果我们老想着如何让自闭症孩子变成一个典型神经发育的人，那么我们培养的过程和目标都可能是个失败的典型人，而不是一个成功的自闭症患者。

其实，自闭症能否被治愈，对于每一个拿到了自闭症诊断的家庭来说，应该是很重要的，但是对于从事自闭症干预工作的我来说，它不应该是自闭症家庭生活的第一重心。自闭症谱系障碍人群是被几个核心特征圈起来的一群人，每个人在每方面的特征表现都可能存在着很大差异，即使研究在不断证明着有一定比例的自闭症患者可以甩掉绝大部分的症状，但是我们仍旧无法知道一个自闭症儿童是否是幸运的一员。面对 2~3 岁还没开口说话的自闭症儿童，不管他看上去多么聪明伶俐，我们都不敢说他未来是否会开口讲话。我亲自干预过 6 岁才开口讲话的自闭症儿童，我也听同事分享过 9 岁开口讲话的案例，甚至于，我的一个好友家庭的孩子，是过了十五六岁之后，才开始有了第一批单字和短语。

关于哪些自闭症人群可能摘掉自闭症这顶帽子，一种说法是那些智商更高些的（高水平的认知能力使他们能够识别并弥补自己的社会差异）、语言技能更好些的、重复行为更少的、参与想象或者象征性游戏的能力更强的孩子（《儿童心理学和精神病学杂志》，第 48 卷，第 8 期，2007 年）。另一种说法是许多似乎失去自闭症诊断的儿童出现了注意力问题，包括注意缺陷多动障碍，也就是症状可能不会消失得无影无踪，而是会转变成其他的东西（Fein 及其同事在《自闭症和发育障碍杂志》发表的简短报告，第 35 卷，第 4 期，2005 年）。这不禁令我想起有关自闭症和多动症关联的一种说法：一枚硬币的两面。

简而言之，早期干预依赖于早期的准确诊断。研究人员在早期评估工具方面也是不断地开发和优化，比如我在《自闭症诊断篇》第 2 章 "早期识别自闭症（1~3 岁）" 里提到的 M-CHAT 工具。能在 2 岁之前开始接受治疗的儿童会表现出最大的进步，所以家长们一旦发现孩子在发育上有落后的迹象，不要采取观望的态度，或者想当然认为孩子就是晚熟的类型，要缺哪儿补哪儿，及时寻求专业人士的帮助，以免错过最佳的干预期。

第 7 章

自闭症的感觉处理障碍

几项研究表明，自闭症谱系障碍和感觉处理问题的共患比例在 69%~95%。本书在多个篇章里涉及感觉处理问题的讨论，比如《自闭症干预篇》中的第 2 章 "自我刺激行为的干预"，但是我还是将它单独列为一章，一是它与自闭症共患的概率高，二是感觉处理问题几乎是自闭症干预过程中最大的挑战之一，而且感觉处理问题得不到解决的话，孩子的专注力和反应能力都会直接受到负面的影响。

感觉处理是指一个人对日常生活中的感官事件进行关注和回应的方式。我们通常知道自闭症儿童对于感官事件的反应会强烈些，这会影响到他们在特定情况下的反应与其他儿童不同。我干预过的自闭症儿童，有的是把所有东西都放在嘴里啃，有的是听见噪声就把耳朵捂上，有的转圈圈，有的自言自语，有的拿着各种东西沿着面部颈部转动触摸，等等。只有了解了自闭症儿童的感觉处理模式以及与模式相关的表现行为，有针对性地进行干预，才能保证他们专注关键技能的学习。

我们每个人都有自己的感觉处理模式，比如我喜欢吃甜酸味的食物，我读书的时候不能听音乐，我不喜欢穿高领的衣服，我喜欢快走但不喜欢跑步，等等，这些都是描述个人感觉处理的模式，当环境不能满足我们的感觉需求时，我们的情绪会发生变化，比如烦躁不安。

人的感官系统负责向大脑提供信息，比如我们的体觉系统包含皮肤感觉、深部感觉、腹内感觉的知觉系统（耳、口、目之外）。本体感觉系统是指肌腱关节等运动器官本身在不同状态（运动或静止）时产生的感觉。例如，人在闭眼时能感知身体各部分的位置。我们还通过看、听、闻、尝来了解环境，在大脑里勾勒世界；通过运动知觉（前庭系统）来了解我们的身体与环境互动的情况。大脑通过这些感觉系统得来的信息绘制脑地图，然后它像 GPS 一样导航我们在空间和时间上的定位，对我们在特定情况下应该如何做出反应给出准确的决定。

我的一个学生，2 岁多的男童，他哪怕是捡起一块石头，拾起一根树枝，都会拿着往脸上蹭，那个时刻，我会感觉他好像是个盲童一样，忽视了视觉输入，而选择了触觉输入来作为信息收集。每当这个时候，他的职能治疗师（我是行为治疗师）都会说孩子在寻找自己，等他的身体系统发育更完善的时候，这些感觉寻求行为会减少。当然，我们不排除到时候其他的自我刺激行为会增加。

每个人都有感觉器官，但是各人的感觉能力却不相同。能引起感觉的最小刺激量叫作"感觉阈限"。当阈限值太低时，孩子对于刺激的反应会过于频繁，每天可能会被环境中的各种感觉输入困扰分神。当阈限值太高时，孩子会错过环境中的感觉输入信息，人就会显得"空白"或者自我封闭。我们发现有些自闭症儿童由于对环境的刺激过于敏感而在课堂里完不成任务或者作业，有的孩子却只关注到单一感觉输入，而注意不到其他的感觉输入，比如他可能只听到了灯泡的嘶嘶声，却听不到别人叫他的名字。

感觉处理与行为一定是关联的。相当多的自闭症人群在触摸、听觉，或者口腔感觉的处理上过于敏感。此外，他们在"捕捉"和"躲避"等行为特征上，与典型儿童有明显区别。比如，他们可能捕捉不到别人已经注意到的感觉刺激，但同时，他们又会突然发现感觉刺激并从刺激中抽离，所以我们经常会看到自闭症儿童对环境表现漠视，但忽然到了一个点，他们感觉到了一种刺激（比如声音、触摸等），会立即感觉到威胁或者难以承受，于是本能想抽离甚至情绪崩溃。

我的一个自闭症学生的妈妈和我讲述了这样一个故事：孩子 2 岁半时，妈妈带他去看医生，例行体检，在候诊的时候，孩子还很安静，等进了医生办公室之后，他的情绪突然爆发，完全控制不住。当离开诊所，妈妈试图将他安置在婴儿座椅上的时候，他再一次激烈发作，以至于妈妈完全按不住他，只好带他在停车场里走了两圈，待情绪稳定后上车回家。这位妈妈当时说，以前看医生时他也会哭，但是那时候小，她觉得自己能够控制住，但是这次的经历令妈妈感觉以后无法独自带他去看医生了。

我很了解这个孩子，我与妈妈分享了我的几点观察，供她参考：

①孩子很可能在等待的时候就已经开始酝酿不良的情绪了，毕竟干巴巴等在那里，成人也会烦；②孩子最近正处于感觉积极寻求的阶段，每当他坐立不安时，他需要很频繁的感觉输入的"喂养"，比如跑跑跳跳、按摩挤压，才能换来片刻的专注和宁静；

③医生问诊时，难免会摸他，比如用听诊器碰他，用压舌棒看他的口腔，再加上诊室内的光线，等等，很多感觉刺激都可能令他不舒服，他发脾气可能是为了尽快逃离；④他虽然只有 2 岁半，还有自闭症，但是他也有挫败感，且苦于不会沟通，这可能是他再次在车里抗争的原因之一。

妈妈问我怎么办，我说下次可以带点孩子喜欢吃的小零食、喜欢看的图画书，将等待的时间切割成小部分，在活动或者场景切换的时候奖励下他的配合，等等。最后，我赞扬了妈妈带他在停车场里走两圈来缓解他的情绪的做法，一是可以转移他的关注力，二是利用活动来重新调节他的感觉需要，三是和妈妈手牵手，妈妈的软言细语对孩子是极大的心理宽慰。

1997 年 Dunn 创建了一个概念模型用于理解人们的感觉处理模式。他在这个模型中展示感觉处理大致有四种模式。接下来我们详细地介绍下每种处理模式的特点。

（一）"感觉寻求"模式

它指的是感觉高阈限值 + 积极的自我调节。这类儿童比同伴们在日常活动中更容易添加动作、触摸、声音，以及视觉刺激。他们显得喧哗些，在椅子上摇来摇去，什么都想碰一下，总想摸摸物品感觉一下，喜欢碰人或抓着人，或者嘴里爱嚼些东西。他们的每一个小动作都在加强着感觉输入，因为只有这样才能满足他们的高阈限值。这类孩子也很有创意，在学校里属于"点子"多的类型。但是这类孩子在玩耍中会缺少谨慎，人容易兴奋，行为上容易冲动。

读者看到这里，会先想到哪类孩子？是的，一群注意缺陷多动症，俗话说"讨狗嫌"的小男孩。

家长常常会约束多动的孩子坐好，不要乱动，但其实扶持这类孩子的策略恰恰是给他增加高强度的感觉输入，他才会舒服，才能专注和身心平稳。我举个例子，我们可以让多动的小孩把课本和笔记本放在桌子旁的地上，用的时候弯腰去拿。弯腰这个动作会使人大头朝下，能给他的前庭系统一个很强的感觉输入。再比如，我们可以让这类小孩帮忙擦黑板或者拿取东西。让他动一动后，他的专注力和身心舒适度都会好很多。

我在学生家里上课的时候，通常不让孩子穿鞋子或者穿袜子，让他光着脚跑。适当的时候，我还会在他的接触物当中增加粗糙质地，以给他更强的感觉输入，比如椅子上增加个有突起的按摩垫，脚底下铺个粗糙的地垫，或者桌子的台面增加个粗糙质地的垫子等。

（二）"注册困难"模式

它指的是感觉高阈限值 + 被动的自我调节。在这种类型中得分高的孩子不太容易关注到周围发生的事情，他们对于例行活动的变化无动于衷，表面似乎容易相处并且灵活性强，但也有人称这类孩子感情淡漠或者麻木。这些孩子有时看起来比较孤僻，难以融入，或者干脆自我封闭。有时候他们看起来又很容易疲惫。这些表现都源于他们没有觉察到感觉输入，在学校安排的活动中，这些孩子需要高度明显的感觉输入来吸引他们的注意力。

我们来看一个典型的多动症孩子。一方面他们火烧屁股坐不住，积极地寻求感觉输入，但有时关注能力低，错过老师的指令，精神溜号，常常完不成规定时间内的任务。有些自闭症孩子也是因为感觉的阈限值太高，在识别新刺激方面"迟钝"，于是在回应方面就"迟钝"。我在对该类型孩子进行干预时，会在几方面考虑他的感觉寻求需求来增强感觉输入，比如我给指令时，哪怕只有两个单词，我都会用音调的变化来突出那个关键词，如要求"指出香蕉"时，我会重点突出香蕉这个词。如果孩子不愿意握笔，哪怕是蜡笔，我都会提供有香味的、尺寸适合孩子握住的蜡笔。孩子不愿意安静坐下时，我可能安排他坐在瑜伽球上来读一会书。无论运动、触摸、闻，或是视觉方面的输入，这些都可以帮助孩子达到阈限值，从而提高他对学习的专注度。可以这样说，如果我们无法做到让孩子"身心舒适"，那么自闭症孩子很难融入我们的干预计划中。

（三）"感觉敏感"模式

它指的是低阈限值 + 被动的自我调节。这类感觉敏感的孩子比其他人更能察觉到细节，所以他们可能观察到学校提供的文具上有变化，比如纸张的质量不一样了，写字的笔不一样了，等等。因为他们比同伴更能注意到一些细节，他们有时显得过度活跃，容易分神，容易情绪低落。在学校的时候，他们常常会因为新的刺激太占据注意力而完不成任务，而且当例行活动被打断时，即使会的东西也难以专注完成。

一些自闭症孩子会扯衣服，好像很不舒适的样子，他们可能对触觉很敏感，比如自己的头发，周围人的走动，等等，他们可能因不舒适而变得焦躁不安。有的自闭症孩子喜欢钻进个什么地方或者角落，这是他们想主动调节自己情绪的方法。对待这类儿童，家长和老师应该帮助他们的日常生活结构化和固定化，结构越好时，他们的关注力维持得就会越好。

（四）"感觉逃避"模式

它指的是低阈限值＋积极的自我调节。这类孩子会积极地减少感觉输入的刺激，所以会渐渐趋于"常规"化，就是将日常的生活活动固定化和常规化，比如每天走的路，每天的活动安排，他们可能抗拒以及不愿意参加一些活动，尤其是那些不熟悉的活动。他们内心的不舒服感觉会来得很快，而且为了逃避这种不舒服的感觉，他们干脆减少活动或者抽离，比如这些孩子在习期间可能因为周围充满了不可预期的声音或者走动，而在感觉上承受不了。他们有时为了让别人能带他离开某个场景而变得脾气暴躁或者行为出现攻击性，其实他是在减少自己掌控不了的视觉和听觉输入。

我感觉自己的主要行为属于"感觉逃避"型，外加一点"感觉敏感"型，总之我的感觉处理属于低阈限值，但是因年龄和阅历的缘故，我已经学会了规划自己的环境和管理感觉输入的刺激。我对于细节有高度的敏感性，比如读一篇文章时，我很容易发现全角和半角标点符号的区别，我使用笔时，对于粗细和出水的畅通性感觉灵敏，我不能穿非常紧身的衣服，太响的音乐声忍受不了，学习空间不能摆放太多物品，很喜欢安静和独处，学习或者工作时必须扎起头发等，多年来我逐渐养成了有仪式感的例行生活安排，也就是说建立了一套熟悉的感觉输入模式，来减少"燃爆"低阈限值的可能性，这让我的生活感受更加舒服。相反，如果生活的例行被打乱，我会产生焦虑。有时候，我关注不到一些刺激，比如因过于专注而完全注意不到环境的变化，但有时又会被其他刺激所控制。

对待"感觉逃避"型的孩子，我们要谨防他们陷入感觉输入方面难以负荷的环境，因为那样可能引发他"要么抗争要么逃跑"的模式。"抗争"是对恐惧和危险的回应，可能出现攻击性行为。逃跑则是自我保护的方式。

当我拿 Dunn 的模型来对照我曾经干预过的自闭症儿童时，我发现很难将一个孩子的所有行为放进一个模式里。我举个例子，自闭症儿童的刻板动作，比如摇晃身子、跑、跳，都属于感觉输入的寻求，这个时候我们需要在他们的活动内容里添加高强度的感觉输入，让他"舒适"了，他才能专注学习且行为稳定。每当我的自闭症学生开始坐不住时，我会安排他们做些爬上爬下、吊来吊去的活动，或者翻跟头，基本上一番折腾之后，他就能够安静地坐下来接受认知方面的学习，并表现良好。

我还有学生常常寻求皮肤上的感觉输入，摸头摸脸、抓捏搓自己的胳膊等，而给他穿上紧身内衣，或者提供豆袋让他裹坐在里面读书，或者拿着瑜伽球在他的身上上下按摩挤压等，都能帮助孩子增加感觉输入，他的情绪和行为都会稳定很多，学习的专注力也会立即好转。

以上提及的例子涉及高阈限值，但是同样一个孩子身上，可能还会出现低阈限值的表现，比如他对食物质地的敏感、对衣服质地的敏感等。如果某些行为需要干预，比如挑食，我们可以通过制定行为策略来慢慢提高他对食物的阈限值。

由于自闭症儿童对世界的感知、体验和反应与典型儿童有着重大差别，他们可能会出现不寻常的恐惧表现，比如对响亮的声音或者运动着的物体。2013年的一项研究抽取了1033名自闭症儿童的样本，发现41%的儿童父母提及了不寻常的恐惧，代表了92种不同的恐惧。最常见的异常恐惧是对厕所的恐惧，最常见的类别是对机械事物的恐惧。该样本中报告的很多恐惧都是Kanner在70年前描述的自闭症儿童的恐惧，包括对吸尘器、电梯、机械玩具、秋千和风的恐惧。大多数典型儿童可以忍受的事情，比如天空中的云彩、活动或常规的改变，对于自闭症儿童来说可能是可怕的、痛苦的或愤怒的。这些不寻常的恐惧是自闭症儿童的常见焦虑触发因素／压力源，对其日常生活形成干扰。

了解自闭症儿童的不寻常感官反应，可以帮助家长们在发现孩子的感觉输入出现不寻常表现时细心观察，从他们的行为模式上去识别他们喜欢什么，排斥什么，不要强行去改变孩子的感觉输入模式，而是通过扶持帮助他们管理，而后是自我管理。只有这样，孩子的不合适行为才会减少，参与学习和活动的有效性才会增强。

最后，我想借用一篇文章中列出的关于儿童感统障碍的八大误区，来结束感统问题的讨论。

误区之一：不存在感觉处理障碍一说。

虽然医学上没有"感觉处理障碍"的正式诊断，但是医生和其他相关专家都看见并认可这个问题的存在。职能治疗师也能根据具体的感官挑战而制订相应的治疗计划。

误区之二：有感觉处理问题的孩子对一切都很敏感。

事实上，感觉处理障碍有敏感和迟钝两种类型（Dunn在1997年创建的概念模型给出了四种感觉处理模式，如上所述），许多孩子会经历两种情况的混合，比如孩子可能对于某些噪声或者触觉过于敏感，但是对于冷、热、疼痛或者其他感觉的反应很小或者没有反应。

误区之三： 有感觉处理问题的孩子反应过度。

有感觉处理问题的孩子可能看起来很挑剔，无缘无故地生气，但是他们可能是对别人注意不到的感觉输入做出了本能反应。比如说有些孩子受不了餐馆里的某种气味、商场里的某种声音，或者因为不舒服／疼痛而拒绝穿某些衣服或者梳头，孩子的情绪崩溃只是因为无法及时处理太多的感觉信息。

误区之四： 感觉处理问题只影响五感。

我们通常想到的感觉处理问题只涉及五感：视觉、嗅觉、听觉、味觉和触觉。但其实还有其他，比如第六感和第七感控制着身体意识以及平衡和空间定向。有这两个感官挑战的孩子可能在运动技能上挣扎。

还有第八感和更鲜为人知的感觉，也就是所谓的"感知觉"。它可以帮助我们了解和感受体内的状况。遭受感知觉障碍的孩子可能难以解释疼痛或者情绪上的生理信号（例如恐惧时的心跳加速）。

误区之五： 有感觉处理障碍的孩子只需要坚强起来。

有感觉处理障碍的孩子是大脑运作上出现了差异。他们需要额外的支持和辅助来应对感觉超载的世界。

误区之六： 有感觉处理障碍的孩子缺乏自制力。

感觉处理障碍会使得孩子很难对感觉输入做出适当的反应，表面看起来像缺乏自制力，但是它和我们将手从明火上拿开一样的本能反应。他们可能会因试图摆脱某种刺激而引发情绪崩溃，也可能因为运动技能方面的挑战而冲撞到别人。

误区之七： 感觉处理障碍是自闭症谱系障碍的一种形式。

感觉处理障碍与自闭症谱系障碍完全是两回事，但是感觉挑战常常是自闭症的关键特征，有些孩子两者都有。

误区之八： 感觉处理问题是注意缺陷多动症的别称。

二者有共同之处，比如烦躁不安，在个人空间内挣扎，甚至出现感觉超负荷，诸如重量毛毯和坐垫这样的工具都令这两类孩子受益，但是即使它们有一些重叠症状，甚至可以同时发生在一个人身上，多动症和感觉处理问题之间仍然存在着关键差异。

第 8 章

自闭症六大特征

在该篇第 1 章里，我们介绍了 *DSM-5* 在 B 类标准下规定了有两种及以上的表现才能达到自闭症谱系障碍的诊断门槛，而 *ICD-11* 却没有规定数量或者组合，它反而列出了每一项的定义特征，让临床医生来决定个体是否符合标准。

在我们做自闭症评估和干预的实际工作中，我们也不是必须严格遵从数量或者组合的规定。在完成标准化的测试问卷后，通过访谈家长以及直接观察，再加上最初的肉眼判断，就会做出自闭症的初步诊断意见，而且，我们在评估结论中经常使用"轻度至中度"或者"中度至重度"等字眼来表达个体的自闭症严重等级，而不是使用 *DSM-5* 中定义的 1 级、2 级或 3 级，有时我们并不标注出自闭症严重等级。

为了更好地了解每一位 ASD 个体，我们通常会重点考量以下六个特征：

（一）社会推理

自闭症谱系上的人群，在社交互动和社会推理的速度和质量上，普遍比典型人群低，但自闭症患者之间的差异也很大。谱系上的自闭症患者，有的可能是完全逃避社交互动，有的是为了某种需求能够融入，能够主动发起社交，但是仍旧受限于社会推理能力，言行举止上可能显得很怪，比如他打招呼的方式，异常的眼神交流和肢体语言（如《雨人》中的 Raymond 讲话时不看人、肢体僵硬等），对手势的理解和使用上的缺陷，或者完全缺乏面部表情和非语言交流等。

（二）语言能力

一个神经系统健康的孩子，肯定能开口讲话，这是基因里有的能力。自闭症谱系人群，因其复杂成因，导致了自闭症人群在各项能力上千差万别，可以说，自闭症人群中没有一模一样的自闭症患者，正如世上没有一模一样的所谓正常人一样。自闭症患者在语言能力上存在很大差异。其中一部分人能够发出一些声音，却不会使用单词。他们对语言的理解可能远远大于语言的表达。他们有意愿说话，但似乎就是无法将语言和口腔运动能力协调起来。我在实际的干预工作中遇到过数例在我手中"毕业"时仍旧没有开口讲话的自闭症孩子，也有沉默了3~5年，在我接手干预的几个月后开口讲话的，但是他们的口语能力的进一步发展，又存在着严重差异，有的孩子会很长时间停留在"命名"阶段，就是指物说名称，这方面的记忆力极强，但是学不会沟通，也不会回答问题，有时候甚至简单的"是与不是"的问题都无法学会。

谱系的另一端，比如高功能自闭症或者阿斯伯格综合征，他们其中的一些人的语言能力极强，词汇量丰富，讲起话来可能滔滔不绝，但是这并不说明他们没有语言方面的障碍，确切地说，他们有语用方面的挑战。

社会语用学是研究人如何运用语言符号进行交际的科学。Michael Tomasello 在2001年提到："幼儿学会新词依赖于他的感知和理解大人意图的能力，为此，他需要使用大量的社会语用线索。"研究者在语言习得领域做过很多实验。儿童在1岁左右开始冒话也证明了他的语言习得依赖于读解意图的观点。1岁左右是儿童很重要的发育里程碑，语言符号所依赖的社会认知能力，比如眼神跟踪、社会性参照（如婴儿通过妈妈脸上的表情来发展对陌生事物的认知）、模仿学习等，都是在这个阶段同步出现的，而语言习得也是出现在这一时期，而不是更早。这个观点也能解释语言习得是在社交互动中，以及文化背景下的语言环境中发生的。

Tomasello 在2001年运用社会语用理论这样总结了儿童的语言习得："年幼的孩子从事的不是根据成人的输入来试图将词语和理解世界挂钩这类反思型的认知任务，他从事的是社交互动，并在其中试图理解大人的意图，从而理解当前的情况。在遵循了成人的指示后，在给定的情形中，以特定的方式来经历一种情况。然后，孩子们就可能学会为自己创造出适当的符号，而当他们希望他人以相同的方式来经历这种情况时，就会使用这个符号，这样他们就进入了一种双向（主体间）理解的语言符号世界。"

社会语用学同样解释了自闭症儿童在语言习得的过程中到底哪些环节出了错误。正是关注力和情感分享、联合注意，以及读解意图方面出现了社会认知障碍，才导致了自闭症的语用障碍。例如，他们在沟通中往往会理解错别人的意思，因为他们是从字面上单纯地理解意思，而不是在语境中理解。在语言的几个可能出现障碍的方面，如语义（句子中词和词之间的关系意义）、句法（句子组织的形式规则）和语用（句子跟语境、说话人、听者之间的关系），自闭症人群的语言缺陷主要体现在语用方面。

语言除了承载功能之外，"预设知识"是语用学的另一个重要方面，也就是说，说者和听者在沟通时，说者需要预判听者已经知道了什么，还需要知道什么，才能理解整个信息。此外，说者还得根据听者的身份、地位、关系等因素，来决定采用何种沟通方式。他是在和好友说话，还是在和上级说话，这是不是个庄重场合，这些都是语用背景。当一个人讲话时，他需要做出多方面的社交判断，这需要大量的关于人的知识，不但要理解到一个人有想法、欲望、需要和看问题的立场和角度，而且他们还各不相同。

正因为在预判听者的需求中需要结合自己的心智能力考虑对方的角度，语用成了自闭症谱系人群难以跨越的障碍。他们即使能够掌握语言中的词和句法，但这些也只是有效沟通的原始基础，不懂得语用，沟通中充满了沟沟坎坎和磕磕碰碰。

语用学的第三个方面是对话准则。其中第一个准则是数量。说者要决定说出多少信息量，才能让听者听明白。我们知道自闭症 3 级就常常因为传达的信息量不足，而让听者不明白他沟通的意图，但是自闭症 2 级和 1 级中又有部分人会"喋喋不休"地谈论自己的兴趣爱好，而感受不到听者的情绪反应。

对话准则的第二准则是质量。撒谎和虚构违反这一准则。曾有过一个自闭症 1 级的案例，他由于过度迷恋卡通里的人物，于是身份认知上被代入了，在沟通中他以卡通里的人物作为自己的主体，从而造成了沟通中出现严重障碍。

对话准则的第三准则是言论的相关性。说话跑题或者偏离话题都属于违背了这个准则。我们知道在自闭症 1 级的儿童和青少年中就有经常将话题拉到自己的兴趣点上的现象。

对话准则的最后一个准则是清晰。说者传递信息的方式应该是清晰的，能让人理解的。自闭症谱系上的人群基本都存在着不同程度的表达"落地"障碍。

（三）认知能力

自闭症人群在认知能力上的差异也很大。有些自闭症患者在学习能力上严重受阻，他可能没有或者有极其有限的口语能力、替代沟通方式极其有限、玩耍方式受限、适应能力较差等，终生需要重大扶持。这里穿插解释一下适应能力，它可能包括但不限于：自我护理、简单家务、安全隐患、沟通重要信息、乘车能力等。

有的自闭症患者能力上稍微好些，但是他只在有限的活动中能力突出，比如拼图记忆方面。这些孩子入学之后，在各科目上的认知发展可能出现不平均。有的自闭症学生在阅读或者数学上"自学"成功，但有的学生会卡在阅读和数学方面。同时，组织能力、时间管理能力、工作记忆等方面可能薄弱，也会给他们的学业带来极大的挑战。

还有大约 10% 的自闭症孩子在整体学习能力上超群，被称为"学者综合征"。他们的特殊技能似乎与海量记忆有关，比如快速的数学运算，听一遍音乐立即弹出来，幼小孩子掌握了对象视角的绘画或者设计机器或者学会了计算机语言。有些孩子的视觉推理能力与其口语能力形成鲜明对比，比如他们可以在视觉上解难题或者虽然口语有限但是阅读能力很强。这些能力可能体现在数学、音乐、画画、机械以及信息技术方面。

只有了解了自闭症个体的特殊学习方式及其优势，家长和老师才可以寻找出孩子擅长的学习方式，以便将他的学习潜能最大限度地开发出来。

（四）特殊兴趣

特殊兴趣是指一种可以捕捉到 ASD 个体的心理、占据大量时间和维持专注热情的方式。ASD 人群倾向于通过他们的特殊兴趣爱好来观察和体会这个世界。

自闭症最早的特殊兴趣爱好可能体现在他们对物件的细节或者零件的关注上，比如玩具汽车的轮子、开关等。再长大一些，他可能开始迷恋某个范畴，比如一切转动的东西。随着年龄增长，他的特殊兴趣爱好可能会发展成围绕某个课题或者概念并为之开始积累大量知识。大多数典型同龄人的兴趣爱好可能会围绕着"流行"或者与朋友社交的需要，而自闭症孩子的兴趣爱好就可能被同龄人认为很"怪异"。

典型神经发育的儿童和青少年也有爱好和兴趣，但是在程度上不及 ASD 同龄人。典型儿童往往一次拥有不同的或者多种多样的兴趣，但是 ASD 个体通常只有一个主要的特殊兴趣爱好，有的可能有一个相对次要的兴趣。典型儿童通常不会为自己的特殊兴趣爱好投入太多的时间、精力、责任心或者金钱，但是 ASD 个体往往是为之全力以赴、全身心投入的。

可以这么说，特殊兴趣爱好控制着 ASD 个体的思想、计划和情感，它会消耗 ASD 个体大量的时间、精力和专注力，以至于他们通常排除其他活动、需求或要求，比如饮食、穿衣、上厕所、洗澡、做作业和睡觉等。而且，这个特殊爱好通常是单独参与的。

有些家长对于 ASD 儿童的特殊兴趣爱好感到厌烦，一方面是担心他们对狭窄兴趣的沉迷影响了孩子其他方面的发育和训练，另一方面是对兴趣爱好的沉迷常常令孩子喋喋不休，或者产生其他社交尴尬。

但是对于 ASD 儿童和青少年而言，特殊兴趣能够令他们心情放松和减轻压力。一些患有 ASD 的儿童和青少年以其拥有与特殊兴趣相关的广泛而高级别的知识而感到自豪。对于很少感受自我情绪的 ASD 个体来说，特殊兴趣爱好可以成为他个人极大的欢乐和幸福的重要来源。因此，家长和老师应该鼓励自闭症孩子在适当的情况下追求这些兴趣。

对特殊兴趣爱好的迷恋，的确会给自闭症患者带来社交上的挑战。比如他可能除了自己的兴趣爱好之外，什么都不愿意谈，他会不断将自己的兴趣强加于他人，比如电视剧《非典型》当中的 Sam。他从小喜欢企鹅，他具备与企鹅相关的广泛而深厚的知识。无论与谁在一起，比如家人、同学、咨询师等，他都会将话题扯到企鹅上面去，而且一旦谈论起来便停不下来，还看不出社交圈子里他人的厌烦反应。作为父母，通常要忍受数小时来听自闭症孩子谈论有关他的特殊兴趣爱好。

但是反过来，父母和老师也可以将 ASD 孩子的特殊兴趣爱好利用起来，以激励其从事其他任务的热情，比如：

• 父母可以将特殊兴趣作为奖励，要求自闭症孩子去完成一些他不愿意去做的事情，比如整理床铺、清洁房间、看医生、购物等。

• 如果老师能够将自闭症学生的特殊兴趣融入学校作业和社交活动中，那么自闭症学生将大大受益，因为这会使他的态度、动力和幸福感都朝积极的方向去发生变化。

• 老师可以鼓励自闭症学生畅谈他们的特殊兴趣，借以评估学生的口语和沟通能力。

• 老师可以设计将学生与他们的特殊爱好结合在一起的作业，以加强学生的专注和投入。

• 家长和老师可以开发围绕孩子特殊兴趣的未来职业技能的机会。

当 ASD 儿童或者青少年发展出不合适的特殊兴趣爱好时，家长和老师及时将他引向健康的兴趣点上是非常重要的。例如，可以将对体液感兴趣的学生重新定向为学习更多有关生物、血液，或者其他科学知识。如果不及时引导或者扭转，孩子因不擅长理解社会的隐藏规则，其行为可能会造成不良甚至严重的后果。

为孩子的特殊兴趣爱好重新定向，家长和老师都需要付出极大的耐心和时间，情感上要扶持，并给与一致的奖励方法。

（五）感官敏感度

对感觉输入有过度敏感或者弱敏感反应，或者对环境的感知有不寻常的兴趣等，作为自闭症的核心特征之一，出现在了 *DSM-5* 中，成为自闭症诊断的标准之一。

对感觉输入过度敏感并且过度反应的表现可能有如下：

• 对声音的高度敏感，比如凳子划过的声音、狗吠、小电器的声音都可能令自闭症孩子立即捂上耳朵或者立即逃跑；

• 对光线的高度敏感，包括自然光的强度、人工灯（尤其是荧光灯和照射灯）；

• 对气味的高度敏感，比如香水味、清洁剂的化学味道；

• 对食物气味或者质地的高度敏感，甚至会导致他呕吐；

• 对衣物的质地和款式的高度敏感，比如衣服反穿以避免标签的接触。

对感觉经历弱敏的表现也可能出现在自闭症个体身上，比如对疼痛的感知和表现、对温度过冷过热的反应等等。

自闭症孩子对于感觉输入的反应可能是多种多样的，比如尖叫、逃离、焦躁等，家长和老师应予以关注并扶持孩子应对。

（六）情绪的表达和管理

自闭症孩子生活在一个看不懂也表达不清楚的世界里，他内心里的负面情绪经常是累积到一个点上，然后不得不爆发。教授自闭症孩子如何表达自己的情绪，如何识别别人的基本情绪，对于及时地减压和释放非常重要。焦虑和抑郁是自闭症患者最常见的共患精神类疾病，因此在他们的成长过程中，除了技能的传授，给予他们足够的精神上的扶持，甚至伴随其成长的心理咨询比如认知行为疗法，也是非常必要的。这些在本书的很多章节中有详细的讨论。

第 9 章

心理学解释自闭症

自闭症一词最早由精神病学家 Eugen Bleuler 于 1908 年使用。他用这个词来形容一位陷入自己世界里的精神分裂症患者。20 世纪 40 年代，Hans Asperger 和 Leo Kanner 分别研究了一组儿童，这些孩子的特点是社交互动困难，难以适应日常生活的变化，记忆力好，对刺激敏感，等等。自闭症研究在 20 世纪 80 年代蓬勃发展，人们越来越相信，自闭症与养育方式无关，而是存在神经系统里的紊乱和其他遗传疾病，如结节性硬化症、代谢紊乱或者染色体异常。

本书中对于自闭症的成因及表现特征，多从脑科学和行为角度去阐述，但是也有三种心理学的理论曾经试图解释自闭症的一些特征，我觉得有助于自闭症知识的普及以及对它的深入了解。它们分别是心智理论缺损、中心信息整合（中心聚合能力）薄弱，还有执行功能缺损。

心智理论缺损

心智理论是认知心理学的名词，是指我们感知和理解别人脑子里的想法、信念、欲望、情绪和感觉的能力，能读懂他人的行为，以及预测他人下一步想做什么。它有时也被描述为"读心"。

一个心智发育典型的孩子通常会明白诸如以下这些事情：

• 如果他们躲起来，其他人不知道他们在哪里。

• 如果他们脑子里有个想法或者有一种情绪，但是不表达出来，那么这种想法或者情绪就不会传达给其他人（而且其他人不可能分享他们的想法）。

- 他们的好恶可能或者不可能被其他人分享，并且其他人可能有完全不同的偏好和品位。

- 他们拥有别人没有的信息，他们必须沟通，否则有被误解的风险。

- 如果他们看到了别人没有看到的东西，他们就会知道别人不知道的东西。

包括 Baron-Cohen 和 Uta Frith 在内的研究人员都认为，自闭症谱系中的所有人都存在某种程度的心智盲症，而这种心理学理论中的缺乏是神经学差异的结果。

能够通过面部表情、说话声调、肢体语言，以及上下文来理解他人的情绪和其他精神状态的能力是社交和沟通的基础。一些研究揭示了自闭症患者的情绪识别缺陷，即使是对六种基本情绪（快乐、悲伤、恐惧、愤怒、惊讶和厌恶）的识别。这六种基本情绪的表达和识别是普遍通用的。患有高功能自闭症或者阿斯伯格综合征的人可能会识别基本情绪，但是对于更复杂些的情绪识别就很困难了。

自闭症患者处理面部信息采用的是基于特征的方法，也就是关注面部的某个部位，比如嘴巴、鼻子或者眼睛；而典型神经发育的人是将面部作为一个整体来处理。有证据表明，当自闭症患者处理面部情绪、声音里的情绪，以及情绪的上下文识别时，相应大脑区域的激活会减少。自闭症患者的优势有多种形式，但是他们有一个共同的特征就是特别擅长识别重复的模式，我们将之称为"系统化能力"，系统化的意思是去分析或者构建系统的驱动力。Baron-Cohen 及团队在一篇论文中提到，自闭症患者对细节的超级关注是感觉超敏反应的结果。对细节的高度关注是超系统化的先决条件，自闭症和天赋之间的关联起源于感官层面，包括对细节的高度关注，但是止于超系统化。

当我们考虑专家通常擅长的领域类型时，一般都是那些高度系统化的领域。自闭症患者系统化能力强，但并不意味着自闭症患者都是天才，或者有超能力。良好的系统化要求人们注意到变量之间的小细节，但将它们分组可能会产生丢失关键信息的风险。这也可以解释为什么自闭症患者在识别情绪方面存在泛化困难。

对于自闭症谱系中智力比较强的人，可以通过练习和相关培训来建立一些读心能力。Mind Reading 是自闭症领域知名的由 Baron-Cohen 及团队开发的一款基于电脑的程序，它储存了 412 种情绪和心理状态的分类系统，分为 24 个情绪组和 6 个发展水平。面部和声音分别针对每种情绪来呈现，而录制面部视频和录音的演员包括不同性别，不同年龄和种族。读心数据库包含了情感库、学习中心和游戏区。它可供各种功能水平的儿童和成人使用。Mind Reading 被认为在教授 ASD1 级的成人识别面部和声音中的复杂情绪方面有效。有实验表明，干预组在近距离但不是远距离的泛化任务上有明显提高，这对于他们发展友谊技能有帮助。

但其实我们仔细想想，如果自闭症患者"死记硬背"系统里的那些情绪和表情，是不是也会出现系统的僵化使用甚至会带来某种程度上的误导？一些用户反映，在计算机上识别情绪比在真实的社交场合中识别情绪更容易些，现实中的情绪和表情还是太过灵活且千变万化。而且，我们也需要进一步的科学认证，比如通过神经影像学看看大脑区域功能有无发生变化，或者凝视跟踪研究看看学习了读心程序后有无行为上的细微变化。这样我们才能知道观察到的改善是带来了趋向非自闭症大脑的神经区域的变化，还是来自其他神经区域的补偿策略。

我个人觉得，对患有自闭症的个体进行早期的读心训练是有必要的，但是我不确定这种训练的合适强度，因为读心，尤其是复杂的情绪识别，对于典型神经发育的人群也可能是困难的。当我自己从 3 个泛化级别去查看视觉任务的示例时，我无法分辨出那些复杂的情绪代表什么，我也完全迷失在那些复杂的情绪和表情中了。所以我在想，即使一些高功能自闭症患者学了如何识别书中的情绪表，他们也可能没有信心去识别现实生活中的情绪。即使这套软件包含了 7 416 个单位的情感信息，但我相信现实生活还远比这个复杂。在现实生活中，人们有时候说些谎话，可能只是因为他们想强调他们所说问题的重要性，或者做了愚蠢的事情不好意思说出来而故意误导，等等。典型人群要避免被耍或者可能被欺骗都是挺难的。

每个自闭症患者在一生当中，为了接近典型人群而要付出的学习努力是无穷无尽的，这个学习过程会让人非常焦虑。像 Mind Reading 这样的资源，虽然有益，但不一定适合所有的自闭症患者，而且为之投入的学习精力也要全面衡量。事实上，Mind Reading 对于任何想要提高对情绪的识别和理解的人来说，都是个挺好的资源，比如演员、插画家、广告商、传播专家等。

在自闭症干预的问题上，我始终绕不过去的一个疑惑就是，干预的过程是否契合了干预的目标。干预自闭症患者的最终目标是什么？我想应该是让其尽可能地独立和快乐。自闭症人群看不懂典型世界和典型人群，我们大体知道了他们为什么看不懂。那么，为了缩小这种差距，是让他们知道我们的感受，还是我们去了解他们的感受，哪个更容易些？我们研究自闭症 80 年了（从 1943 年 Kanner 第一次提出自闭症的几个特征开始算起），我们知道自闭症人群适应不了复杂且没有确定性的环境，那我们是不是应该努力为他们创建一个更加确定、更加可预测、更加包容的环境？改变不了大环境，那为他们创建一个能够适应并且享受的小环境，是否更加可行？

我对未来的技术充满期盼。如果未来技术足够先进，能够解码人心、说出心声和真正用意，我希望它会被应用在自闭症人群身上。

中心信息整合（中心聚合能力）薄弱

心智理论缺损解释了自闭症人群在社交、沟通和想象力方面的障碍，但是它不能解释自闭症患者表现出的非社交障碍和技能。Frith 和 Happe 先后于 1989 年和 1994 年提出了"中心信息整合（中心聚合能力）薄弱"表现来解释自闭症患者在一般信息处理方面的特征。

Frith 在 1989 年的书 *Autism: Explaining the Enigma* 中第 97 页讲述"对连贯性的驱动，将大量的信息汇集一处，就像河流的支流一样，如果没有这种高层次的凝聚力，信息片段将只是片段，无论它是小片段还是大片段"。

这可以简单理解为自闭症患者擅长专注细节，但将所有细节概括和理解成一个大画面的能力欠缺。Kari Dunn Buron 在书 *Learners on the Autism Spectrum*（*2nd Edition*）中第 47 页使用了一个容易理解的比喻，想象一个人把纸卷成筒，罩在一只睁开的眼睛上来看世界，所有的细节都清晰可见，但是他感知不到上下文（周围）环境。

1999 年 Jolliffe 和 Baron-Cohen 通过探索拥有正常智商的自闭症成人患者或者阿斯伯格综合征患者的语言处理，来测试局部连贯性是否也有损伤。局部连贯性是在短期或者工作记忆里的语言信息之间建立的具有上下文意义的联系的能力。他们做了 3 个实验。实验 1 表明，自闭症患者不太会自发使用句子上下文来给出同形异义词在上下文环境中的适当发音。实验 2 呈现一种场景，就是一种状况和结果，它只能依靠推理才能将其连接整合起来。自闭症患者不太能从接近的选项中找出那个最连贯的推论。实验 3 表明自闭症患者不太使用上下文来诠释听觉上的歧义句子。实验 2 和 3 的结果和局部连贯性有关，表明自闭症患者或者阿斯伯格综合征患者在局部连贯性方面也会面临挑战。

2005 年的一项研究试图找出中心信息整合、心智理论和社会情绪之间的关系。研究结果显示，中心信息整合薄弱的结论支持不足，但是语言中心信息整合薄弱与心智理论缺损存在中等相关性。在较弱的中心信息整合测量和社会情绪功能之间没有观察到明显的关联。

自闭症患者的中心信息整合薄弱，已被广泛认知为是自闭症患者的关键特征的基础。但是 2010 年的一项研究通过句子完成的任务揭示了典型人群在认知风格上也存在个体差异，大多数（但不是全部）自闭症患者在这类任务上出现了中心信息整合薄弱的表现，并且表现与冲动控制无关。

自闭症学生在课堂里无法按时完成任务，不一定是注意力方面出现了问题，而往往是过于关注细节而不是整体。老师常常需要额外地解释，该看哪里，以及哪些内容是相关的。

执行功能缺损

执行功能指有机体对思想和行动进行有意识控制的心理过程。

大脑内最晚发育的部分叫执行功能，它是人类大脑中最晚发育的部分，也是我们和非人类的重要区别。它的学名叫"前额叶皮质"，是脑部的命令和控制中心。整个额叶占人脑面积的 40%，我们一般认为人到 25 岁才会彻底完成前额叶的发育。

关于执行功能的定义有很多种，内容都差不多，我比较喜欢以下这种总结：执行功能表现在三个方面：灵活的注意力、工作记忆和行为克制。

（1）灵活的注意力是指一个人能够轻松快速地从一个关注点切换到另一个关注点。注意缺陷多动症（ADHD）儿童普遍存在注意力的问题，他们在保持警觉和努力上出现困难。自闭症儿童通常在活动切换时出现问题，没有共患 ADHD 的自闭症儿童的核心问题可能不是注意力是否集中，而是因过度关注细节而拔不出来。

（2）工作记忆是指一种能够记住和使用重要信息的能力。拥有良好的工作记忆能够灵活运用过去所学的知识，知道在事情的进展过程中做及时的修正和调整，同时运用不同的策略和方法来解决问题。他应该会组织、计划和安排优先任务，喜欢设立目标，对时间和进度敏感，有足够的自驱力来完成任务等。

（3）行为克制是指一个人知道在行动前暂停或思考，懂得如何自我管理情绪，思考做事的动机和控制激情。

所以执行功能是一种很厉害的功能，它在人的一生里可以随时提高，也可以随时被损害。

自闭症儿童在早期学校生活中表现出来的执行功能缺损有以下几种常见情况：（1）抑

制回应（即冲动式的回应），往往是没来得及理解上下文、没考虑后果等的回答；（2）工作记忆缺损；（3）新策略应用的薄弱。

典型神经发育的儿童，通常到了8岁的时候，就懂得了启动前额叶脑区来抑制回应，想想该说什么或者做什么，然后再发起回应，但是自闭症儿童经常因处于焦虑或者困惑中而做出来的回应，常常令人感觉是冲动式的。

许多微小的技能训练可以帮助自闭症儿童提高他的执行功能，比如（举例而并非穷举）：

- 视觉上的管理工具，如时间管理表、日程表、学习清单等。

- 自闭症儿童在结构性强、常规、明确的活动安排上反应更好。

- 工作和学习空间保持空旷整洁，这对于不良情绪的管理很有帮助。

- 对于家庭和学校生活的任何变化，给予提前预警和解释。

- 经常让孩子复述重要信息，如有遗漏，及时补充解释给他。

- 练习自我情绪约束和管理的技巧，比如感觉不对时深呼吸3次或者数10个数。

- 规则清晰，而且家长和老师要严谨遵守和执行。

- 家长和老师经常提供反馈并及时对正向行为进行表扬。

第 10 章

自闭症的遗传与生育间隔

如果家中的第一个孩子被诊断出患有自闭症之后，父母难免会担心一个问题：如果还想要孩子，会不会也有自闭症？如果不要，父母百年之后谁来照顾这个自闭症孩子？

在一项包含超过 200 万人的大型跨国队列研究中，自闭症谱系障碍的遗传力估计约为 80%，在各国之间存在适度差异。这表明人群中 ASD 发病率的变化主要是由于遗传影响，不支持母体影响的贡献。基因与环境的相互作用或者基因与环境之间的相关性对 ASD 风险的贡献是尚未解答的一个重要问题。这里的遗传力是指 80% 的自闭症特征变异是由基因变异决定的。遗传力是指对群体中某一性状的所有遗传影响的加和。遗传力越高，说明性状的决定过程中遗传因素占比越大，环境因素占比越小。

我拿到卢克的资料时，看到卢克有一个哥哥，还有一个弟弟。三个男孩的年龄分别是 4.5 岁、3 岁和 1.5 岁。我读完资料后的第一印象是这对父母造人够高效的，并没有联想到太多。

第一次上门辅导时，卢克的家里乱作一团。卢克的妈妈抱着弟弟，卢克和哥哥在抢夺着东西，两个都在大哭，旁边有一个阿姨在劝解着。我也赶紧上前帮忙，从包里拿出了一个鲜艳的指尖陀螺，将卢克带到了厅旁边的一个角落里，大哭大闹的一场戏暂时算过去了。

很快，卢克的哥哥也跟到了我们这里。第一次上门授课，我的主要目标是和卢克混熟，所以我没有要求父母将卢克哥哥引开。每个孩子去适应一个新的老师所需的时间不一样，有的小孩极其黏着父母，可能需要几周甚至一两个月的时间才能做到独立听课，而有的小孩，第一节课就能混个八九成熟了。

我很快感觉到卢克的哥哥很可能和卢克一样，是个高功能自闭症患者，且卢克的哥哥比卢克伴发的 ADHD 症状还要明显些。卢克的哥哥根本坐不住，嘴巴说不停。很多时候，我听不清他在说什么，后来混熟了，我知道他每次都能将话题转到他喜爱的星球上，那些长长的专业术语，我既听不懂，也记不住。但是当我问他一个简单的问题时，比如今天在幼儿园里做了哪些活动？哪个活动是最喜爱的？在回答诸如此类的问题时，他会卡壳，如果将这些问题打碎，一点点地简单来问，争取换成 Yes 或者 No 的问题，他就能回答出。

卢克的哥哥比卢克大 1 岁半，但是长得很小，面色苍白。他还不会握笔，握笔时手指很僵硬，所以握一会儿之后，他就会对诸如写字和涂色之类的活动丧失兴趣，然后跑掉。

卢克马上就 3 岁了。他的口语表达能力比哥哥好些，但和哥哥一样，在发音吐字方面有困难，有时候说出来的话听不懂，但是时不时，他就会说出很长的一个句子，甚至是挺复杂的，表达也很准确。卢克最大的挑战还不是口语表达方面，而是情绪和行为问题。

据卢克的妈妈讲，3 个孩子均有不同程度的感官过敏问题，其中卢克的程度最重。卢克会突然变得焦躁，而且不容易被安抚，即使被妈妈抱在怀里。卢克妈妈后来发现，这种时候用卢克喜爱的毛毯把他裹紧，或是给他戴上个大耳机，或者抱着他去一个光线黯淡的角落，安抚效果会好很多。卢克在失控的时候，通常不允许妈妈离开半步，而这种需求不是十几分钟或者几十分钟的事情，通常要持续到他晚间上床睡觉后。这让卢克的妈妈身心俱疲，毕竟，家里还有个也并不懂事的大儿子和同样不省心的小儿子，还有一大堆家事要照顾。

卢克的弟弟 1 岁半，会走路，比两个哥哥安静很多，脸上也时常挂着舒服的微笑，只是还没开始冒话。这个小弟弟看上去不是特别强壮。3 个孩子均有严重的挑食问题，应该还有我未获取的信息，诸如睡眠方面、过敏方面、肠胃方面、大动作和精细动作方面等。

虽然自闭症最早可在 2 岁时能被可靠地诊断出来（有的儿童甚至在 12~18 个月就能基本判断出来），但是大多数儿童仍在 3~4 岁后被明确诊断。结合卢克家的情况，如果卢克的哥哥 3 岁时被诊断出来，那时老三也刚好出生了。

我们先看下 CDC 在 2023 年发布的一个关于自闭症谱系障碍的报告中提到的一些数据，以了解自闭症相关的遗传表述，以及自闭症儿童的家庭承受的各种负担：

（1）研究表明，遗传学与大多数病例有关；

（2）已育有自闭症孩子的父母，其第二个孩子被诊断为自闭症的可能性为 2%~18%；

（3）在同卵双胞胎中，如果一个孩子患有自闭症，另一个孩子患自闭症的概率为36%~95%。在异卵双胞胎中，如果一个孩子患有自闭症，那么另一个孩子大约有31%的可能会患有自闭症。这些科研数据进一步证明了自闭症与遗传相关的结论，但同时也说明了与其他环境因素相关。

抚养一个自闭症孩子可能会遇到的相关医疗和心理健康状况：

• 自闭症会影响整个身体。

• 注意缺陷多动障碍（ADHD）会影响 30%~61% 的自闭症儿童。

• 超过一半的自闭症儿童有一个或多个慢性睡眠问题。

• 在自闭症人群中，焦虑症影响了 11%~40% 的儿童和青少年。

• 抑郁症影响了约 7% 的自闭症儿童和 26% 的自闭症成人。

• 自闭症儿童患一种或多种慢性胃肠道疾病的可能性是其他儿童的 8 倍。

• 多达三分之一的自闭症患者患有癫痫病（癫痫发作）。

• 研究表明，在自闭症成年人中，会有 4%~35% 受到精神分裂症的影响。相比之下，精神分裂症会影响总人口的 1.1%。

• 与自闭症相关的健康问题遍及整个生命周期——从幼儿到老年人。 2~5 岁的自闭症患者中，近三分之一（32%）超重，16% 肥胖。相比之下，普通人群中 2~5 岁的儿童中，只有不到四分之一（23%）超重，而医疗定义肥胖的人只占 10%。

照顾者和家庭方面将要承担的经济负担：

• 美国家庭中，自闭症患者的整个童年每年平均估计花费 60 000 美元，其中大部分与特殊服务费用和对一个或两个父母的需求增加而导致工资损失有关。 成本会随着智力障碍的程度加重而增加。

• 自闭症儿童的母亲通常担任孩子的主要照顾者和发声人，因此她们很少在外面工作。平均而言，她们的收入比没有健康限制的孩子的母亲少 56%，比其他残疾或障碍的孩子的母亲少 35%。

自闭症成年后的可能状况：

• 在接下来的十年中，估计每年有 707 000~1 116 000 名青少年将迈入成年，并脱离以学校为基础的自闭症相关的特殊服务。

• 自闭症青少年获得医疗过渡服务的频率是其他有特殊医疗需求的青少年的一半。自闭症伴有相关医疗问题的年轻人获得过渡支持的可能性更低。

• 许多自闭症的年轻人在停止看儿科医生后，多年没有得到任何医疗保健（什么时候停止看儿科医生，美国没有硬性规定，有的可以到 18 岁，有的可以到 21 岁，也有的孩子在青春期时就不再看儿科医生了）。

• 高中毕业后的两年中，超过一半的自闭症青年仍处于失业和未进入更高级教育的状态。其就业率比其他残疾类别（包括学习障碍、智力障碍或言语障碍）的年轻人要低。

•2014 年，使用国家资助的职业康复计划的近 18 000 名自闭症患者中，只有 60% 的人在完成该计划时获得了工作。其中，80% 的人平均周薪为 160 美元，这使他们远远低于贫困线。

• 近一半的 25 岁自闭症患者从未有过拿薪水的工作。

• 研究表明，鼓励独立的工作可以减少自闭症症状并提高日常生活技能。

社会的经济成本方面：

• 美国照顾自闭症患者的费用在 2015 年已达到 2 680 亿美元，如果在整个生命周期中缺乏更有效的干预措施和支持，到 2025 年将升至 4 610 亿美元。

• 在美国，自闭症的大部分费用是用于成人服务，估计每年费用为 1 750 亿 ~1 960 亿美元，而儿童费用为每年 610 亿 ~660 亿美元。

• 患有自闭症的儿童和青少年的平均医疗支出是没有自闭症的儿童和青少年的医疗支出的 4.1~6.2 倍。

•2014 年《实现更好的生活体验（ABLE）法》的通过允许各州建立针对残疾人（包括自闭症）的税收优惠储蓄账户。

• 在所有 50 个州中，自闭症保险立法的通过为医疗和辅助治疗提供了途径。

这些数据充分说明了自闭症的遗传性，复杂性，干预的难度，家庭和社会承担的压力和成本，自闭症成年后的窘境，等等。发生在卢克家里的实际情况就是：3 个男孩，父母已经默认并且接受全部是自闭症的情况，不管程度轻重，父母为孩子能够接受免费的特殊教育服务，征战得非常辛苦。

还有一项 CDC 背书的研究，包括 356 例 ASD 病例，627 例发育障碍（developmental delay，DD）病例和 524 例二胎或者晚育胎儿的人群作为对照，经过一系列的细分（比如 ASD 和 DD 中的智力程度，ASD 症状的严重程度，DD 的进一步分类，等等），得出了如下结论：怀孕间隔时间与儿童的自闭症谱系障碍或其他发育障碍有一定关联性。在母亲上一次生产后不到 18 个月或者超过了 60 个月或更长时间受孕的第二个和后面出生的孩子，ASD 概率增加，而其他的发育障碍与生育间隔无关。

关于生育间隔，Curtin 大学和 Telethon 儿童研究院从丹麦、芬兰和瑞典超过 90 万个出生案例收集了信息。这些数据包含了 1998—2007 年的健康和医疗记录。研究人员还追踪了那些再次生育的妈妈，并且有针对性地观察了后来出生孩子的自闭症状况，直到 2012 年。

研究团队领头人 Gavin Pereira 博士表述："我们的研究发现，当两次怀孕间隔 30~39 个月时，患自闭症谱系障碍的风险最低。这些发现很重要，因为这一结果可以被理解为，通过优化生育间隔，可以避免 5%~9% 的自闭症案例。"

这项研究还表示，当第一个孩子患有自闭症时，且他的出生与母亲的再次受孕只相隔 3 个月时，第二个孩子患有自闭症的可能性增加了 50%。然而，如果两次怀孕之间间隔了五年，那么第二个孩子被诊断为自闭症的可能性增加了 24%。

对此，约翰霍普金斯儿童医院的心理学家 Jason Hangauer 认为这是一项观察性研究，要谨慎做出因果关系的结论。Hangauer 博士指出，这项研究的团队成员也注意到大约四分之一的怀孕属于意外怀孕，他们没有测量其他的因素，比如父母未被确诊的精神疾病、父母的生育因素、怀孕意图，也许这些都与自闭症有关。

不管怎样，这项研究还是为相关课题打下了一个良好的基础，值得被关注。

除了关注生育间隔之外，第一个孩子如果出现 ADHD 的症状表现的话，除了要关注其是否有 ASD 的症状表现之外，家长还应该对之后出生的孩子给予及时的关注。

在过去的 20 年中，随着自闭症患病率的增加，被诊断患有 ADHD 的儿童中的共患自闭症的比例也在增加。基于多年美国儿童健康调查（NSCH），在 4~17 岁曾被诊断患有 ADHD 的儿童中，同时患有自闭症的比例，2003 年为 3.3%，2007 年为 9.7%，而 2011 年为 10.8%。

其实不难理解这个比例的增加，因为二者有相当多的症状表现重叠，它们也共享一些加性遗传因素及环境风险因素如早产、母亲使用某些精神药物等。

一项基于 2014 年美国全国多动症诊断和治疗的调查数据显示，目前被诊断患有 ADHD 的儿童中大约有八分之一也被诊断出患有自闭症。而被诊断出患有这两种疾病的儿童有更大的治疗需求，有更多的并发症，而且更有可能是多动冲动和注意力不集中同时存在的混合类型。

自闭症诊断篇

当家长们纠结于"我的孩子是不是自闭症？""他是高功能还是低功能？""他会说话，他不可能是自闭症。"等等问题的时候，我想说，管他是不是，当发现孩子在任何一个发育领域出现滞后的时候，立即干预起来。"早发现早干预"的黄金法则不是针对标签，而是广义上观察到的行为。

早期识别和早期干预，对于自闭症患儿的意义无比之大。换言之，我们需要和孩子早期极速的大脑发育和脑神经连接做时间赛跑。早期识别需要建立在对自闭症和儿童发育里程碑的相关知识的基础上。在这个篇章里，我将手把手教读者如何观察小孩子的行为，如何解读"典型"和"非典型"，如何识别自闭症带来的语言发育迟缓和其他类型的语言发育迟缓，如何初步评估孩子的智力水平。在以上提及的问题上，基于科学论据的知识才是力量。

第 1 章
早期识别自闭症（0~12 个月）

在我的实际工作经历中，有很多年轻的父母，尤其是第一次成为父母的，对于孩子在发育上出现的滞后或者异常，并不会及时发现，或者发现了也未给予足够的重视，多数会采取观望的态度。的确，每个孩子发育的速度不一样，有些发育滞后随着孩子的年龄增长会跟上来，但是有些则需要及时被发现，及时被治疗或者干预，以便于孩子跟上整体发育的里程碑。

所以，家长们需要了解孩子的发育里程碑，也就是说在什么年龄段孩子应该有些什么样的本事，这样可以及时发现孩子的发育滞后点，并给予重视，及时干预。

以下是美国 CDC 网站上列举的几个重要发育里程碑。这些发育里程碑是 75% 及以上的儿童到了一定年龄所具备的本事。该网站上分别列举了 2 个月、4 个月、6 个月、9 个月、1 岁、15 个月、18 个月、2 岁、30 个月、3 岁、4 岁以及 5 岁的发育里程碑。我在本章里摘选了其中的 6 个月和 1 岁的发育列表，供读者参考。

大多数儿童到 6 个月时能够做到的事情：

※ 语言 / 沟通里程碑

• 轮流和你发出声音；

• 伸出舌头吹气；

• 发出尖叫声。

※ 认知里程碑

• 将东西放进嘴里探索；

• 伸手去够自己想要的东西；

• 闭上嘴唇表示不想再吃。

※ 运动／身体发育里程碑

• 从肚子滚到背（翻身）；

• 俯卧时直臂向上撑；

• 坐起来时靠手支撑自己。

大多数儿童到 1 岁时能够做到的事情：

※ 社交／情感里程碑

• 和你一起玩游戏，比如拍橡皮泥。

※ 语言／沟通里程碑

• 挥手"再见"；

• 称呼父母"妈妈"或者"达达"或者另一种特殊名称；

• 明白"不"（当你说的时候，他能短暂地停顿或者停下来）。

※ 认知里程碑（学习、思考、解决问题）

• 把东西放进容器里，比如把积木放进杯子里；

• 寻找他看见你藏起来的东西，比如毯子下的玩具。

※ 运动／身体发育里程碑

• 站起身来；

• 扶着东西走步；

- 拿着没有盖子的杯子喝水；

- 用拇指和食指捏起东西，比如小块食物。

除了以上 CDC 网站发布的发育里程碑之外，以下是婴幼儿在语言发育上的一些参考标准，资料来源于 Mayo Clinic，供家长们参考。

待孩子 3 个月大时：

- 你出现时孩子微笑；

- 发出咕咕的声音；

- 对他说话时，他能保持安静或者微笑；

- 似乎识别出了你的声音；

- 需求不同时哭声不同。

待孩子 6 个月大时：

- 与你玩耍时或者独自玩耍时发出咯咯的声音；

- 嘴巴喋喋不休，发出各种声音；

- 利用他的声音来表达高兴和不高兴；

- 眼睛移向声音的方向；

- 对于你的声调变化有反应；

- 注意到一些玩具会发出声响；

- 注意音乐声。

待孩子 12 个月大时：

- 尝试模仿口语发音；

- 说几个词语，比如妈妈、爸爸、啊哦；

- 理解简单指令，比如"到这里来"；

• 识别常见物品的名称，比如"鞋子"；

• 转身看向声音。

在以上提及的年龄阶段体检时，父母还可以与医生分享这几件重要事情：

• 您和宝宝一起做的事情都有哪些？

• 您的宝宝喜欢做哪些事情？

• 您的宝宝做的或者不做的哪些事情会让您担心？

• 您的宝宝是否失去了曾经拥有的某项技能？

• 您的宝宝是否有任何特殊的医疗保健需求，或者他是否是早产儿？

多位有经验的自闭症专家都曾经表述，他们看 1 岁内的儿童，基本在几分钟之内就能做出诊断。我今天就一个玩玩具的场景和大家分享下，如何去观察 1 岁左右的儿童是否有自闭症的倾向。

场景：将玩具手机、玩具娃娃、玩具车、玩具餐盘勺子等在桌子或者地上分隔开放置。

人物：1 岁儿童，儿童的妈妈，自闭症评估师。

在这种场景下，典型发育的儿童多半具备以下游戏及互动的行为：

• 玩的时候，他时而会关注下妈妈是否在身边。

• 他在玩玩具的时候，专家用一根手指指向墙壁上的一张图片，孩子会顺着手指看图片。

• 如果专家递给儿童一件玩具，儿童在玩的过程中，会用目光回视专家，有时会报以微笑（表示开心），觉得玩具有问题时会把玩具交还给专家（请求帮忙的暗示）。

• 他在玩玩具的时候，会时不时地用眼睛扫下周边的人。

• 玩高兴的时候，会找妈妈分享快乐（举起玩具给妈妈看）。

• 专家推动一辆玩具车，转动玩具车，或者假装用勺子喂玩具娃娃吃饭，儿童会进行大致的模仿动作。

- 儿童经常会同时玩面前的几样玩具（摸摸这个，再弄弄那个）。

- 孩子开心兴奋时，会找妈妈炫耀，或者对着专家笑。

那么，同样的场景下，有自闭症倾向的儿童多半会做出如下表现：

- 他玩玩具的时候，会很专注，这个时候即使妈妈叫他的名字，他多半不反应。此时用其他玩具或者口头沟通来试图分散他的注意力，不太容易。

- 他在玩的时候，一般不看四周的人，不关心四周状况。

- 他发现一件玩具后，可能忽视其他玩具，可能会攥着一件玩具不放手。

- 他从专家手里接过玩具的时候，一般不会回笑对方。

- 他拿起玩具手机的时候，即使懂得放在耳边，但是不会玩接下去的假装游戏，比如咿咿呀呀地打电话。

- 他在兴奋的时候，一般不去看别人，可能会兴奋地甩手拍手等（常见动作包括甩手腕和小臂）。

- 专家用手指指向墙壁上的图片时，即使成功地吸引了他的注意力，但他的注意力可能仅停留在专家的手上，而不会顺着手指看向墙壁。

- 他在玩一件玩具的时候，如果遇到卡壳，他不会用眼睛去寻求帮助，或者将玩具交给专家（他似乎不懂得人存在的作用，不懂得请求帮助）。

在不同的场景下，自闭症谱系障碍的儿童具体的表现也会有差异，但是以上举的这个例子，可以多少帮助下幼儿的家长，尤其是头生子（父母没有养育经验以及缺乏对比），及早发现孩子的不同，以便尽早地进行干预，尤其是语言能力的开发。有些父母对自闭症的印象还停留在"雨人"阶段，只要和"雨人"不一样，他们会认为就不是自闭症。在自闭症的定义上，最令人难以理解的是自闭症的症状在每个人身上看起来并不完全相同，自闭症患者的外表也没有可以将他们区别开来的特征，诸如唐氏儿一样。自闭症患者是一群被共同的核心特征所归类到一起的人。那么自闭症有哪些共同的特征呢？

首先在语言和交流方面，有些自闭症儿童在对话过程中感到不舒服，或者不使用口语而是依靠手势；

在社交互动方面，自闭症儿童在社交场合下似乎不知道该怎么办或者可能表现不自在，具体表现从避免目光对视到玩游戏时不与他人互动等；

在不寻常的重复行为方面，他们可能出现一些排队摆弄玩具或者长时间摇晃或者摇动手等身体动作。

对感觉刺激的敏感性方面，自闭症儿童可能对嘈杂的声音、忙碌的房间、明亮的灯光等产生异常反应（无反应或过度敏感的反应）。

自闭症谱系障碍通常可以在 3 岁之前被可靠地诊断出来，但是某些迹象早在 18 个月就可见，甚至有新的研究将诊断年龄设得最早为 6 个月大小。父母作为孩子的主要照顾者，通常最早发现孩子的异常行为或者孩子在发育上的滞后。

我们知道迄今还没有用于诊断自闭症的医学测试，比如血液检查、脑部扫描等，诊断自闭症一般分为两个步骤，首先是发育筛查。发育筛查是指儿科医生检查孩子是否学习到适龄的基本技能，可能问父母一些问题，或者在检查期间与孩子交谈并玩耍，以便了解孩子如何学习、说话、表现和活动。这些方面中任何一个方面的延迟都可能是问题的迹象。在美国，以下几个年龄段是规定必须做检查的，分别是 9 个月、18 个月、24 或者 30 个月。如果孩子早产、出生体重低或者其他原因而使儿童可能处于发育迟缓的高风险中，则可能需要进行额外的筛查。此外，专门的自闭症筛查规定是 18 个月和 24 个月。如果孩子患自闭症的风险很高，比如家庭成员中出现过患有自闭症，或者发现了与自闭症相关的行为，则可能尽快安排额外筛查。如果在这些检查中，医生发现了问题迹象，则需要进行全面的诊断评估，这就是第二个步骤。进行全面评估的专家可能包括：

• 儿科发育方面的医生（接受过儿童发育和有特殊需要的儿童专门培训的医生）；

• 儿童神经科医生（从事大脑、脊柱和神经工作的医生）；

• 儿童心理学家或精神科医生。

这项全面的检查可能包括查看孩子的成长和行为史，并询问父母。它还可能包括听力和视力筛查、基因测试、神经系统测试以及其他医学测试。

评估方法基本基于对个体交流、社会互动及其活动和兴趣的观察，以及父母问卷等。在美国常见的自闭症诊断工具有 ADI-R、ADOS、CARS 等。有没有客观而科学的诊断方式呢？我在本篇第 7 章 "客观诊断自闭症" 中对客观诊断自闭症的现状及展望有更加详细的讨论，这里不赘述。

自闭症儿童的家长最常问的一个问题就是：孩子出现发育迟缓，具体要干预哪些方面？如果简单地来回答这个问题，那就是孩子的成长课程，无论是否有自闭症，无论是否有智力障碍，他的课程都是一样的，只不过，个别孩子在个别方面的学习速度可能要慢一些，所以我们可以参照典型儿童的发育里程碑中列举的清单，缺啥教啥，但是有时候我们也需要忽视下典型儿童的发育表，而从孩子所处年龄段和实际场景的需求出发，着重教会他必要的生存和生活技能，以及适龄的社会行为，直到他可以独立操作。一般的自闭症孩子到了初中高中以后，我们会针对一些更加实用的生活技能进行着重培训，干预目标是培养他成年后的独立生活能力，以及有针对性的就业能力上的培养。

我们刚才提到儿科医生的常规检查往往是发现儿童发育迟缓的第一步，但是我也经常听到父母反映依赖儿科医生的常规检查而把孩子给耽误了。一般的儿科医生只看大数据，诸如体重、身高、头围等，只要指标在正常范围内，他们就认定孩子基本发育正常。儿科医生很难看到我们在孩子家里所能观察到的各种细致问题，包括但不限于眼神对视、社交沟通等，所以自闭症知识在家长中的普及，在儿科医生相关领域的培训计划里，都非常重要。

我深深理解无法接受自己孩子自闭症诊断的家长。自闭症这个标签及与之相关的未来的种种不确定性，使得任何一位拿到孩子自闭症诊断的家长都会感到恐慌。还有的家长及社会大众仍旧处于对自闭症的种种误解当中，其中最大的一条是对养育者的指责。在 20 世纪 50 年代，曾经一度用"冰箱父母"来形容自闭症儿童的家长，它是指母亲没有对婴儿表现出足够的温暖。长期以来的科学研究已经推翻了这一假设，但是它的后果仍然在某种程度上存在着。

还有一种常见的困扰，是父母们觉得自己在养育着一个没有感情的孩子，一个对父母，对自己的兄弟姐妹，还有周围的世界都冷漠的孩子，被认为是一个缺乏人类基本要素的孩子，这是一件多么恐怖的事情。但是随着自闭症领域的发展以及我们对于这种症状的认识逐渐深入，我们知道了自闭症儿童对于人际关系的需求与普通儿童没有任何不同，他们只是缺乏自主发展社会关系的必要能力，但是值得期盼的是，这种能力，通过适当的干预，可以学习到。

我曾经看过一个泰国自闭症家庭的纪录片。家中的父母已经年逾八十，有几个子女，但是一直陪伴身边照顾他们的是唯一患有自闭症的儿子。儿子虽然有些智力障碍，但是经过长期不懈的干预及能力上的培养，他可以每天走既定路线去完成一份简单的工作，每天回家后按照既定时间表帮助父母完成家务，甚至会按照图片提示来烧几个饭菜，然后每晚挽扶着父母出去散步。他忠诚地执行着每日的工作和生活任务，快乐，简单。虽然这个儿子不能帮助他们做生命中重要的决定，但是日子中绝大部分的琐碎事务，都是这个儿子在不厌其烦地料理着。老人感慨原来这个孩子才是上帝赐予他们的最大福分。

第 2 章

早期识别自闭症（1~3 岁）

2006 年，美国儿科学会建议在儿童 18 个月和 24 个月的儿科常规检查中增加自闭症的初步筛查，而 CDC 在 2020 年发布的报告里称，84% 的 3 岁之前的儿童接受了自闭症的筛查，但是 CDC 在官网上没有规定，也没有推荐或者背书任何一种儿科医生应该使用的筛查工具，而且美国目前自闭症儿童的平均诊断年龄仍旧是晚于 3 岁（智力障碍儿童的 ASD 诊断中位年龄为 43 个月，非智力障碍儿童为 53 个月），可见，自闭症的初筛工具的可靠性，还是在探索和进步中。由于自闭症初筛只是儿科常规检查项目中的一部分，而且儿科医生未必具备专业的自闭症知识和经验，因此一个简单易行且更加可靠和有效的初筛工具就显得特别重要。

我今天介绍一个 20 道题的初筛问卷，是目前美国儿科医生使用得比较多的自闭症初筛表。它叫 M-CHAT-R，它在 CDC 的官网上被列入清单，但是就像我前面强调过的，它肯定仍有提高的空间。这里我不对它的有效性做介绍，只是列举 20 道问题，提供给有需要的家长做参考。

1. 如果你用一根手指指着房间内的一个物品（比如玩具或者动物），孩子会顺着你的手指看过去吗？（还是只看你的手指？）

2. 你是否曾经怀疑过孩子听力有问题？（因为出现了不回应之类的表现。）

3. 孩子会玩假装游戏吗？（比如拿一个空杯子假装喝水，假装打电话，假装喂洋娃娃吃饭。）

4. 孩子喜欢爬吗？（比如家具、儿童游乐场里的设施，或者楼梯。）

5. 孩子会在他的眼部周围做不寻常的手指动作吗？（比如手指在靠近眼部扭动。）

6. 孩子会用一个手指来要东西或者需要帮忙时指着东西吗？（比如手指指向一个够不着的零食或者玩具。）

7. 你的孩子会用一个手指头来告诉你他感兴趣的事物吗？（比如指向天空中的飞机或者马路上的大卡车。）

8. 你的孩子对其他的小朋友感兴趣吗？（比如盯着其他小朋友看，向他们微笑，或者走向他们。）

9. 你的孩子会把东西拿过来或者举起来给你看吗？不是为了求助，而是想分享时。（比如给你看一朵花、一个毛绒玩具，或者一辆玩具车。）

10. 当你叫他的名字时，你的孩子会回应吗？（比如，他会抬头看你、嘴里嘟囔话，或者停下手中做的事情。）

11. 当你对孩子微笑时，他会回笑给你吗？

12. 你的孩子会为日常的噪声而烦躁吗？（比如吸尘器响起的时候，音乐声大的时候，他是否会尖叫或者大哭？）

13. 你的孩子会走路吗？

14. 当你和孩子说话时，和他玩的时候，或者给他穿衣服的时候，他会看着你的眼睛吗？

15. 你的孩子会试图模仿你的动作吗？（比如，挥手再见、拍手，或者学着发出怪声音。）

16. 当你扭头去看东西时，你的孩子也会扭头去看你看的东西吗？

17. 你的孩子会试图吸引你的注意力吗？（比如用眼睛看着你想要表扬，或者说"快看"和"看着我"等。）

18. 当你让他做什么事情的时候，他能听明白吗？（比如如果你不用手指着，你的孩子是否明白指令"把书放回椅子上去"或者"把毯子拿过来"？）

19. 当新情况发生时，孩子是否会看着你的脸寻求你的反应？（比如，如果他听到一个奇怪或者可笑的声音，或者看见了一个新的玩具，他会看着你的脸吗？）

20. 你的孩子喜欢动来动去的活动吗？（比如荡秋千，或者在你的腿上跳跃。）

以上问卷适用于 16~30 个月期间的儿童。其中题目 2、5、12 的回答为"是"的话，则是 1 分风险值；其他题目回答为"不是"的话，则是 1 分风险值。如果孩子的得分是 0~2 分，则可以暂时忽略自闭症风险；如果分数在 3~7 分的话，属于自闭症中度风险，这时候需要第二阶段的测试来进一步分析他的行为。如果分数在 8 分以上，属于自闭症高度风险，这时候就应该直接去寻求自闭症的专业诊断了。

这套问卷，无论是只做第一套，还是两套都做（当 M-CHAT-R 的分数显示为阳性时，第二套面试问卷会被使用），它都不是自闭症的专业评估。它可以算作第一级别的评估。一个专业评估师可能是儿童神经科医师、自闭症专家、儿童心理学医师、言语语言治疗师等。这些专家会观察孩子、测试孩子、问父母问题，或者使用测试问卷如 ABC、CARS 或者 ADI-R 等。他们的评估结果会决定一个孩子是否需要特殊治疗或者早期干预。下面我想简单介绍下这几个测试工具。

自闭症行为评定量表（autism behavior checklist，ABC）是 1980 年 Krug 及团队开发并推出的行为问卷。它由家长或者熟悉孩子的老师来填写，通常被应用于 3 岁以上的儿童，对 3 岁以下儿童不太有用。ABC 共有 57 个问题，分五大类，分别是感觉能力、交往能力、运动能力、语言能力和自我照顾能力。ABC 问卷填好后，专业人士会审核并打分。ABC 是个不错的辅助参考工具。

儿童孤独症评定量表（childhood autism rating scale，CARS）也是 1980 年由 Schopler 及团队开发并推出的自闭症检测工具，而且它是遵循美国的 DSM 标准来相应开发的。CARS 包含 15 项内容，如人际关系、模仿能力、运动能力、环境变化适应力、视觉反应等。CARS 需要专业人士来操作，它将儿童的历史信息与直接观察结合起来。CARS 给出的分数还可以用来测评自闭症的严重性，正因为如此，它也可以用来对自闭症儿童进行周期性的评估，以判断干预效果。CARS 是目前美国 2 岁以上的儿童筛查自闭症较常用的评估工具。

需要强调一点，ABC 和 CARS 都测不出阿斯伯格综合征，因为二者的开发都是出现在阿斯伯格综合征被列入自闭症谱系障碍之前。CARS虽然被广泛接受，但是也受到了很多批评，原因是它评估不出高功能自闭症，所以CARS在2010年就推出了第二版，这个第二版有两套工具，其中标准版本CARS2-ST适用于6岁以下儿童，以及6岁以上儿童中IQ小于等于79分并有明显沟通障碍人群，CARS2-HF适用于6岁以上儿童，IQ大于80分并且沟通流利的儿童。

ADI-R（autism diagnostic interview-revised）是一种结构性的面试问卷工具，由专业人士拿着问卷来询问父母后填写完成，这里不详细介绍。

ABC和CARS的有效性和准确率怎样呢？ 2005年Rellini团队对65名18个月至11岁之间的自闭症儿童进行测试，对比了ABC和CARS的有效性和准确性，发现CARS更加符合DSM（那个时候是DSM第四版）的定义与标准；而ABC的假阴性率高达46%，且评估结果很难将自闭症与其他发育障碍区别开来。

2019年北京儿童医院Chu及团队的一篇论文也引起了我的注意。该团队对474名疑似自闭症儿童分别使用ABC和CARS工具去筛查，得出结论如下：

（1）CARS比ABC更加适合中国人；

（2）CARS和ABC的划界分分别是34和67（而不是开发者界定的30和68分）。

开发者通常认为CARS分数在30分以上的为疑似自闭症，其中30~36分为轻至中度，37分及以上为重度。还有一项研究是Lord及团队在1995年做的，发现30分这个划界分可以筛检出93.7%有自闭症的儿童，可以准确分别出61.5%非自闭症儿童。如果孩子拿到的ABC和CARS分数在划界分数上下的，该儿童应该接受进一步的评估和/或定期的随访。

同本篇第1章一样，以下是美国CDC网站上列举的几个重要发育里程碑。这些发育里程碑是75%及以上的儿童到了一定年龄所能完成的事情。我在本章里摘选了其中的2岁和3岁的发育里程碑，供读者参考，毕竟3岁前能够拿到准确的发育障碍诊断，对于孩子和家庭来说是至关重要的。

大多数儿童到2岁时能够做的事情：

※社交/情感里程碑

• 能注意到别人受伤或者难过，比如当有人哭泣时会停下来，或者看起来难过；

- 在新情况发生时，看着你的脸会如何做出反应。

※ 语言 / 沟通里程碑

- 当你问"熊在哪儿"时，他会指着书里的东西；

- 起码会连说两个词，比如"还要牛奶"；

- 当你要他指给你看时，他起码会指出两个身体部位；

- 除了挥手和指物之外，还会使用更多的手势，比如飞吻或者点头。

※ 认知里程碑（学习、思考、解决问题）

- 用一只手抓着，同时使用另外一只手，比如把着容器，同时打开盖子；

- 试图使用玩具上的开关、旋钮或者按钮；

- 同时玩超过一个玩具，比如将玩具食物放在玩具盘子上。

※ 运动 / 身体发育里程碑

- 踢球；

- 跑步；

- 在有辅助或无辅助的情况下走（不是爬）几级楼梯；

- 用勺子吃东西。

大多数儿童到 3 岁时能够做的事情：

※ 社交 / 情感里程碑

- 你离开他 10 分钟之内能够平静下来，比如送去托儿所；

- 注意到其他儿童并且加入他们一起玩。

※ 语言 / 沟通里程碑

- 和你对话时起码交流两个来回；

• 会问"谁""什么""哪里"或者"为什么"之类的问题，比如"妈妈/爸爸在哪里"；

• 当你问他图片或者书里在做什么时，他能说出来，比如"跑步""吃东西"或者"玩"；

• 被问到时能说出自己的名字；

• 大多数时候说出来的话能够被别人理解。

※ 认知里程碑（学习、思考、解决问题）

• 当你展示给他怎么画圆的时候，他也能画个"圆"；

• 当你警告他避免碰触到热物体时，他能够去躲避，比如火炉。

※ 运动/身体发育里程碑

• 会穿东西，比如大号珠子或者通心粉；

• 会自己穿一些衣服，比如宽松的裤子或者夹克外衣；

• 会使用叉子。

与前一章节"早期识别自闭症（0~12个月）"一样，我再列举下 Mayo Clinic 关于儿童语言发育的一些参考标准，帮助家长们更好地识别孩子在发育上遇到的障碍。

待孩子 18 个月大时：

• 识别熟悉的人、物体和身体部位的名称；

• 遵循带有手势的简单指示；

• 说多达 10 个单词。

待孩子 24 个月大时：

• 使用简单短语，比如"还要牛奶"；

• 问一到两个词的问题，比如"说再见？"；

• 遵循简单的指令和理解简单的问题；

• 能说大约 50 个或者更多的单词；

• 说得足够好，至少有一半时间能被你或者其他主要照顾者理解意思。

对于初次为人父母的家长来说，学习并且懂得典型发育儿童的各项里程碑，经常做下对照，是非常重要的，因为没有人会比家长更懂得自己孩子的发育情况。家长们不单单要比照语言发育的领域，也要对照下大动作、精细动作、认知等领域的里程碑。孩子在发育的速度上虽然有区别，但是里程碑提供了一个典型的发育区间和范围，比如 3 岁儿童在精细动作上没跟上 3 岁的里程碑的话，那就回看 2 岁半的里程碑，如果发育迟缓在半年左右，那家长也可以接受为稍微迟缓，但是如果 3 岁还停留在 1 岁左右的里程碑，那就要引起高度重视。

一个朴实的做法就是家长可以将以上四大方面的发育里程碑列出来，然后列举自己的孩子已经会了什么，下一步需要学习的技能和任务是什么。在制订干预计划的时候，一定要根据孩子的实际学习能力，列出技能上的轻重缓急，先学必要或者实用的，要有足够的耐心对待孩子，允许他以自己的速度慢慢学会，一点点提高。不要将孩子与同龄的典型孩子的发育做比较，而是为自己的孩子专门列出一个学习计划。哪怕孩子已经 3 岁，如果 1 岁典型儿童的某些技能还没学会，那么就按照 1 岁典型儿童的里程碑出发，要相信孩子能学会，也会慢慢跟上。

下面我以两个案例来帮助大家理解下自闭症的早期识别（案例无实名。如有雷同，纯属巧合）。

第一个小女孩，3 岁，我们暂且称呼她为"爱丽丝"吧。在爱丽丝满 3 岁之前，我们给出了"中度至重度自闭症"的评估结论，没想到，爱丽丝的妈妈气炸了。

她非常生气，她认为我们的评估完全没有基于事实。我们提出来孩子仍旧没有眼神对视，她却认为孩子的对视非常好。我们说孩子对自己的名字没有反应，妈妈说孩子偶尔有这个问题，但是其他小孩也会这样啊。我们认为孩子没有任何口语语言，结果妈妈说孩子会说很多西班牙语的单词。可是，爱丽丝的治疗师团队里，没有一个人听到过她说出一个清晰的单词。

这些沟通，是爱丽丝妈妈和团队的负责人之间的对话，我只是干预团队中的一员，且是后期加入的，大概和孩子互动过 10 个小时左右。爱丽丝妈妈不接受这个评估结果，但是她没有关注到这个结论有一个很大的益处，那就是爱丽丝将在 3~6 岁之间享受更多、强度更高的免费特殊教育服务。如果我是父母，即使我觉得评估结论有些夸大其词，我也会说服自己先去接受，因为作为家长，只要是有益于孩子的，哪怕是家长的心灵上受点委屈，都没关系。

我之所以在爱丽丝3岁"毕业"前进入干预团队，其中可能有"死马当活马医"的心态，因为之前的干预效果不明显，那就换个干预师试试。我在仅有的 10 节干预课中，在单项技能上，我使用了各种策略，仍旧吸引不来她的联合注意。她无法专注于任何一项活动，更不要说听从指令了。孩子始终处于一种好动、焦灼，且注意力涣散的状态。她的嘴里时常发出那种沉闷的嗯嗯声，似乎在寻求一种存在感。一不如意，她立即躺在地上，手脚扑腾，嘴里发出似哭不哭、似叫不叫的声音。

不过，我真的听到过爱丽丝说过一个单词，仅一次而已。那天，她的状态出奇的好，这通常发生在孩子吃睡玩方面的需求都得到满足之后，我们做了几项游戏活动，她的专注表现比之前好很多。那天下课后，我拎包准备离开她家时，我照例向她挥手说再见，她回了声"Bye"，声音不高，但是我和爱丽丝爸爸都听见了。我们很激动。我曾经以为那会是个神奇的开端，她会像我的一些其他"小客户"一样，口语很快会大量增加，但是爱丽丝不再开口了，我也不再有机会继续为她提供干预服务。这种突如其来的口语，在绝大多数一直不开口讲话的自闭症孩子身上可能都出现过，但是如果没有持续而稳定的表现，孩子出来的声音只能算作偶发行为，不算作建立好的口语行为。

爱丽丝妈妈觉得爱丽丝只是语言发育迟缓而已，不可能是自闭症。我在《自闭症诊断篇》的第5章里详细介绍了自闭症的语言发育迟缓和单纯性的语言发育迟缓之间的区别，这里不赘述。简言之，它们是两个完全不一样的病症，发病原因不同，干预手段也会不同。

美国的最新数据表明，有 25%~30% 的自闭症患者是一生不开口讲话或者少于 30 个单字的（以前的比例是 40%~50%，多数专家认为数据减少和早期诊断、早期干预有关）。在不开口讲话的儿童当中有 20% 左右在 12~18 个月期间冒过话，但随后语言能力又丧失了，24 个月后又不讲话了。这个现象曾经导致了一些自闭症在诊断上的误判。有些专家解释出现这种现象的原因是儿童在 2 岁之前大脑急速发育，但语言的处理功能最终没能跟上其他功能的发育而中断了，也就是说孩子最初冒出来的一些词还没有来得及和认知功能结合起来，其语言能力就随着大脑其他功能的快速发育而断掉了。当然，这个现象也许还有其他的解释。

我们回到爱丽丝的案例上。爱丽丝的目光交流还是有的，比如我进门的时候，比如我在读故事给她听的时候，但是如果我在和她玩玩具的时候，将她的玩具拿过来时，她不会抬眼望我，看看发生了什么，而会直接大叫，这是缺乏沟通方法而导致的行为问题。

爱丽丝对自己的名字几乎没有反应。爱丽丝曾经模仿过我发出的几个声音和动作，但是绝大多数时候，她不会模仿我。爱丽丝想看电视的时候，她不会用手指着电视，然后望向我，而是会把遥控器拿过来放在我手里。爱丽丝会假装吃用沙子做的冰激凌，但是我如果假装要睡觉的话，她并不能理会我到底要做什么。爱丽丝会沉迷于自己喜爱的活动中，而完全注意不到环境的变化。爱丽丝有刻板行为，比如在沙发上蹦跳很久，比如嗓子里发出长达数小时的刻板声音。爱丽丝的手势和身体语言能力的开发很有限。她迄今只学会了几个手语，比如"还要""我要""打开""再见"等。爱丽丝想要东西的时候，通常是抓别人的胳膊去拿，或者直接从别人手里抢过来。

所以，爱丽丝的自闭症特征还是非常典型的。

除了以上的描述，针对 2~3 岁儿童的发育状况，我还可以从以下几方面再进一步阐述下：

1. 用食指去指物，包括指向他想要的玩具或者零食，或者外出时指向天空的飞机（这也是孩子发展出联合注意的标志）等。如果儿童在 2 岁前还不会用食指去指物的话，可把它当作自闭症的疑似症状之一。

2. 观察下孩子对于语言或者其他沟通方式（比如图片、照片等）的信息接收和理解能力。通常单纯语言发育迟缓的孩子，虽然表达信息的口语能力受限，但是接收和理解信息的能力基本正常，然而自闭症儿童在接收信息和理解信息上均存在困难。

3. 孩子玩玩具和对待物品的方式。自闭症的儿童对待喜爱的玩具或者其玩法，通常展现出一种非同寻常的"迷恋"方式，比如有的孩子无论走到哪里，手里都会攥着自己喜爱的小玩具，有的孩子会把卡片以固定不变的顺序、颜色或者方向来放置，而且放进去，倒出来，再放进去，再倒出来，反反复复。有的自闭症儿童会以不寻常的方式来玩积木，比如某种颜色一定要朝上放置，有的孩子则有身体上的重复动作，比如不停地转圈或者绕圈走，有的不停转动玩具车的轮子，不停地按同一个按钮，等等。以上这类行为发生时，尤其在时长方面出现异常，有时甚至会持续数小时的话，可当作自闭症的疑似刻板行为。

4. 模仿。2 岁儿童即使语言发育迟缓，但是不妨碍他在与人互动时的模仿动作，比如模仿别人拍打气球，模仿别人堆积木的方式，模仿别人嘴里发出来的声音。但是 2 岁的自闭症儿童通常不会自主地去模仿。

不是所有的自闭症儿童开口讲话都晚，但是自闭症患者的平均开口年龄是 30 个月，而典型儿童是 1 岁左右。自闭症儿童的单字讲话时期会持续 6~12 个月或者更长，而典型儿童是 3~6 个月。自闭症儿童在开口讲话时可能出现代名词反转，比如妈妈问："你开心吗？"他可能回答"你开心"，而不是"我开心"。这种现象可能会随着语言能力的增强而消失，也有可能持续很长时间。接受语言训练的孩子会好很多。自闭症儿童在语言能力增强之后，口语中可能还会使用书面语、台词语，这和他们天生不会模仿别人说话有关，虽然他们可能具备良好的学习能力。有的自闭症患者讲话时的声音有些怪，在讲话的韵律方面出现不寻常，这也和他们的模仿能力以及死记硬背的学习方式有关。

爱丽丝有许多自闭症的典型特征，但是她在刻板行为上的表现并不明显，除了嘴里不断发出重复声音之外，比如她并不喜欢排列玩具，她玩玩具的方式也没有特别不寻常的地方，她不转圈也没有特别喜爱到爱不释手的玩具。虽然爱丽丝不会说话，情绪和行为上经常失控，但是在她安静下来的时候，我发现她的认知水平还是适龄的。我在读她递给我的故事书的时候，她表面看起来并没有专心在听，也不回答我的问话，但是如果我跳过一页，她会伸手过来将书页翻回去。比如我读到书里有星星的时候，她也会拿起旁边星星形状的积木，虽然她不像典型儿童一样会举起积木，并且告诉我说这就是星星，但是起码她会配对。

爱丽丝的情况，令我联想到另外一个比较遗憾的案例。

小曼足月顺产，1 岁不到开始吐字，1 岁半开始说短句子，3 岁有互动表达句子，但是口语能力似乎从那时开始便停滞不再发展了。

小曼现在 8 岁，即将升入小学三年级。在听从指令方面表现一般，有些能听懂并遵守，有些不行，不知道是没听懂还是专注力不行。中文字大概学会了几十个，但是数学运算方面完全学不会，包括 1+1 这样简单的运算。父母讲述，女孩的视力正常，听力正常。

小曼吃母乳到 15 个月，没吃过奶粉。在饮食方面比较挑剔，没吃过的东西一般不吃，但是一旦喜欢的东西就特别喜欢，大量重复地吃。

小曼 3 岁时开始上幼儿园，但是上了一个学期后就停了，因为分离焦虑。后来上了幼儿园大班，但是她从来不愿意和小朋友一起玩。

小曼对声音很敏感，会经常捂耳朵，就连幼儿园里老师批评其他小朋友的声音，也会让她捂上耳朵并大哭。在家里，如果妈妈批评的声音大些，她也会哭。

　　小曼小的时候玩玩具，喜欢各种拆。揉橡皮泥的时候，她会把橡皮泥捏成一个个小颗粒，而没有其他的玩法。玩芭比娃娃时，她会把娃娃的头发拆开，脱掉娃娃的衣服，但是不会复原。最近这半年她才刚刚学会给芭比娃娃假装喂水。

　　小曼喜欢看动画片，但只看一两部喜欢的，她会背诵里面的台词，自言自语的时候那些台词会出来，她也会用里面的桥段来回答妈妈的问话。

　　小曼的爸妈反馈说，小曼的大运动能力还不错，她滑板玩得很好，单手拍球很好，还会运球。但跳绳始终学不会。妈妈说她会系扣子，会拉拉链，会脱衣服，但是穿衣服方面，只能说基本上会，有时候会穿错穿反。

　　我问小曼妈妈，小曼会炫耀吗？比如说自己画好一幅画后，搭建好了一个玩具等，小曼妈妈想了想说，小曼似乎从来没有过炫耀的行为。

　　在自我护理方面，小曼会刷牙，但是不会洗脸，需要大人陪着。会自己挤牙膏，2年前学会了漱口。大便后不会自己擦屁股，会叫大人帮忙，因此她在学校里从来不大便。

　　在简单家务方面，学会了抹桌子和扫地，但是扫地时不看地板，东一下西一下地敷衍。

　　在安全隐患方面，出门后情绪会嗨，要自己往前跑，目前能被叫停。红绿灯教了很久都不会。知道不要碰刀、火或者热水等。牛奶或者杯子烫手时会说出来。

　　在沟通重要信息方面，只会说重复的话，不能回答情景问题，比如我问她："小朋友不听话，老师会怎么样？"她会很茫然尴尬，回答不出来。但是如果我说："小朋友不听话，老师会生气吗？"她会回答："会生气。"来回试了几次，我确认她的回答大多是回声重复似的答复。

　　小曼在4岁半时检测结论为发育迟缓，6岁时检测也是发育迟缓，2021年上半年检测结果为智力障碍。

　　我测试了下小曼的联合注意，发现她不会顺着手指找物，需要一遍遍地指引才能让她关注到我所指的东西。我把几小盒橡皮泥给她。她打开后，没有目的地在手里捏捏，然后重新放入盒子里，并将盖子盖好。

　　我测试了她的书写能力，她需要看一遍练习本上的，然后依靠记忆写下来，但是笔画多有漏掉。

测试英文字母时，我说"请写个小写的 B"，她写成了"小 B"。

我手头有一份测试 5 岁的流体推理的测试题，纯图片没有文字，测试到 16 题左右，经过各种启发她答对了，但是接下来的试题到了测试弧形、方形对接的时候，她无论如何也理解不了，按照测试指南，测试结束。这种结果一般可以解读为原始智商相当于 4 岁以下。

在测试颜色的时候，她会非常自信地回答出各种颜色，当被夸奖时，她会立即放松些，心情也好些，不然她会抹眼泪。在回答错误时，她会对自己说"没关系"。这个"没关系"，应该是她最常听到的反馈词语之一，成了一种机械式的反应。

我有些谨慎地问小曼的父母："曾经有人向你们提过自闭症吗？"小曼父母的脸色顿时变了，连说没有。我对他们说我的初步怀疑是自闭症谱系障碍，但是我没有资格给出正式的评估结论，建议带孩子去儿童专科医院去评估诊断下。

深呼吸后的小曼爸爸，当着小曼妈妈的面，问了我一个问题："孩子这个毛病，和妈妈怀孕的时候有关系吗？"我回答说个体自闭症的成因很难界定，可能是既有基因遗传，也可能和环境影响有关。小曼妈妈不甘示弱，她当着小曼爸爸的面说："小曼爸爸他们家的孩子，也就是小曼的堂兄弟们，都有各式各样的问题，比如不学习、不写作业。"

那时，我不知道该怎么说了。小曼的父母走了之后，我给小曼妈妈发了个微信，说如果有时间的话，可否发一两张小曼的画给我看看？然而，小曼的妈妈再也没有回复我，随后她把我"拉黑"了。

第3章
高功能和低功能的区别

在本书的《自闭症概论篇》第 1 章"自闭症的定义"里提到了 *DSM-5* 关于自闭症谱系障碍严重等级的分类，其中 1 级是"需要扶持"，2 级是"需要重大扶持"，3 级是"需要非常重大扶持"。在实际工作中，我曾经就职过的两家自闭症干预机构在给出评估结论时，基本不使用级别数字，而是"轻度至中度"，或者"中度至重度"，或者不注明严重等级。

在 *DSM-5* 的规定标准下，自闭症 1 级包含了我们通常提到的高功能自闭症（highfunctioning autism，HFA）、阿斯伯格综合征等，是自闭症当中最轻的一级；3 级为症状最严重的级别，需要最多的扶持，包含了低功能自闭症。那么 2 级是属于高功能，还是低功能呢？首先，我们需要理解无论是高功能还是低功能，都不是正式的医学术语或者诊断。高功能自闭症一般是指能说、能读、能写、能自我料理衣食住行、能够独立生活的自闭症人群。

通常，自闭症 3 级在沟通方面没有口语能力，或者只会使用少量口语，在社交互动中缺陷严重，有明显的受限 / 重复性行为动作，会严重干扰到日常的功能运作，等等。具体的表现可能但不限于以下：

• 智商分数在 70 分以下（关于智商测试，我在本篇第 6 章会详细讨论）。

• 没有安全意识，朝夕离不开人。

• 刻板动作更加明显频繁（摇晃身体，拍打动作），坐姿可能奇特（拧着身子），嘴里发出怪异声音。

• 基本生活方面需要监督。

• 迷恋某个事物，会持续专注（专注到定格，似乎要弄明白一件事情，但是卡住了）。

• 自残行为（因沟通不畅，或者感官受到刺激如声音光线等导致的恐慌发作）。

　　近年来自闭症的发病率不断攀升，其中原因之一是之前许多被贴着"智力障碍"标签的人群，被重新划分为自闭症。同样的，低功能自闭症人群通常会被大众普遍认为是"智力障碍"或者"精神病"。

　　关于低功能自闭症的研究及宣传，在过去的半个多世纪中，远远不如高功能自闭症及阿斯伯格综合征受到的关注多，这使得低功能自闭症人群及他们的家庭承受了更大的压力和困难，尤其是随着孩子的长大，父母的担心会越来越多：无法继续上学，不再享受免费的特殊教育服务，无法就业。对于症状特别严重，生活无法自理的自闭症人群，看护服务都很难找到，而父母最大的恐惧就是：我们走了，孩子怎么办？

　　我遇到过一个自闭症 3 级的男生，当时 21 岁，体重已经 200 多磅（1 磅 =0.454kg）。他在情绪发作的时候，会不知深浅地伤害自己或者摔打家具。家里的墙壁和家具都是窟窿或者断裂痕迹。此时的他，已经超出了父母守护的能力。他几乎是我见过的最让人无奈的案例了，但是我也看过更多干预结果令人欣喜并感动的自闭症 3 级案例。

　　有些家长会对智力低下并且不会讲话的孩子感到绝望，但是我想举一下小狗的例子。我们知道狗狗的智力最高可达人类 3~5 岁的水平。圈养家中，并且大量与人互动过的狗狗，它除了不会说话，似乎什么都懂，远远不止简单的服从指令，对不对？那么一个智商分数即使只有四五十分的孩子，经过训练与互动，他完全可以掌握大量的生活技巧，更不用说基本的生活自理。人类区别于一般动物的，还有我们的手——能抓、能拿、能指。低功能自闭症的孩子，虽然大多在精细动作方面有缺陷，但是如果我们多加训练他的手臂和手指周边的肌肉，即使他终生不开口讲话，他的手也会帮助他学习必要的生活技巧，并替代语言沟通方法——用手势或者图片等来做沟通介质。

　　我在本章不着重讨论低功能自闭症的干预，这个会在自闭症干预篇里讨论。我想和低功能自闭症儿童的家长们分享一种很实用的心态：投降，向自闭症投降。我说的"投降"不是放弃的意思，而是接受自闭症及它的症状。要认识到世上的许多事情都不是人所能控制的。家长们不要再去纠结孩子的某个怪异行为或者情绪，不要再去限制或者试图改变他的每个言行举止，不要再去无谓地自责或者互相指责，争取让自己和孩子都放轻松下来，开始允许孩子按照自己的步骤和速度去成长。可以根据典型发育孩子的成长路线，从基本的日常自理能力开始，一项项地示范，一遍遍地教，直到学会。也可以随着孩子年龄的增长而灵活调整，比如青春期的时候，穿插性方面行为的教学，又比如到了18岁，可以进行力所能及的职业训练，比如分拣垃圾、简单的手工类作业等。专家的作用是提供多种干预的策略和方法，而陪伴孩子最多的家长的作用是逐一尝试，在生活的自然场景中不断摸索和总结，找到自己的孩子最适用的学习方法。

在20世纪90年代之前，只有症状非常严重的人才被诊断为自闭症，而随着自闭症谱系障碍概念的逐渐完善，较轻的形式也被归纳其中，因为他们有许多相同的核心症状。这些较轻的形式包括高功能自闭症和阿斯伯格综合征。

阿斯伯格综合征是1944年由维也纳心理学家汉斯·阿斯伯格首次发现，直到1994年才被正式归类为一种独特的病症。它具有高功能自闭症的所有特征，但是阿斯伯格儿童表现出来的更多是运动技能延迟和对狭窄兴趣爱好的迷恋，而言语延迟问题不多见。阿斯伯格儿童中，男孩所占的比例相当大。换言之，阿斯伯格和高功能自闭症在语言能力的发展、发病年龄，以及认知功能上存在着一些差异，但是差异不大。在2013年5月发布的DSM-5中，阿斯伯格综合征已不再单独存在，它被统一称为"高功能自闭症"。

高功能自闭症通常被认为是智力分数在70分以上，各方面症状较轻的自闭症人群。症状轻是指语言发育迟缓方面轻微些，认知障碍较轻甚至没有，以及有较好的视觉空间技能。总之，高功能自闭症没有智力障碍，但也不全是天才。曾有研究认为有天分的特殊儿童在总体特殊儿童中的占比是有天分的典型儿童在总体典型儿童中占比的1倍，但是这方面的研究并不充分。

阿斯伯格和高功能自闭症在语言发展方面的差异，在诸多差异中是最明显的。高功能自闭症在发育早期会出现语言延迟现象，就像绝大部分的自闭症一样，而阿斯伯格在发育早期无明显的语言障碍，因此高功能自闭症通常在发展早期能够被识别和诊断出来，而阿斯伯格要等到大一些的时候，甚至到成年后才被发现。高功能自闭症中的部分儿童，也可能在长大后，其诊断从高功能自闭症转换为阿斯伯格，当然这些都是在DSM-5发布之前的说法。

我们发现很多阿斯伯格人也有认知障碍，比如并发阅读障碍症的人群。总之，阿斯伯格和高功能自闭症是功能障碍较轻的自闭症，不容易被诊断出来，因为有些人在诸多方面符合典型规范，他们可能只有一些社交上的"怪癖"或者挑战。

虽然阿斯伯格在 DSM-5 中已被归类进高功能自闭症，但是他们还是挺独特的一个群体。很多阿斯伯格的孩子，在生命早期不会被家长发现异常，因为孩子的语言能力可能很强，认知学习能力表现得也很好，甚至于很多阿斯伯格的孩子天资聪颖，开口讲话都是"大词"，阅读水平高于同龄人。他可能还对某个特殊兴趣领域比如星空、动物等钻研深入，累积大量的相关知识，以至于成年人会觉得这个孩子很聪明很有趣，并不会在意他在眼神和互动方面的不寻常表现。这类孩子也往往愿意和比他年长者交往并交谈。

但是随着年龄的增长，社交上的麻烦会慢慢明显化，比如他的口语书面化和台词化，比如对沟通话题的掌控。他可能看不出别人想换话题，不合时宜地作评论，突然说出不相关的内容，谈及自己的兴趣爱好就停不下来，不能理解别人话里话外的意思，听不出客套或者嘲讽，在结构性松散或者陌生的社交场合里不知道如何社交，不知如何发起互动，不知如何参与交流，等等。再加上先天缺乏假设基础上的理解，他在心智的表现上会让人错觉他缺乏同情心、感情淡漠。有些阿斯伯格人未必有明显的刻板动作，但是有些人喜欢咬衣领或者一遍遍摩擦下巴、喜欢同一类食物、不能接受刺激的味道、对声音过于敏感、喜欢穿同一款式同一颜色的衣服等。

尽管阿斯伯格小孩的聪颖可爱会让人忽视他的不寻常，但是他在行为上还是会彰显明显的自闭症核心症状。我来借用一个阿斯伯格小孩的案例描绘下表现特征。

小男孩在 10 个月大之前，和人有眼神对视，也会咿咿呀呀地交流，完全看不出异样。他最初的症状是对自己的名字没有明显的反应，手指的动作开始呈现异样的表现（有点僵硬、不自觉地弹动手指）。从 10 个月大开始，他对转动的物品着迷，会专注地注视长达 20 分钟左右。1 岁时，他坐在地上翻书的动作也会持续 20~30 分钟，嘴里同时发出声音。15 个月大的时候，他对食物的质地开始挑剔，有些食物不肯尝试，同时拿勺子吃饭的手部动作略显僵硬（精细动作方面不太灵活）。15 个月大的时候，他喜欢听着音乐在客厅里转圈圈，自我沉浸，同时对自己的名字不太反应。他在转圈圈的时候，手指胳膊有动作（或者摆手或者弹动手指）。2 岁的时候，他已经认识所有的字母，会数数到 100，会说星期几和几月份，还会和大人配合一人一词地读书（其间偶有眼神交流）。他特别喜欢摇晃纸张或者纸板，喜欢听它们发出的声音。

这里只是举一个例子，涉及具体行为和喜好，每个自闭症儿童有不同的表现。

值得一提的是有些阿斯伯格中的天才儿童，其自闭症部分的诊断很容易被忽略，因为人们会将其不寻常的行为和不寻常的天赋联系在一起，或者把他在某些领域，如社交、学习方面的障碍，也归因于他的不寻常智商，这就会影响到我们对孩子整体的认识，而延误对其有效的干预，妨碍他潜力的最大发挥和未来社交生活的质量。

不是所有的阿斯伯格都是天才，这个有必要重申下。我们发现普通的天才儿童与阿斯伯格中的天才儿童有一些共同特征，举例如下：

• 口语表达方面：这两类儿童在口语表达方面都会显得有些早熟，表达流利，还会呈现早熟的思维方式。

• 记忆力好：他们可能都会过早地表现出对字母或者数字不寻常的兴趣，尤其喜欢记忆事实和细节方面的信息。

• 都会有一两项特别迷恋的兴趣爱好。

• 对感兴趣的领域或者话题会"深究"下去，侃侃而谈，或者提问大量的问题。

• 在各项能力的发展方面出现不平衡，可能某些认知领域超前，但是另外一些能力，比如社交、基本生活能力、情感发展等，显得落后。

但是阿斯伯格天才和典型（非特殊教育领域）天才还是有一些不同点的，这个需要细心地观察，可能包括但不限于如下：

• 讲话方式上：虽然两类人讲话都很流利，但是仔细观察还是有区别的。普通天才儿童会超前使用一些词或者表达方式，但是阿斯伯格天才说话的语调可能会枯燥而怪异，他使用很多书面语和老学究式的语言，而且讲起话来不停顿，不顾及周围人的感受。

• 在表现自己的记忆力方面：我前面提到两类人的记忆力可能都很惊人，但是在分享知识后，两类人的心理活动状态是不一样的。普通的天才儿童会"扬扬得意"于自己的知识量和记忆力，心理活动类似"我的记忆力让他们佩服了"，而阿斯伯格天才不会感觉到别人对自己的记忆力很佩服，他只会觉得自己将知识分享过去了，他们应该懂了。

• 感受幽默方面：普通的天才儿童在理解社交幽默方面没有什么障碍，但是阿斯伯格天才不大能理解社交场合中的幽默，很多别人听起来好笑的事情，他是不笑的。

• 运动能力上：我们没有发现普通的天才儿童在运动能力上有什么蹩脚之处，但是多数的阿斯伯格天才在运动能力方面略显笨拙。

• 注意力上的分散：普通的天才儿童会因外部环境的刺激而分散注意力，但是阿斯伯格天才就像所有的自闭症儿童一样，他只会受内里的感受干扰而导致注意力的分散。

•对别人的感受、需求和兴趣的洞察力及认识上：阿斯伯格天才，如其他自闭症人群一样，表现出来的似乎是缺乏同理心（当然本质上他是有同理心的，他的障碍在于情感输出方面），似乎无视最简单的社交规范，比如他会莽撞地进入别人的话题，会打断别人，会喋喋不休地讲着自己感兴趣的话题而关注不到对方的感受。

自闭症的三个标志是沟通困难、社交发展能力迟缓和痴迷且狭窄的兴趣，这些痴迷通常是非常技术性的。Baron-Cohen 用"同理心"与"系统化"来解释过它。自闭症谱系人群理解或者关心他人情感和动机的能力有限，但是他们对于某些事物的工作方式非常感兴趣。他认为，自闭症谱系人群的大脑善于"系统化"处理信息，辨别出信息模式，以及控制系统的逻辑规则。这意味着患有阿斯伯格且功能强大的自闭症患者通常具有创造和分析机械系统（例如引擎）或抽象系统（例如数学和计算机程序）的杰出才能。Baron-Cohen 还对剑桥的本科生进行了调查，发现与其他学科（例如医学、法律和社会科学）相比，被诊断为自闭症的数学专业的学生要多得多。所有这些学科都是非常用脑子的科目，但是数学最适合系统化的思维。他曾经怀疑那些可能携带自闭症基因的人具有很强的系统性特征，这使得他们从事科学技术事业，并在那里遇到了志同道合的伴侣生下了自闭症的孩子。为了检验这个想法，他研究了加利福尼亚州等地。加利福尼亚卫生部门在 2003 年的报告中说，自闭症病例在 1998—2002 年翻了一番，这与互联网技术的繁荣相吻合。互联网已经被认为是高功能自闭症和阿斯伯格人的社交天堂。

我单独列出一章来讨论高功能自闭症与低功能自闭症的区别，是为了帮助家长们识别它们在不同时期的症状上的区别，以便寻找正确的干预方法和辅助策略，正确的诊断永远是辅助的第一步，但是正确的诊断往往不是那么容易获得的。在现实生活中，无论将个人归类为低功能或者高功能，都是有弊端的。将个人归类为低功能，可能会掩盖他潜在的优势，比如低估了他的认知功能，而将个人归类为高功能可能会低估他在某些领域内的损伤而忽略了某些生活技能和支持需求。单纯地将高低功能与智力水平关联也是不合理的。在我的实际工作中，哪怕孩子是有科研结果背书的某基因突变相关的智力损伤，我都会在内心里说服自己将孩子当作智力水平正常来对待，我对早期干预和大脑重塑的能力有信心，我也对目前的智力评估工具及方法存疑。

第 4 章

高功能自闭症女性

在本书《自闭症概论篇》第 4 章"为什么自闭症男多女少"中，我介绍了自闭症女性可能误诊和漏诊的现象。由于拿到自闭症诊断的女性以低功能为主，高功能自闭症女性往往在充满挑战的青春期才会开始"自闭症"的独特经历，有些人在那时拿到了首次诊断，但也有相当一部分人，可能还要更晚，甚至完全漏诊。

肯定有人要问：能够漏诊，说明症状不严重，那么不严重的情况下，拿到自闭症的这个诊断有什么益处呢？

如果要我简单回答这个问题，我的答案是：拿到诊断是为了"放过"自己。

由于自闭症男性表现出来的症状痕迹很明显，所以无论早期还是稍晚，他们都容易被识别和诊断。而女性先天在社会认知方面具有优势，从而使得她们在自闭症谱系障碍中的代表性不足。研究发现，与自闭症相关的社会认知性别差异是由大脑结构的性别差异所支撑的。

高功能自闭症女性的诊断年龄远远晚于高功能自闭症男性。女性天生善于捕捉微妙信息，具有较强的模仿能力，后期努力变成"正常"的驱动力也比男性强很多，所以在评估高功能自闭症女性，尤其是成年女性的时候，评估师一般单靠观察还是很难甄别的，而需要讨论其个人社交中的经历、困惑，在管理日常生活中所做过的改变，等等，才能看出自闭症的端倪。

我们发现，高功能自闭症男性对于社交不感兴趣，也不在乎，但是高功能自闭症女性却不一样，她们在乎，更加渴望与人链接。曾经有一项研究观察自闭症男童与女童在操场上的表现。研究人员发现，患有自闭症的男孩与其他孩子保持一定的身体距离，显然是在独自玩耍，但是患有自闭症的女孩都在集体中，参与着集体游戏。经过特别细微的观察发现，这些自闭症女孩虽然参与着集体游戏，但是她们并没有像其他女孩一样真正地与同龄人建立着联系和发展着关系。

高功能自闭症女性的刻板行为也不明显，她们的表现更容易被人解读为"特性"或者"个性"。当她们在感统方面过于敏感，比如只能接受某种材质的衣服，无法容忍环境的嘈杂，对气味过于敏感，挑食，对安排好的事情刻板，注重细节，走固定路线，无法接受新的变化，等等，常常会被人误解为"挑剔"或者"不容易相处"，严重的会被医师误诊为边缘型人格障碍、强迫症，或者厌食症。

其实，当一个女性被同时怀疑有注意力缺陷、强迫症，甚至还有些饮食障碍的时候，可能真的要筛查下是否有自闭症。

高功能自闭症女孩在幼年时期可能学会了模仿眼神交流，她们能够环顾四周，看看同龄人在做什么，并在某种程度上模仿，但是当青春期来临，环境对社交互动有更高要求的时候，尤其是集体社交场合，高功能自闭症女性在社交变通方面面临的挑战就会越来越多，无法逃脱自闭症谱系障碍的核心特征。比如在社交沟通方面，她们的眼神交流不足够，难以解读和回应社交线索，无法及时理解社交语言中的隐含意思，分不清或听不懂笑话，只认可字面意思。一些女性通过创建社交清单来学习如何以适应社交的方式回应他人来应对这类社交困难。她们经常会反思自己的社交互动，尽管做了很大的努力去社交，还可能会感觉自己被排斥和孤立。自闭症女性在一对一的互动情况下表现会好很多，但是常常很难融入群体，并且在过多的社交互动后可能感觉疲惫。成年后的自闭症女性很容易在感情中上当受骗，也容易困在感情里不能自拔。这点和高功能自闭症男性略有不同，因为女性更加渴望链接并且改变自己。

一些自闭症女性具有强烈的感官敏感性，比如对气味、光线、声音、触觉等，这不仅仅是"不喜欢"某些事物的问题，这可能是一种无法容忍、坐立不安的感觉。这对于她们的部分日常生活可能产生影响，比如她们无法在有人同睡的房间内入睡，不能忍受某种气味，不能去特别嘈杂或者灯光太亮太闪的场所等。

许多患有自闭症的女性，同自闭症男性一样，有特定的兴趣或者爱好。很多高功能自闭症女性都是技术娴熟的研究人员，并且可能倾向于需要高度专注的职业或爱好。

边缘型人格障碍（borderline personality disorder，BPD），是自闭症女性最常见的误诊，实际上，它们的共患率很高。

BPD 是一种常见的人格障碍，预估 1.4% 的美国成人经历过 BPD，其中将近 75% 是女性，但是有研究认为男性应该也有相似比例存在，只不过他们通常被诊断为 PTSD 或者抑郁症。医师一般不常给出这个诊断，我想原因一般有几个：一是症状重叠度高，一些人拿到双相情感障碍或者 PTSD；二是这个名称似乎很像人们恐惧的精神病；三是 BPD 的患者发病通常被认为与环境和成长经历有关。总之，BPD 其实很常见，尤其在青春期中后期达到发病峰值。

BPD 的症状有很多种分类，包括人格障碍专家 Theodore Millon 的四种亚型分类：气馁型、冲动型、任性型和自毁型。一个人可能患有不止一种类型，或者经历不属于任何类别的混合症状。

下面我们对比下高功能自闭症女性和 BPD 在四种类型下可能出现的特征表现。正如上文所说，它们的共患率很高。

四种亚型	BPD（边缘型人格障碍）	HFA（高功能自闭症）
气馁型	感觉被抛弃，有时会变成讨好型，有依赖和纠缠倾向。更加关注他人的感受，思考中不再有"我"，而是"我们"。不能自行做决定，老想着另一个人会怎样怎样，自我价值感低。属于安静型 BPD。	依赖他人带领或者代言；很难结交和维持友谊；进行仅限于感兴趣话题的对话；社交沟通困难。
冲动型	不假思索，冲动购物，倾向于从事危险活动。外向、迷人、干劲十足的样子。能量大，容易感觉无聊，冲动时想打人或者毁坏物品。	有热情但是兴趣有限；显得害羞、安静或异常被动。
任性型	闹脾气，情绪失控，有被撕裂的感觉。看待人极端，可能由极好突然变成极坏。	由于自闭症患者的额叶皮质和杏仁核之间的链接很差，患有自闭症的女性可能很难理性理解一些状况并保持控制，这可能会导致发脾气、哭泣，甚至进入关机模式的极端情绪反应。

自毁型	自我伤害，自我厌恶，空虚，自我价值感低。有时自我伤害是为了感受生命还存在，有时感觉世界坍塌。	其他心理健康症状； 对感官挑战异常敏感； 紧张时会扯皮肤、搓脚、捻头发。

许多患有自闭症的女性生活艰难，焦虑和抑郁会高概率并发。自闭症女性的自杀率也远高于平均水平，这似乎与她们的伪装程度有关。虽然典型神经发育的人们和自闭症男性也会在生活中伪装，但是自闭症女性，相较于自闭症男性，由于更加渴望社交，会花费大量时间和经历来掩饰或伪装她们的差异，以便表现得"正常"。所以尽管她们的自闭症可能永远未被确诊，但是她们更有可能拿到正式的焦虑、抑郁或者其他心理健康问题的诊断。

这就是无论在什么年纪，如果能够准确地发现藏在自己行为背后的真正原因，不管他人是否放过自己的社交笨拙或者尴尬，起码高功能自闭症女性要放过自己一点。在经常反省和提高自己的社交能力和表达能力的同时，不要被他人的误解或者错误标签所绑架。

我们知道认知行为疗法（cognitive behavioral therapy，CBT）是精神健康类疾病的常用疗法，除此以外，还有辩证行为疗法（dialectical behavior therapy，DBT），也是应对情绪和焦虑等的首选疗法。CBT 和 DBT 的区别是什么呢？ CBT 试图让患者能够识别他们的想法何时会变得麻烦，并为它们提供改变这些想法的技巧。DBT 帮助患者找到接受自己、感到安全和管理情绪的方法，以帮助调节潜在的破坏性或有害行为。我们通常认为应对抑郁症、焦虑症、强迫症、恐慌症、创伤后应激障碍（post-traumatic stress disorder，PTSD）等，CBT 更加有效些。但是对于 BPD，自残和慢性自杀倾向等，DBT 更加有效。DBT 以 CBT 为基础，更侧重于强烈情绪的应对。DBT 旨在帮助人们应对极端或者不稳定的情绪和有害行为。因 ADHD、情绪和焦虑障碍等都与无法控制情绪有关，DBT 可能成为首选治疗方法。

CBT 除了寻找专业的心理咨询师带领之外，患者自己也可以尝试学习和操作。这个习惯一旦养成，对于我们了解自己的情绪来源和迅速化解（和解）很有益。因为不涉及自闭症本身的干预，所以我在本章中稍微介绍下，希望可以帮助尤其高功能自闭症女性应对自己在沟通和社交方面的各类困扰和情绪障碍。

首先，我们先找到困扰我们的障碍想法，然后力图用其他想法来代替。我们可以用笔把想法写出来，或者录下来。不去想曾经发生的事情，而是把目前的障碍进行分析和分解。举个例子，高功能自闭症女性因沟通和社交能力的不尽如人意而被人误解，心里一定很难受。除了难受以外，她们还可能对自己产生了怀疑。想辩解，想说服对方自己不是对方口中说的那样，但是又不确信自己说服得了。再次沟通，事情有可能朝更坏的方向去发展？如果事情朝最坏的方向发展，那又将怎样去应对？如果不急着说服对方，生活其他方面会受到什么影响吗？可以沿着类似思路捋下去，细细地捋，直到释然。

其实每个人情绪低落的时候，都容易陷入认知扭曲。我们首先要识别认知扭曲，知道是哪些想法在作怪。有时我们相信了别人有能力来影响我们的生活，其实那是理解的误区。这世上并没有多少人真正地在乎我们的一言一行，影响生活质量的永远是我们自己。

当我们总想竭尽全力去证明自己是对的的时候，我们也是将自己的观点视为了生活中的事实。

以下是我从一篇文章中简要总结出来的一些常见的认知扭曲，作为分享。看见即是接纳的重要开始：

- 思维过滤，总是过度地聚焦负面的状况。

- 两种分化思维：要么全有，要么全无。通常的黑白思维，没有灰色地带。

- 过度泛化：总是使用"永远""从不""一切""没有任何""从来""从没有"。

- 自我贬低，对于别人的赞美也会打折扣后理解。

- 仓促下结论或者先入为主的猜测。

- 将事情灾难化，总是想到最坏的结果。

- 大包大揽所有责任包括不受自己控制的事件：内疚或自责，或者玻璃心。

- 谬误：要么觉得自己对一切有责任或者可以控制，要么觉得自己无法控制任何事情。

- 对公平的谬误理解：相信自己对公平理解的参数是对的。

- 指责：认为别人应该为自己的情绪负责。

- 应该：说服自己事情就应该无一例外是这个样子。

- 情绪推理：让自己相信自己推理的感觉才是现实的折射。

• 对于改变的谬误：期望他人能够迎合自己的期望而做出改变。

• 贴标签：通常负面或者极端。

• 永远正确。

第 5 章

语言发育迟缓、失语，还是自闭症

男孩安东 3 岁了，他会说很多词语，认得很多图片，但是他对信息的接收能力很差，也是我们通常说的对语言和非语言交流的整合能力差。他不会回答简单的问题，如"你叫什么名字？""谁做的饼干？"等等。他倾向于抓住问话中的最后一个单词，重复一下来作为他的回复，有时候能够误导对话者，以为他听懂了，但是仔细观察下来，他的回答只是一个回声式的回应。

我举个例子，每当我问他"Are you ready？"，他会说"Ready"。他的"ready"带点疑问语气，所以说他可能不是准确地回答了问题，而只是回声似的重复了最后一个单词。这时候干预师需要变换下提问的方式，以确定孩子的反应模式。

回声式回答是自闭症儿童在学习口语的功能性沟通时常遇到的挑战。

安东是个很难干预的孩子，有很多阻碍因素，其中之一是他的父母分居了，他大部分的时间和妈妈生活一起，但是我干预的地点却是安东的爸爸家，另一个原因是父母不认可孩子患有自闭症。

分居后，安东的爸爸和朋友合租了一套两室一厅的公寓。那个公寓里没有安东的玩具，当然更没有一张安东能够使用的桌子，这给我的干预工作带来了很大的挑战。学习器具方面，我可以带过来，但是场地方面，我们只能在客厅里的茶几和沙发周围做游戏活动，在游戏当中来训练他的口语沟通能力和其他认知。可是，安东的爸爸会在厨房里忙这忙那，室友也会进进出出，安东正是在沙发上乱蹦乱跳的年龄，所以除非是他非常喜欢的活动，比如玩我的计时器或者吹泡泡，其他时刻他的关注力是无法持续超过两分钟的。

安东的自闭症症状已经非常明显，我们也是按照他彰显出来的挑战以及年龄需要的技能来制订相应的干预计划，但是受制于教育环境，我干预的效果一直不令我满意，安东的进步是很缓慢的。

像安东这个年龄的儿童，我们干预的重点对象其实不是孩子本人，而是孩子的父母。3 岁以下的儿童，政府的 B23（Birth to Three）计划给予了很大程度的资金支持，但是能够被批准的干预时间很有限，有的孩子每周只有 1 小时的干预安排，有的最多是每周 3 小时（不是所有的 3 岁以下的儿童都能拿到保险覆盖的强度干预计划）。原则上来讲，这些时间太有限了，而每天陪伴孩子大量时间的是父母，他们无疑是孩子最好的干预者。

如果有个非常上心的母亲，孩子的进步往往是最显而易见的。但是像安东这种情况，我连安东的主要照顾者——他的妈妈，都没见到过，而爸爸，只是在履行着他的部分监护责任。

我建议过安东的爸爸一同参与授课，看着我如何授课，或者我直接辅导他如何在日常生活中干预，然而他总是有这样那样的借口，一会儿躲进房间里干自己的事情，一会儿借口要做饭了，他似乎对于儿子没有太多的担心。

第一次进他家的时候，我印象最深的是客厅靠墙有一个五层的书架，确切说是敞开的鞋柜，上面整整齐齐的全是运动鞋。虽然我对运动鞋的品牌缺乏了解，但是从鞋子的外观来看，我猜应该都是价格不菲的鞋子。安东爸爸是个很追求生活品质的男人。

这个合租公寓很整洁，有个墨西哥阿姨会定时来打扫。安东爸爸似乎非常珍惜单身后的生活，他的冰箱里整整齐齐地摆放着各类健康食材，他常常为孩子烤比萨做意面，自己却吃色拉。

他也很酷爱音乐，我在厅里给安东上课的时候，躲在卧室里的安东爸爸，有时会开着音乐（其实挺响的），有时我还能听到他跟着一起唱的声音。

有一次安东拒绝按照我的提示来回答问题，他生气地跑进爸爸的卧室。这种情况下，我是不会跟进去的。只要孩子安全，我不会加强他逃避的行为，因为我知道用不了 1 分钟，安东就会安静地从卧室里出来，回到我身边，我们继续上课。

安东是个倔强的孩子，他一旦决定抗拒我，就一定不会按照我的要求来学习新事物，但是他不是个轻易发怒的孩子，他很能克制自己的情绪。身为自闭症小孩，他有几个适应性行为的能力之强，令我印象深刻。

第一，他已经脱离了纸尿裤，他会表达如厕的需求。脱离纸尿裤，对于自闭症儿童来说，不是一件容易训练的事情。安东的这项本领，不是我们这些干预师的功劳，而是父母培训好的。从安东对于爸爸的服从性来看，这个训练结果，我猜想，可能经历过严厉的教育过程。或许，安东父母在分居前，家庭内可能存在的紧张气氛，让孩子学会了谨慎做事。自闭症小孩常被人误解为缺乏情感表现和表达，但是有些自闭症小孩对于他人的情感变化却是非常敏感的。

第二，吃饭和喝水。安东吃饭的时候，握叉子的手非常稳，他会小心翼翼地吃，掉在身上和桌子上的碎渣，都会及时捡起来塞进嘴里，而且，他还会用纸巾经常擦拭嘴巴。他用玻璃杯子喝水，即使杯子里的水几乎是满的，他也会稳稳地握住，小心地喝，小心地放下。我观察到的这些能力，是超出同龄的绝大部分孩子的水平，包括典型神经发育的儿童。然而，安东不会握笔。他不但不喜欢握笔涂色，握笔的力气可能因为缺少精细锻炼而显得明显不足。

第三，安东不是完全没有准确而独立的回应性口语。他有两个响亮、准确又及时的回应，那就是"谢谢"和"再见"。这让他看起来很有礼貌，我看得出爸爸为他的这类表现而自豪。

安东直到从我们的 B23 计划里毕业的时候，团队负责人才正式通知安东的父母，我们给安东的评估意见是自闭症谱系障碍中度，建议父母联系保险公司，争取强度更高的特殊教育服务。安东的爸爸当场翻了脸，觉得我们评估有误。

安东的父母觉得安东有语言，他会说很多话，认得很多图片，会表达，会沟通，会很快玩转一件新玩具，哪里有语言沟通问题？

他们却不知道，安东虽然会讲很多话，但是他不懂如何将语言适用于社交沟通，也就是孩子的挑战在于语言的功能性使用方面。

自闭症儿童，无论他的词汇多或少，即使会说和会写一些词语，但是未必懂得如何有意向地使用这些词语来表达诸如想法、情感、需求等，更不会将语言用于社交沟通，比如引起别人的注意，关注他人的心理和情绪状态，并且在这种认知背景下采取行动。

2001 年，Tomasello 和 Bates 将语言沟通定义如下：

"语言交流是指他人使用语言惯例时，你去识别他人希望你注意或者想到的事项，然后，以一种互补方式，你用同样的语言惯例去'操纵'他人的意图和心理状态。"

我觉得有必要讨论下语言惯例是什么。语言是一群人共享的，由一些象征符号构成的有规则约束的系统。这个系统里包括了口语和手语。语言里有 5 个重要的组成部分：音素、词素、词位、语法和上下文。这些部分必须一起运用到，才能形成人与人之间的有意义的沟通。

语言也是一套依照惯例的、遵循习俗的、有约定俗成的标准的系统。它和传统的语言不一样。约定俗成的语言是在特定的文化环境下，在一段特殊的时期内，人们普遍使用和理解的语言，而传统语言指的是祖先代代传承下来的，比如古代汉语。高功能自闭症中的部分人，拥有非常丰富的词汇，但是讲起话来会使用很多正规传统的书面语言，我们会把这种现象称为他没有使用"惯例语言"。

我们借鉴一个比较典型的自闭症儿童在使用语言方面的例子。

乔治是个自闭症 1 级儿童。他的词汇量很丰富。有一天，他发现自己喜爱的拼图板被放置在了架子的高处。他看见时，用手指了一下，但是他指向拼图板的时候，没有回头找老师，也没有说话。也就是说，他在指的时候，没有回头看看老师是否看到了他的需求。这两个动作是象征交流重要的初期表现，这是典型儿童在寻求帮助时"本能"就会有的表现，但是乔治没有。

他开始自己想办法，比如拽过一把椅子，试图爬上去自己去拿。老师这时候制止了他，问他需要什么，老师可以帮忙，乔治什么都没有说。

后来，乔治走到一处有纸笔的地方，他写下了什么，然后又走开了。老师看到他写了一个大写的 HELP，但是他并没有将这张纸递给老师。

所以乔治的问题出在哪里呢？乔治会说话，还会写字，而且他写的 HELP 在那种情况下用词准确。如果他能说或者拿给老师看，他能立即得到想要的帮助。乔治的行为表明了他缺乏对语言基本功能的理解，也就是说，语言是用来使用并影响他人的心理状态的。

乔治在用手指着拼图板的时候，他的"指"的这个行为被称为"工具性 (proto-imperative)"，而非"交流性 (proto-declarative)"，如果他当时手指着，同时又成功地取得老师的注意，那他的"指"的行为才是交流性行为。而交流性才是引导注意力，以及 / 或者分享兴趣点的社交行为。

无论是乔治或者安东这种词汇丰富的自闭症儿童，还是自闭症谱系障碍另一端的语言不足的孩子，他们共同的障碍不是语言本身，而在于用于沟通目的的语言使用，所以我们在建造孩子语言结构的时候，不应该先造屋顶（词汇的累积），而是要先建造和强化基石，那就是社交认知的重要前提——联合注意。联合注意不仅仅是两个人同时在看同样的事项，而且要两个人同时明白共同在关注的事项。

这里举一个简单的联合注意的例子。走在路上，小孩子看到天上的飞机，他指着飞机对妈妈说："妈妈，快看，飞机！"又比如，孩子搭好了一个积木，叫爸爸过来："爸爸，你看，我搭好的大楼。"这些就是联合注意。

自闭症儿童最早期的特征之一就是对自己的名字没有反应。有些自闭症孩子是不理解那个名字与自己的关系，有些自闭症孩子是不理解社交互动和反应的重要性，他们没有回应的动力。如何教授自闭症儿童对自己的名字做出反应，我在《自闭症干预篇》第4章"社交思维和共享空间的干预"里做了详细的讨论。

我在前面提到的安东的诸多适应性行为，也是安东父母不认可我们的评估结论的主要原因。他们觉得安东的一些行为举止比一般同龄小孩都要好，如果是自闭症，他怎么学得会？

其实了解了行为是环境的产物，我们不难猜测安东的好的适应性行为，可能是安东的成长环境造就的结果。安东一定是理解了自己的独立如厕，吃饭时及时地清理桌面和擦抹嘴巴，还有及时地说谢谢和再见，给父母带来的喜悦。他学会了的东西，就会一丝不苟地执行，这也恰是自闭症儿童刻板行为的表现之一。

我不知道安东的父母为何将这每周一次、每次1.5小时的宝贵培训安排在安东爸爸家里，而不是孩子的常住环境。作为干预师，我委婉地向安东爸爸提出过，他觉得我说的有道理，他说会和安东妈妈商量下，但是他又加了一句："你知道的，我们分开了，很多事情，很难讨论清楚。"

自闭症儿童的干预工作做得越久，我越懂得接受无奈和放手。

关于与自闭症关联的语言发育迟缓和一般语言发育迟缓的区别，我在《自闭症概论篇》的第3章"自闭症特征的理解误区"里做了列举，这里不赘述。分清楚是一般性的语言发育迟缓，还是自闭症引发的语言发育迟缓非常重要，因为它们在干预策略上虽有雷同之处，但也有重要区别，主要区别之一就是联合注意力的开发。

有关孩子在语言发育上有哪些迟缓的信号，我在《自闭症诊断篇》的第1章和第2章里都列举了来源于Mayo Clinic的关于语言发育的里程碑，家长们可以对照参考，这里不赘述。

如果家长按照以上提及的发育里程碑发现孩子存在语言发育的明显滞后表现，家长应引起重视，带着孩子去看相应的发育专家。我们通常先排除医学原因，比如口腔疾病，例如舌头或者上颚问题，舌系带是否限制了舌头的运动；听力是否存在问题而导致孩子在说话、理解、模仿和使用语言方面遇到困难；耳部感染；尤其是慢性感染；等等。在排除了以上因素之后，我们再考虑是否是由于神经发育异常导致的语言发育迟缓，比如自闭症或者失语症。在初步排除这些因素之后，孩子便可以诊断为一般性的语言发育迟缓。

如果孩子在语言发育上出现迟缓，家长需要寻求专业的言语治疗师的帮助。言语治疗师一般会对孩子进行一个标准化测试，评估孩子在接收语言、表达语言、声音发展、说话清晰度、口腔运动状态等方面的表现。根据评估结果，言语治疗师再制定治疗方案。

那么失语症是什么呢？以前我们通常认为失语症多数见于成人，比如发生在脑部内外创伤后、炎症肿瘤等，但是儿童失语症（childhood apraxia of speech），作为一种单独的病症，被发现与自闭症经常并发。在不讲话的自闭症人群中，有些是由失语症导致，有些是由于语言能力没能发展起来（比如不会模仿、感官刺激的低敏、感官探索异常、缺乏丰富的语言环境刺激等）。

如果简单总结下它们之间的区别，那就是：有失语症的儿童未必是自闭症，有自闭症的也未必有失语症；语言发育迟缓未必是自闭症，自闭症也不是都有语言发育迟缓问题。

儿童失语症指的是孩子在协调舌头、嘴唇、嘴巴、下巴来发出清晰而一致的声音方面出现困难，它是脑内神经差异导致的肌肉功能失调，或者共济失调的结果，因此儿童失语症从理论上来讲不会随着年龄的增长而自动消失，也无法痊愈，但是可以干预和治疗。

医生在判断一个孩子是否是失语症的时候，可能要做一系列的测试和观察，包括但不限于家族健康史，母亲孕期和生产过程，观察孩子吞咽、舌头的活动、嘴巴动作、笑、舔舔棒棒糖、吹气、口腔内的肌肉运动等，同时观察孩子的发音，是否每次发同一个音时都有差别，是不是在音调上有些怪异等，最后还会给出干预方向的建议。

口语开发的干预，我们在《自闭症干预篇》的第 1 章 "言语语言的干预" 中会做详细的讨论。

第 6 章

自闭症儿童的智力测试

根据 1966—1998 年的研究，自闭症人群中处于智力正常范围内的只占 1/5，但是 2014 年发布的报告（2010 年的数据）称，研究发现一半的自闭症儿童的智力在平均水平及以上，也就是 85 分以上，23% 在 71~85 分之间，只有不到 1/3 的自闭症人群属于智力低下。当然这个数据中除了测试手段的升级，还有两个重要的影响因素不容忽视，一是根据新的诊断定义，高功能及阿斯伯格人被包括进来，二是早期干预的结果。

根据美国 CDC 在 2023 年 3 月发布的最新报告，在 4 165 名（占总调查人数的 66.7%）有认知能力数据的自闭症儿童中，37.9% 被归类为智力障碍，患自闭症的黑人儿童中 50.8% 被诊断为智力障碍、西班牙裔为 34.9% 和 白人为 31.8%。总体而言，智力障碍儿童的 ASD 诊断中位年龄（43 个月）比非智力障碍儿童（53 个月）更早。这个报告收集的是 8 岁儿童的数据。如果我们单看黑人和白人自闭症儿童中存在的智力障碍比例，前者是 50.8%，后者是 31.8%，这个差异是非常明显的。我的猜测是这个比例可能和早期干预和持续干预的积极性有关，也就是说白人的家庭对于孩子的自闭症干预的投入可能更早更高更持久。

2023 年的另外一项研究表示，基于对 4 661 名 8 岁自闭症儿童的分析，与白人儿童相比，黑人儿童患有无智力障碍的自闭症的可能性要低 30%。与服务欠缺地区的儿童相比，居住在富裕地区的儿童患无智力障碍的自闭症的可能性高出 80%。与无智力障碍的自闭症儿童相比，有智力障碍的自闭症儿童居住在脆弱地区（一般指社会经济地位低或者犯罪率高的地区）的比例更高。无论身份状况如何，男性的患病率均高于女性，然而，与无智力障碍的自闭症病例相比，有智力障碍病例的男女比例略低。这项研究也多少佐证了我的猜测，一是干预的投入和效果影响了孩子日后是否拿到智力障碍的诊断，二是拿到自闭症诊断的女性中，智力障碍程度比男性普遍重。

再看另外一项研究给出的数据：美国的智力障碍人口大约占总人口的 1.2%，其中绝大多数（78%）为轻度智力障碍。男孩智力障碍的可能性是女孩的 2 倍，黑人儿童智力障碍的可能性是白人儿童的 2 倍。在智力障碍儿童中，39% 还患有自闭症。我被这组数据中的共患自闭症在智力障碍儿童中的大占比给吓到，再仔细把这个数据和 CDC 提供的最新数据进行对比分析，自闭症和智力障碍共患的比例到底是多少，我没能将这些数字对上，这些数据都是基于 8 岁儿童，而且统计人口数大致相同。根据上面这组数据，1 000 人当中有 12（1 000×1.2%）人患有智力障碍，其中 12×39%=4.7 人为智力障碍 + 自闭症，而 CDC 在 2023 年的报告里说，每 36 个人当中有 1 人被诊断出患有自闭症谱系障碍，其中 37.9% 被归类为智力障碍，那么 1 000 人当中有 27.8 人有自闭症，10.5 人为自闭症 + 智力障碍。4.7 人和 10.5 人这个数字的差异如何解释？我能想到的唯一解释是前者采集的数据是 2014 年，于 2021 年发表，而 CDC 采集的是 2020 年的数据，于 2023 年发表。我对这些数字花了些心思，主要源于在如何测量自闭症人群的智力水平这个问题上，我心里一直没有认可的答案。

即使面对自闭症人群中的智力障碍比例大幅下降的新数据，我仍旧心里不安，因为能够在干预后被证明没有智力障碍的，本身就没有智力问题，但是在干预后被证明有智力障碍的，也就是说其在学习能力和生活自理方面的干预效果都不理想，基本会被认定为有智力障碍，会不会存在着一种可能，那就是不是孩子学不会，而是接受过的特殊教育没能教会他？在我亲自干预过的 2~3 岁自闭症儿童群体中（共患其他症状者比如唐氏综合征或者脑瘫等除外），不管个体当时的障碍程度如何，对于干预的反应效果如何，我的肉眼都看不出哪个有智力损伤，每个似乎都很聪明，有无限的潜力与希望，但是当我再有机会看到又长了几岁的他们时，我能够看出来哪些会被认定为"智力障碍"，但是我曾经见过他们的出色表现，比如超强的记忆力和动手能力，我很难说服自己他们是真的有智力障碍。

我人生中见证过的第一个自闭症患者，是我好友的儿子。20 年前，我第一次在朋友的家中见到 2 岁的他——非常漂亮，精神。晚饭后我们都坐在客厅的地毯上。他向我们展示了他的独门绝技，100 张卡片，无论我们如何打乱，他都能按照一定顺序整理好，重新装进盒子里。那晚，我没有感觉到他有太多的异样，只是觉得他的饮食遇到了困难，因为他只吃早餐麦片，不能接受任何其他食物。当晚，我们都觉得这孩子是个天才。可惜，他一直没有口语，直到如今。再看如今的他，我相信所有的业内人士都会说"嗯，3 级"，也就是重度自闭症。

3 年前我干预过的一个男童，去年圣诞节再次见到他，通过简短的交谈，我发现他在沟通和社交方面全面退化了，而他当时已经快 9 岁了。我想他现在也应该是 3 级，但是回想起 3 年前我给他上课时的光景，他展现出来了很强的学习能力，很难让我相信有一天他会是个拿着智力障碍诊断的孩子。我不知道是他的学习能力遇到了瓶颈，还是环境因素诸如家庭限制了他的进一步成长（成长的家庭环境比较特殊），我只是很难说服自己是因为智力水平限制了他的技能获取。

对于智力测试，我一直存有很多疑问。许多现代分析智力的方法将智力分为以下几类：语言、分析、情绪，以及动觉。传统的智商测试中的许多问题都和预设的文化和经验有关，比如我们认为土豆和洋葱应该放在一个篮子里，而刀和叉放在另外一个篮子里，但是利比里亚部落成员就可能根据自己的世界观将土豆和刀放在一个篮子里。这个例子说明了智商测试工具对典型人群都有局限性，那么对于语言技能有缺陷的自闭症患者来说，岂不是更加困难？自闭症与典型人群的差异就在于大脑链接，对同样事物的感知可能出现极大的差异，用典型人设计出来的智商测试工具去测自闭症患者，测出来的分数如何能反映一个人的实际智力水平？

一般的智力测试，只能测量出实际智力的一部分，它是基于特定测试的估计，而所有估计都可能有误差，不能直接反映一个人的实际智力。事实上，实际的智力是无法被测量的，而致力于对大脑做针对性的刺激，增强神经回路链接的一些训练，被证明是可以提高智力测试分数的。在《自然》杂志 2011 年发表的一项研究表明，在 4 年的时间里，个别青少年的智商分数不仅会发生高达 20 分的变化，而且大脑结构也会随之发生变化。

我认可智力测试本身有用，比如我们使用韦氏试卷来确定一个孩子是否有学习障碍并符合 IEP（特殊教育中的个人教育计划）的条件。我们根据孩子被测试出的智力范围，比如孩子是平均智商（90~109）或者更高，但是他在特定的核心科目如阅读、写作或数学等方面的认知测试中分数却低于平均值，则该孩子可能有学习障碍。但是如果孩子的智力分数低，并且测试的核心科目的水平也远远低于平均水平，则可以猜测干预可能对孩子没有帮助，因为他 / 她正在以自己的能力学习着。所以可以说，如果我们认定孩子是一个"学习缓慢"的人，这将意味着他在整个学校生涯中，大家对他的期望值会低，这不一定是好事。这种情况下，对孩子每年做一次全面的认知评估非常重要。不但如此，针对个人的评估工具的选择和使用更加重要。比如说，如果我们每年使用标准的韦氏智力测试问卷去测量一个有阅读障碍症或者自闭症的孩子，那么每年的测试结果可能都会出现严重偏差。如果我们单纯地依赖这些测试结果，孩子可能会被认定有智力障碍，而相应的学习计划及要求会被大打折扣。

在认定一个孩子是否有智力障碍的时候，我们还应该测试评估下他的适应性行为。测试内容根据孩子的年龄和文化背景而涵盖不同的内容，比如自我护理、简单家务、安全隐患认知、沟通重要信息、乘车能力等。我们通常认为智力正常的人，他的适应性行为也应该发展正常。如果智力测试和适应性行为测试的结果出现了脱节，我们就会去寻找原因，这时自闭症可能就是需要排除的因素之一，当然还会存在很多其他的可能因素。举个例子，高功能自闭症儿童对于某些核心课程的学习速度很快，但是有些简单的生活技巧却很难理解和掌握。而有些轻微智力障碍的儿童，他的适应性行为可能很不错，在某些任务上的表现甚至比智力正常的人还要好。这两种情况足以说明拿到智力测试的分数只是评估的开始，而不是结论。

因此，目前很多用智力测试的分数来区分自闭症的低功能或者高功能，这种评估的结果其实是比较模糊的，也可能有害。

我们如果用常用的 WISC 韦氏儿童智力测试来测试自闭症儿童的智力的话，多半出来的都是低智商分数，因为通常的智力测试是假设被测试者能够明白和使用符合其年龄的语言，也就是说，它要求儿童能够听懂，理解，并且做出反应。而自闭症儿童，不管智力功能如何，他的障碍点之一恰恰是在语言的理解和表达上，有的完全没有口语能力，有的是处理语言的能力弱，所以针对自闭症儿童的智力测试，起码得满足以下条件：

（1）基于非口语基础。使用一种不需要用语言去测试，也不需要用语言来回答的方式测试孩子会什么，懂什么。一个例子是利用堆砌物品来测试他们的模式识别能力。

（2）测试者懂得如何与自闭症儿童"沟通"，懂得如何解释能够让自闭症儿童做出符合其理解能力的反应。这还需要考虑到部分自闭症儿童可能不理解考试的意义，他缺乏典型儿童的去迎合考试的驱动，所以在测试期间会出现不发挥或者不配合的现象。

（3）测试环境要考虑到自闭症儿童的感官承受，例如常见的亮堂堂的测试教室，或者完全陌生的测试者，可能都会影响自闭症儿童的感官处理，使焦虑增强，从而导致其进入不了被测试的状态。

所以，美国的精神病协会手册中特别注明了"自闭症的 IQ 分数可能不稳定，尤其是早期儿童阶段"。

TONI（test of non-verbal intelligence）是目前对自闭症人群普遍使用的 IQ 测试工具之一（此外还有 Naglieri 非语言智力指数和瑞文渐进矩阵测试等）。TONI 测试的设计试图去除了语言、听力及运动障碍的影响，对被测试者的工具使用能力、因果关系的理解、解题能力及适应性行为进行测试，但它也只是个单维的测验。即使在非语言的测试中，自闭症孩子也会因为焦虑、困惑、感觉处理或者运动障碍而考砸。一般在感官友善一点、熟悉的成年人的引导下，再加上点激励措施时，自闭症儿童的测试表现会好些。

所以，不管多么厉害的智力测试工具，家长们都应该把它当作自闭症儿童评估的辅助工具。事实上，自闭症儿童会有些隐藏且不易被测量的潜力，这个需要家长和老师，从不同的来源、不同的环境中采集到这些信息和数据。更有说服力的智力评估应该基于对孩子在不同场景、不同任务及日常运作中的表现做出功能性的评估。标准化的智力测试对于自闭症人群是有局限性的，错误地依赖测试结果会降低对孩子的期望值和限制孩子获得适当发展的机会。

在我的实际工作中，孩子们无论在自闭症的特征表现上出现多大差异，每个人都有不断迸发出来的"聪明"。所以自闭症儿童的家长在拿到孩子的智力测试分数时，如果怀疑分数，那就大胆地根据自己的观察和判断去质疑和挑战它，宁愿相信孩子，相信自己。这里我觉得有必要再分享下有关智力障碍的基本知识。

智力障碍通常指一个人在心理功能和技能（例如沟通、照顾自己、社交能力）方面有一定限制时使用的术语。这些限制导致儿童学习和发展的速度比一般儿童慢。

医生发现了许多导致智力障碍的原因，最常见的是：

（1）遗传条件：有时是由父母遗传的异常基因，基因结合时的错误，比如唐氏综合征、脆性 X 综合征等。

（2）怀孕期间的问题：婴儿无法在母体内正常发育。比如婴儿的细胞随着成长而分化失调，孕妇怀孕期间喝酒或者感染风疹等。

（3）出生时的问题：婴儿在分娩和生产过程中遇到问题，例如得不到足够的氧气等。

（4）健康问题：百日咳、麻疹或脑膜炎等疾病可导致智力障碍。另外极度的营养不良、缺乏适当的医疗护理或者暴露于铅或汞等有毒物质也可能导致智力障碍。

智力障碍不是疾病，也不传染。它也不是像抑郁症类的精神疾病。智力障碍无法治愈，但是所有的智力障碍儿童都有学习能力，有时候只是要花费更多的时间和精力而已。

智力障碍的诊断要看两方面，一是大脑学习、思考、解决问题和理解世界的能力，二是独立生活所需的技能。它在美国的特殊教育法 IDEA 中被定义如下："……明显低于一般的智力功能，与适应行为的缺陷并存，并在发育期出现，对孩子的教育产生不利影响。"

我深深理解家长在拿到孩子自闭症诊断的那一刻"五雷轰顶"的感觉，这个诊断也许会从此改变这个家庭。家长们通常从自责开始，回忆自己哪个环节出了差错，寻找资讯和治疗方法，然后所有好的坏的消息夹杂一起都来了，希望和失望会轮流来袭，其中最大的恐惧就是孩子的未来怎么办？也会有很多压力是他们预见不到却可能会一点点经历到的，比如巨大的心理压力、身体压力、社交压力，以及财务压力等。这些压力，非亲身经历而无法感同身受，但是对待恐惧的最好办法就是拥抱恐惧。我想对自闭症儿童的父母说：放下期待，保持信心，每日告诫自己享受当下，注重孩子能够做到的，而非不能做到的。只有这样，孩子的每一个小小的进步，才能成为莫大的惊喜，而家长在这种心态的修炼中就会慢慢成为更好的父母和更好的人，信心和时间总是给予回报的。

第 7 章

客观诊断自闭症

我们都知道，自闭症谱系障碍的诊断可能非常复杂，因为它不是医学上的测试，它通常是专业的儿科医生、神经科医生、有执照的心理医生，甚至是特殊教育专家，根据孩子的发育史和观察孩子的行为来做的综合判断。有时候，谁在自闭症谱系上，谁不在自闭症谱系上，取决于医生是谁和那个医生在哪儿。无法客观地诊断儿童是否患有自闭症，不但会导致误诊漏诊等问题，也对开发新疗法不利。眼动追踪是过去 20 多年里无数次被专家提到应用在自闭症的早期诊断上的一种客观方法。

Emory 大学 Marcus 自闭症中心的研究人员使用眼动追踪方法，检测潜在的最年幼的自闭症患者。他们发现，2 个月大的婴儿目光会随着歌声的节奏与看护者的眼睛移动，这展示了社会互动的一个非常基本的组成部分，以及它出现的时间有多早。它还表明了自闭症的潜在脆弱性，即自闭症儿童在面对外部压力时，其同步性发生减少或者遭受破坏。这项研究也在探索着音乐支持早期干预的发展，该项研究于 2022 年 11 月发表了它的最新发现。

澳大利亚 La Trobe 大学和 Telethon 儿童研究所经过了两年的临床试验，对 200 多名儿童展开试验研究，在 2021 年 10 月发布了试验结果：Gazefinder，一款眼动追踪系统技术的自闭症评估工具，被验证了其有效性和安全性。针对这一结果，JVCKEN-WOOD 向澳大利亚的药品管理局（TGA）提交了一份医疗器械的批准申请，申请应用 Gazefinder 眼动追踪系统技术作为评估自闭症谱系障碍的工具。这款技术，只需让孩子看显示器上的图像即可进行测试。它可以对年仅 2 岁的自闭症谱系障碍儿童进行眼球追踪。该评估工具只需大约 2 分钟即可完成评估，并且操作员不需要具备任何的特殊技能。

眼部追踪技术的精确度和测试可靠度是否能够担当客观诊断自闭症的重任，我想还需要大量的追踪研究和实践证明。除了探索客观诊断工具之外，研究人员也始终在寻找和开发更准确的评估自闭症儿童的方法，而对 2 岁左右的儿童进行准确诊断，对于经验丰富的专业人士来说，其实并不是一件难事。一种客观的诊断工具，对于暂时缺乏自闭症领域专业人士的地区，或者配合传统评估方法一同使用的话，还是会起到很好的辅助作用。

除了眼动追踪技术（对场景图像的反应）之外，有研究发现母亲在怀孕期间激活的免疫系统会增加孩子的自闭症风险。一些女性由于失去免疫调节而在遗传上倾向于产生识别大脑发育中蛋白质的抗体。这些"自身抗体"识别母亲体内的相同蛋白质，它们在怀孕期间穿过胎盘并相互结合来伤害胎儿的大脑。这些遗传倾向可以部分解释为什么自闭症有时也会在母体感染后发生。关于胎盘检测发现自闭症特征，加州大学戴维斯分校 MIND 研究所发现了一种与胎儿大脑发育和 ASD 相关的新型人类基因。研究人员利用基因组测序在最终诊断为自闭症的新生儿的胎盘中发现了 DNA 甲基化的特征。这个标志与早期胎儿神经发育有关。由于胎盘支持胎儿在子宫内的发育，并提供对胎儿大脑发育至关重要的激素和神经递质，所以对胎盘的保留和相关研究，可能对儿童的发育结果有不可估量的价值。

基因检测能不能成为客观的诊断方法？美国在 20 世纪 90 年代就发现自闭症与基因有关，但是没有说服力，因为找不到具体的"肇事"基因，直到基因测序技术的发展与进步，研究人员慢慢发现了一些与自闭症相关的基因突变，只不过十分多样化，从单基因突变到多基因突变都有。很多父母无法理解这个，因为他们认为家族里没有人得过自闭症啊，但这其实是与自闭症关联的基因发生了突变，很多是新生突变，即来源于生殖细胞减数分裂时期或受精卵发育过程中，是在家庭成员中第一次出现的突变。有研究发现，新生突变大概占自闭症案例的 30%，而且还发现携带新生突变基因的自闭症患者比没有携带新生突变基因的患者的非语言 IQ 更低。其次是罕见遗传变异。这种变异导致的认知损伤程度十分多变，可能轻微或者无症状。还有常见的多基因遗传。自闭症遗传学太复杂，它暂时也无法被用作客观诊断自闭症的方法或者给自闭症分门别类。到目前为止，研究人员还无法将自闭症分类。

在 2014 年的一项研究当中，与自闭症相关的基因 CHD8 被重新测序之后，在发育迟缓或者自闭症儿童当中发现了 15 例独立突变。除了这些携带 CHD8 突变基因的患者被诊断为自闭症的可能性很高之外，他们还有明显的特征包括巨头畸形、不同的面孔，以及胃肠道不适。Bernier 说，CHD8 突变是首个显示与某一自闭症亚型关联，具有很强外显率的基因突变。这是研究人员第一次确定一种遗传突变是自闭症的明确病因。携带 *CHD8* 突变基因的人们有非常大的可能性罹患以胃肠道病症、大头、宽眼距为特征的自闭症。

目前报道的携带 *CHD8* 突变基因的病人都是杂合突变（一对等位基因中只有其中一个基因出现突变），且绝大多数表现出大头畸形表征。2023 年 3 月 7 日李晓江等团队在 *Cell Discovery* 上发表文章，题目是 *CHD8 Mutations Increase Gliogenesis to Enlarge Brain Size in the Non-human Primate*。此文报道了 *CHD8* 基因突变导致食蟹猴胚胎期胶质细胞异常增多而导致大头畸形。大头畸形并非是因为神经细胞的异常增殖，而是由于胶质细胞过度增殖所导致。这一新发现提示胶质细胞过度增殖可造成大脑白质体积增加从而导致大头畸形。正常的大脑内神经元细胞与胶质细胞有一定的比率，胶质细胞维持神经元的生长、发育和生存及正常电生理功能。过度的胶质细胞增加可以影响神经环路功能，也可能影响情感认知功能。

自闭症的病因非常复杂，涉及数百个甚至上千个相关基因，某些单基因新发突变可极大地增加自闭症的患病风险。在自闭症患者中，约 0.35% 的患者携带 *CHD8* 新发突变基因，是最常见高危自闭症基因之一。*CHD8* 基因突变可导致先天发育异常，包括生长迟缓、智力障碍和自闭症症状。

还有研究认为绝大多数 *CHD8* 基因突变者都会有不同程度的智力障碍，但是大多数患者处于轻度或中度范围。没有智力障碍的个体可能会有边缘型智力功能或者学习障碍。

2018 年的一项研究发现智商和运动技能与破坏性突变明显相关。根据突变类型和目标基因判断，特别是运动技能是比智商更敏感的突变严重程度指标。而日本九州大学的 *Kyushu University* 团队于 2021 年在 *Cell Reports* 上发表了 *The autism-associated protein CHD8 is required for cerebellar development and motor function*，其中报道了 *CHD8* 在小脑发育和运动功能中的重要作用。

我曾经为一名既拿到了 *CHD8* 基因突变的诊断，又拿到了自闭症诊断的 2 岁半儿童提供过干预服务。

虽然在第一次上门之前，我仔细阅读了孩子的背景资料，诊断报告和干预计划，那也是我第一次在实际工作中看到了 *CHD8* 的字样，但是见到孩子本人的第一瞬间，我的心里还是"啊呀"了一声。孩子的头很大，他的头不是头围超大，而是头顶向上拉长，多长了足有 2 英寸（约 5 厘米）似的。孩子的眼睛不是很大，但是睁得很圆，我能清晰地看到他的瞳孔。他的瞳孔不像有些自闭症儿童的瞳孔是放大的，他的瞳孔尺寸很正常。但是在后来的干预过程中，我更加注意到了孩子的瞳孔的变化。孩子在能够专注投入到干预学习当中的时候，他的瞳孔尺寸似乎是正常的，但是有时瞳孔会变得很大，而那个时刻，他的注意力似乎比较涣散。我这些都是肉眼观察，所以并不能准确判断是否是因为受到室内光线的影响，但是即使在地下室里光线亮度不变的情况下，他的瞳孔尺寸也是经常变化的。孩子的鼻子不宽，反而很小巧。他的两眼间距也不宽。他的下巴也不是很尖的那种。总之，除了巨头特征之外，他并没有 CHD8 基因突变的部分人群所具有的其他面部表征。

提到瞳孔，我想特别地穿插下关于自闭症儿童的瞳孔的一些发现。我们的瞳孔自身会根据光线的强弱而调整大小。光线强的时候瞳孔变小，光线弱的时候瞳孔变大。所以瞳孔放大的时候，是瞳孔对弱光线的反应。

但瞳孔除了受光线等环境因素的影响之外，它也受精神状态的影响。一些神经系统的病变也可以通过瞳孔的变化而做出诊断。甚至于，当瞳孔对光的反应变得迟钝或者消失的时候，那么意味着死亡的来临。我们通常会在电视里看到医生在宣示死亡前，要看人的瞳孔。

一项研究发现，71% 的自闭症儿童有瞳孔放大的现象。这一发现非常值得重视，因为经过近一个世纪的研究后，目前对自闭症的诊断还是主要依赖于专家基于患者行为方式而做出的评估，误诊漏诊的现象，因专家资源及资质、婴幼儿期间难以操作等方面的原因而一直存在，所以自闭症领域的专家们都希望能寻找到一种客观的自闭症诊断方法，比如脑部眼部中的生物标志，不但能提高自闭症的诊断准确率，还能在婴幼儿时期操作，提早诊断，以便在孩子大脑急速发育的阶段进行有效的早期干预。

该研究还发现，自闭症儿童的静息瞳孔，也就是最小时的瞳孔尺寸，也是比典型儿童的瞳孔要大些的。它可能预示着自闭症人群在认知和神经系统里的一种非典型的处理方式。不但静息瞳孔的尺寸要大些，他们的瞳孔对光线的反应也要慢些，神经处理的有效性要差一些。试验证明了该群体在突然置于光线中时，其瞳孔变小的速度比典型人群慢。

研究还发现，典型儿童在 6~8 岁时，其瞳孔的反射能力会得到迅速的发育和提升，但是自闭症儿童却不会。而且不光是自闭症人群，其他因神经发育障碍而导致的疾病，如癫痫，患者的瞳孔变小的速度也慢，而且在短时间内的光线变化时他们的瞳孔来不及变化。

在寻找生物标志的时候，研究还发现，在自闭症人群的瞳孔缓慢变小的时候，他们的心率比典型人群要快一些。研究已经排除了药物因素对瞳孔在这种情况下变化的影响。

看瞳孔反应是测试自主神经系统功能的一种很敏感又可靠的操作，而且测试瞳孔对光线的反应简单易行。期望在不久的将来，能出现对自闭症领域更深入的研究，譬如利用人工智能，我们能将瞳孔扩大以及使心率变化（二者都属于自主唤醒）等，发展为自闭症诊断的客观辅助手段。这种非侵入式、易操作及易评估的方式，对于新生儿、无口语能力的幼儿的早期诊断是非常有益的，而且，这些客观数据还可以用来长期跟踪监测孩子的发育。

回到我干预过的这个携带 CHD8 突变基因的孩子身上。我姑且叫他"蓝宝"吧，因为他的眼睛是浅蓝色的。他走神的时候，那双蓝眼睛清澈得似一片平静的蓝色湖水，只不过，我得往里面"掷"一枚石子，将那份平静打破，回到与我的互动当中。

据说 CHD8 基因突变的人群在青春期时身量会很高大。蓝宝目前的身高已经高于同龄人，虽然他的运动能力发育迟缓很多。我们来看一下他的出生和成长基本状况（基于客户信息保密准则，内容有删改，旨在呈现一位 CHD8 基因突变和自闭症患者的可能症状）。

蓝宝的妈妈怀孕期间一切正常，蓝宝足月生产。出生后发现的唯一问题是舌系带短，影响了母乳喂养，因此被剪过。他在运动技能方面严重落后：12 个月的时候会坐，15 个月的时候会爬，22 个月的时候会走路。我开始干预他的时候，他是 28 个月，走路时仍旧有些摇晃不稳，还不会跑或者跳。在上下楼梯的时候，他的双手都需要有人扶着，落步的时候感觉腿脚很软。蓝宝的物理康复师后来帮助他定制了脚踝托，他穿上去之后走路稳当了很多。

蓝宝 15 个月的时候，能够发出 mama，dada，baba 的声音，但是 1 个月不到的时间，那些发音就没有了。28 个月时，他还不会说话，但偶尔会有一些音发出来，比如 g，k，b 等。

蓝宝的服务团队很庞大，他不但接受政府扶持的口语开发干预、物理康复、语言和专业技能康复，他的父母还自掏腰包让蓝宝接受私人团队的言语康复和物理康复，以及保险公司报销的 ABA 强化康复训练。

第一周，我每天去蓝宝的家里 2 小时，每周 5 天。我记得第 2 天的时候，蓝宝给出了杰出的表现：他第一次完成了 3 片、5 片和 8 片的拼图，这令他的父母很震惊，因为他以前从来没有做过这个。他还学会了当我下了"摸鼻子"的口令之后用手指指向鼻子，但是摸鼻子这个回应，在接下来的几天之内又不见了。蓝宝的专注力游离得很厉害，他接收信息的能力，并没有比表达信息的能力强很多。

第一周，蓝宝还学会了其他两项技能，那就是用手掌按扁橡皮泥，以及用模具按压橡皮泥。他很喜欢橡皮泥，但是没有功能性的玩法。他只是喜欢用手指捏和拉扯，但是在我示范并物理辅助他按压和使用模具之后，他掌握了这两项技能，并能够在我下达指令之后立即做出反应。

蓝宝很快学会了四个手势表达："吃""还要""打开"和"给我"。他在使用时丝毫不含糊不犹豫，很多时候也不需要提示，但是他在学习新的手势时又会慢很多，所以我在干预的时候要特别制造新的学习机会，增加他学习更多表达的紧迫性。

他能够发出的声音还是很有限，所以在开发手势语言以提供他功能性沟通能力的同时，我在干预课程里也融入了发音模仿，尤其是使用比较夸张的"啊""哦"，有时还会夹杂手势。

目前所有的研究都提及，CHD8 与智力障碍相关，但是障碍程度以轻度至中度为多。如果没有读过这些文章，我想我是丝毫不会怀疑蓝宝的智商的。虽然他的头形怪异，但是他对某些事物的反应之快，让我觉得他是个很聪明的孩子。蓝宝和我接触过的几十个其他同龄的自闭症男孩相比较，他的眼神对视及对环境的观察敏锐程度，存在着明显的区别，就是说，他的潜力更好些。他在进入 ABA 强化康复半年后在所有的训练领域里都取得了喜人的进步。至 3 岁时，他在大运动、精细运动、社交、玩耍、学术认知、适应性能力等各方面几乎达到了发育里程碑的标准。我只希望他的进步速度在上幼儿园和上学之后可以继续保持。

自闭症干预篇

　　"什么也学不会，从哪里下手干预？""要学的东西太多，怎么优先排序？""怎么选择市面上出现的各类干预课程？""我孩子每天需要多长时间的干预服务？"面对一个懵懂又缺乏互动的自闭症儿童，家长们既担心着孩子的未来，又对眼前的干预束手无策。

　　可惜，因自闭症患儿的神经复杂性和谱系性质，这个世上没有一个通用的干预教材可以拿来就用，而且，每个患儿对于接收信息的方式可能不同，这就导致同样的教学方法，适用于一个孩子，对另外一个孩子就可能没用。因书籍的篇幅有限，我选择了几个重要领域，比如言语开发、自我刺激行为的干预、社交玩耍等，来手把手教授家长如何分析孩子的学习特点和认知水平，如何分解任务，如何变换教学方法，直到打进孩子的"七寸"。要相信，任何孩子都有学习能力，没有学不会的孩子，只有教不对的方法。

第 1 章
言语语言的干预

　　有的语言学家说人类的语言历史得有 100 万年，有的说是 5 万年或者 15 万年，而人类的文字历史大约是 6000 年。一个神经系统健康的孩子，肯定能开口讲话，这是基因里有的能力，而文字及阅读，是一种学习能力。按理说，自闭症的神经差异与言语能力无关，但由于其天生的联合注意及模仿能力的欠缺，导致绝大部分的自闭症患者在语言开发早期遇到困难，甚至部分人即使有了相当不错的口语能力，但其在语言使用（语用）方面终生面临挑战。所以，在美国，有 25%~30% 的自闭症人群终生无口语或者少口语（会说少于 30 个单词或者不能单独使用口语去沟通）。以前这个比例还要高，比例的降低与自闭症的知识普及、早期诊断和早期干预有分不开的关系。

　　很多人以为孩子讲话，他需要先学习的是单词，其实神经系统发育正常的儿童，他学习讲话的第一步是对语言的解码。只要生活在一个正常的语言环境里，孩子出于本能，就会从环境中开始解码他听到的语言，然后他会先尝试使用个别他理解到的词，比如"要"，通过使用，他进一步确认自己的理解，然后开始重复使用这个词，还会举一反三，应用在其他的需求和场景里。这个学习说话的过程，对于一个神经系统发育正常的小孩，是个本能模仿的过程，并不需要刻意去教每一个需要用到的词语。当然，环境与孩子积极的互动，对于孩子的语言能力和词汇量的增长是非常必要的。语言发育迟缓的儿童，不管是不是自闭症，他在语言解码的道路上都会遇到不同程度的挑战。

　　我曾经接触过一个非常有挑战的案例。小美是个一岁多的女孩，被引荐过来接受干预的原因是她几乎没有任何情绪和声音的表达。

　　小美很喜欢读书。如果你把她放在地毯上，将几件玩具和图画书一同摆在她面前，她肯定选择图画书。第一次家访，我就惊讶地发现小美的图书是有一定难度的，不像一般同龄孩子常看的图画多、字少、画面清晰简洁的那种。小美的图书远看就像日本的漫画书一样，我乍看都会担心自己看不懂。

小美很会指物。小美喜欢爸爸。当爸爸给她读书的时候，爸爸会问诸如此类的问题："红帽子在哪里啊？"小美会准确地指出来。包括她家院子里的一切物件，比如桌子、椅子、树木、花等，小美都能指出来。

但是小美的脸上几乎没有表情，她也不像一般的同龄宝宝那样会咿咿呀呀地与人互动，会伸手抢别人的东西，她很谨慎，动作很缓慢，但是能够看出，她是个很聪明的女娃。她也不是完全没有表情，当爸爸或者妈妈的面孔"意外"地出现时，和她躲猫猫时，她也会抿嘴笑，安静地笑。但是，这些表情和声音，对于一个 14 个月大小的女娃来说，有些不够，令人担心，所以才被儿科医生推荐过来。

小美还不会独立走路。成人拉着她的手，或者托住她的腋窝时，她会走路，但是她似乎很谨慎，怕摔倒而不愿意尝试自己走路。

我将一件吸引她眼球的玩具放在沙发上时，她扶着沙发站了起来，想够到那件玩具，我将玩具移到茶几上，茶几的高度与沙发大体一致，茶几和沙发的距离刚好是小美伸开两个手臂的长度。她用一只手扶着沙发的边缘，另一只手伸出来够那件玩具。当两只手都有扶到的时候，她迈开了一步，拿到了玩具。这说明她离独立走路不远了。我尝试将茶几往外再拉开一点，这个距离不再是小美伸开手臂两头扶着就能够到的距离。要想拿到茶几上的玩具，她需要放开扶手迈开一步，然后迅速抓住茶几的边缘，这样她就能成功地够到玩具。小美伸开手臂向茶几的方向够，发现够不到。她有点急了，一屁股坐下，然后爬到茶几这里，再扶着茶几站起来。

小美目前的大动作和精细动作方面，还属于典型发育的范围之内。我们的评估结论集中在她的语言表达方面的挑战，无论是口语，还是身体语言。她目前还不会"典型"地索要东西。

小美已经排除了听力和视力问题，还有舌系带问题，虽然她用奶瓶喝奶时速度较慢，但是吃固体食物时，她能很熟练地咀嚼也能正常吞咽。

多数 1 岁内或者 1 岁多的幼儿，我们大概在几分钟之内就能观察出他是否有自闭症倾向，虽然我们通常在儿童太小的时候不做这样的结论。但小美没有典型的自闭症儿童的表现，她有良好的联合注意力。我是怎么观察和判断的呢？

小美拿起了一件玩具，抬起眼睛扫了一下坐在对面的我，自己玩起来。我这时抬起另外一件玩具——玩具手机，叫了一声小美的名字，她抬起头看我，我将玩具手机上的按钮摁了几下，然后拿到耳边，假装说话，这期间她一直在看我。我随后将玩具手机放在了她能够到的位置，她拿起来，摁了几下，然后放在耳边，虽然她没有发出任何的声音，但是她大致模仿到了。

小美在玩的时候，会时刻关注妈妈是否在身边。我即使启动超级搞笑的玩具，比如玩具小猴子不断地翻身，小美虽然会好奇地盯着猴子，但是她没有兴奋的表情，也不会随着猴子的动作发出声音。

我叫小美的名字，她抬起眼睛来看我，我用手指指着墙上的一幅画，我说："看，有个大大的太阳，是黄色的。"她的眼睛从我的身上转移到了画上，但是她对画不是很感兴趣，目光又回到了手里的玩具。

我将玩具手机里的电池偷偷移除，再次放在她的手边，她拿起后，习惯性地摁钮，但是玩具手机没有发光也没有响声，此时，她抬起头来看着我，满眼的疑惑，然后把玩具手机塞进我的手里。

在小美身上，我们暂时没有发现自闭症的典型特征，但是小美的其他发育情况，有没有需要引起特别重视的呢？

每个孩子的发育速度或者滞后程度肯定是有差异的，这取决于先天，还有生长环境的影响，比如一直被抱起来的婴儿，可能就会需要更长的时间来发展站立和独立迈出第一步所需的腿部肌肉和协调能力。孩子的脾气秉性也会影响孩子尝试新类型运动的渴望程度，比如有的孩子满足于爬行或者滑行到达他们想去的地方。

即使这样，美国的CDC（疾病控制与预防中心）和AAP（美国儿科学会）在2022年初，还是将15个月大的婴儿发育里程碑列出了一个清单。我们来看一下到底哪些发育的信号是值得特别关注的，能够帮助家长们及时关注到发育迟缓的危险信号。

第一个危险信号：15个月大的孩子应该对其他孩子表现出兴趣，并对熟悉的人表现出爱意，比如说对父母拥抱和亲吻来表达爱意。这个年龄的孩子开始向人展现他最喜爱的特定物品，会开始发脾气，并在兴奋时表现兴奋。

第二个危险信号：语言的发展。如果孩子在15个月大时还没有牙牙学语，那家长应该引起重视了。言语病理学家能够通过孩子目前的口语和非口语沟通的能力，对孩子做一个全面的语言接收和表达能力的评估。他们也会建议做一个听力检查，排除因听力障碍而导致的语言发育迟缓的可能。如果这个年龄段的孩子还处于牙牙学语，还没有发生明显的向特定单字的转变，这还不是一个非常紧迫的问题。

第三个危险信号：肌肉发育。有些孩子不急于独立行走，但是如果 15 个月大的孩子，即使在被支撑的情况下还无法站立，那就是肌肉发育迟缓的迹象。另外还要注意孩子是否对玩玩具有兴趣或者是否尝试寻找你藏起来的东西。

根据以上的发育里程碑，小美具备了发育上的两个危险信号：她对于其他小孩的兴趣不大，不大会去亲吻父母以表达爱意，她也不爱向人展示自己喜爱的物品，同时在兴奋的时候也不够兴奋。在口语发育方面，她几乎不牙牙学语。在我们还不能根据小美的表现而做出自闭症倾向的判断时，小美显然可以被评估为语言发育迟缓。语言发育迟缓是一个单独的病症，它和自闭症引发的语言发育迟缓有着本质的区别，这个在《自闭症诊断篇》的第 5 章中有详细的介绍。

回到小美的案例，健康因素已被彻底排除，孩子既没有听力问题，也没有舌系带问题，孩子的语言发育和大运动能力的发育，除了先天的未知差异之外，可能还是与成长环境中的因素有关。经过多次的接触，我发现小美的父母都是非常安静的人，他们话很少，而且说话的声音很轻，怕吓着人似的。家里非常整洁，但是我发现布置上并不适宜 1 岁左右孩子成长的需要，比如家里到处都是玻璃，楼梯是木地板，家具的四角很尖利，小美的每一个行动都受到及时的保护，免得她受伤。另外，小美出生后不久，妈妈就上班了，孩子交给保姆带。据小美的父母后来回忆，当时保姆的主要责任就是不让小美受伤，所以经常把她禁锢在小小的玩耍空间里，或者在婴儿椅里，也像很多家庭一样，孩子经常看动画片。

我们委婉地向小美的父母提出了建议，简单来说，家庭里可以闹腾一点，孩子可以脏一点，经常带孩子去户外活动，与其他小朋友一起玩。在家庭内要有大量的与人互动对话的机会，和孩子一起玩一些疯狂些、傻一些的游戏，让孩子兴奋些，放轻松些，孩子在情绪轻松的时候更加容易冒话。事实上，当家长第一次将小美带进一家室内的婴孩健身房后，小美看到那么多有趣的设施，那么多的孩子之后，她竟然忘记了自己走路是需要有帮手或者扶手的，她竟然"忘乎所以"地独立迈了好几步。这似乎也预见了小美未来的口语开发也将是在这样不经意的环境中启动。后来的事实也证明了这一点。

另外，小美的某些认知能力开发得很充足，比如她能够准确指出几百种物品的图片，但是在她这个年龄，功能性的语言沟通能力至关重要，比如如何表达需求或者索要东西，没有这些基本能力，那些单纯的模仿和强记，反而可能损害孩子的大脑发育。这很像国内有些家长让3岁之前的孩子背诵唐诗三百首，我是极为反对这种做法的。有些自闭症儿童有了口语能力之后，因其独特的兴趣爱好，比如可能会对恐龙、星空等产生兴趣，而使得他迅速掌握大量的生僻词，需要知道的是，如果孩子大量重复地使用这些词在日常沟通里，这类沟通是没有功能性的，而且对他的社交能力的发展可能造成阻碍。

每个言语治疗师可能采用不同的治疗体系和干预方法，他们也会相应地使用不同的工具和手段，帮助孩子做口腔运动，比如吹泡泡、吹喇叭、口腔内按摩、脸部按摩等，帮助孩子将一个个的音发出来。根据孩子的年龄，治疗师还会同时教授孩子如何使用视觉工具，比如图片沟通方式，有图片转换声音功能的平板电脑等。家长不需要担心这些沟通工具会减弱孩子学习口语表达的欲望，相反，孩子通过综合的表达方式，会增强他的表达欲望，提高他的专注力、理解力、模仿能力，调节因沟通不畅造成的情绪问题，以及提高整体的快乐指数。

没有一个治疗师会承诺干预的结果，我的确见到了非常多的成功案例，但是也有非常艰难的，比如一个15岁的女孩从3岁开始干预言语能力，如今刚刚能够发出来"妈妈"的声音。

除了专业干预之外，孩子们接受最多的语言环境，还是来自家里和父母。所以我们接下来聊聊父母们如何在家里干预孩子的语言能力。

• 父母拿起孩子想要的或者想吃的东西，放在自己（父母本人）的嘴边，说出名称，不断重复简单的单个词语，这样做的目的是吸引孩子注意到嘴巴的运动，并将该词语与物品联结起来。

• 拿起两样东西，比如一手拿饼干，一手拿糖果，放在嘴边位置，问孩子要饼干，还是糖，当他指向其中的一样东西时，父母就重复该名称。

• 将孩子喜爱并且常用的东西放在高处，当他拉着你想要东西时，不断重复该词语。我们通常称之为"为孩子开口讲话搭设脚手架"，就是父母要主动创造沟通和开口的机会。

• 父母讲话时，夸大声音，带点音效，比如模仿牛叫、飞机声音等。

• 在做游戏的过程中，不断重复核心词语。孩子语言能力低的，就从简单的单个字开始。

• 在给孩子唱歌中学说话，争取让孩子多注意你的嘴巴及其运动。

以上部分技巧参考了美国 Autism Speaks 网站所提供的信息。此外，家长们要力图创建非常丰富、轻松、好玩，并有奖励的语言环境，比如时刻让孩子知道你去哪里，你在做什么，话语尽量简短，不停地拥抱孩子，亲吻孩子，夸赞他的努力和成绩，千万不要在孩子面前谈及他的弱点和你的焦虑。孩子的理解能力永远比你想象的要强，而且随着他的年龄增长，他的自尊心也不可低估。最后，不要强迫孩子说话，也不要抢着替他回答，比如你问孩子："你要喝果汁吗？苹果汁还是橙汁？"这个时候，请在内心里默念 10 个数，等着孩子反应，也许奇迹会在此时出现，也许 10 秒后你还得再加上一句："要苹果汁，对吗？"然后再等待。

这个过程中，保持耐心最难，但是忍耐生老练，老练生盼望，盼望生奇迹。

家长们在家中实施语言干预的时候，还可以操练以下方法来帮助孩子发展口语能力：

• 专注于沟通，随时随地沟通。与宝宝交谈，唱歌并鼓励其模仿声音和手势。

• 给孩子读书，且养成固定习惯。当孩子还是婴儿时，阅读就可以开始进行了。可以先给孩子适合年龄的软书（包布书）、木板书或图画书，同时鼓励孩子在我们读书的时候相应地去看图片。

• 使用日常场景训练孩子的语言和积累词汇。父母在自然场景下多说话和交流，比如在超市里说出食物的名字，解释做饭或打扫房间时的工作，并指出房屋周围的物体。沟通应保持简单，但避免使用"婴儿语言"。

有研究表明，当父母与孩子互动频繁时，及时回应孩子的交流尝试，使用"面向儿童的语言"（简化生动的语言，谈论儿童关注或感兴趣的内容），强调句子中的重要单词（例如着重"你正在吃香蕉！"中的"香蕉"一词），扩展孩子所说的内容（例如，孩子说"钥匙"，父母说："是，这是汽车的钥匙。"）等方法，孩子的语言能力和交流能力可以得到较好的提高。

Hanen 计划是加拿大的一个慈善机构赞助的一个培训计划，它在儿童语言发育的干预者中，将父母放在了第一位，认可父母是干预孩子语言能力的 "关键参与者"。在针对父母的培训计划里没有涉及结构化的教学方式。每当父母和孩子在一起时，就是进行"治疗"的好时机，孩子会在学习的同时来交流他最感兴趣、最熟悉和最重要的事物。Hanen 认为，父母在家中实施对孩子的语言能力干预有诸多优势，如：

- 延伸到儿童日常生活里的每一部分。

- 涉及儿童与父母之间的交流，而不是儿童与治疗师之间的交流。

- 涉及对孩子来说熟悉且有意义的游戏和日常活动（例如进餐时间、洗澡时间和就寝时间），而不是不熟悉的以治疗为目的的场所里的活动。

- 可以在孩子感到舒适的环境中持续发生。

- 为孩子带来激励和乐趣。

Hanen 还对沟通做了四个阶段的定义，家长可以用来参考并理解自己的孩子在沟通困难方面卡在了哪一个阶段，可期待的下一个阶段的表现和目标是什么，理解这些有助于辅助策略的制定和实施。

首先我们需要知道沟通有多种方式，包括口语表达、非口语表达（比如身体语言、手势等）、书面语言（如写信件、写电子邮件、发信息、写报告等），以及可视化沟通（比如利用图片、表格、视频等）。

其次，沟通分为以下四个阶段：

1. 自我沉浸的阶段：看似对其他人不感兴趣，喜欢一个人玩，一个人行动。

2. 发起问询阶段：他开始意识到他们的动作对别人会产生一个结果。于是，他们会拉着你去看他们感兴趣的物品、区域或者游戏，利用这些动作来沟通他们的需求和他们想做的事。小孩子"三翻六坐七爬"，也是这些需求驱动的结果。孩子在很早期的阶段就会利用声音（比如哭叫）和动作来表达他们的需求，比如要吃的，身体不舒服了，等等。

3. 进入早期沟通阶段，互动的时长开始增加，沟通的意向性开始加强。

4. 最后进入合作阶段，开始利用说话来发起简单的沟通。有些孩子可能会在熟悉的场景里更加自信和流畅地运用语言，比如家里，但是一到陌生环境又有挣扎和出现困难的表现，比如进入一所新学校等。

很多家长看到自己的孩子两三岁了还不会说话时，会很担心，但其中一些家长又会用这样那样的"实例"来宽慰自己。我曾经听到一位印度裔家长说他们村子里有孩子 5

岁才开始说话，他的孩子才 3 岁，所以不担心。我同意每个孩子有自己的发育速度和配置的观点，但是考虑到自闭症比例不断攀升以及早发现早干预的黄金法则，不管孩子讲话或早或晚，只要他没有语前应该有的典型表现，就应该引起关注，这对于我们及早发现自闭症或者其他发育障碍的端倪至关重要。下面我列举下孩子语前应该有的一些表现：

1. 交互玩耍：家长用唱歌似的声音和孩子讲话，当你停下来时，应该听到他嘴里发出声音，用咿咿呀呀回应。

2. 对着物品发声：孩子看着手里的物品，发出不同的音节。

3. 声音模仿：孩子模仿你说话，动物声音，以及其他怪声音。他对看着你的脸和嘴巴感兴趣。

4. 联合注意：指的是你和你的孩子对同一件物品产生了兴趣。这是早期的社交技能，语言和认知开发的基础。你的孩子看着你，然后再看着飞机，然后再看回你，这是联合注意必须有的一连串动作。

5. 发起社交游戏：你的孩子发起"追赶"或者来回地推球。捉迷藏游戏始于孩子藏在毯子底下，然后看着你希望继续游戏。

6. 动作模仿：孩子模仿你的动作，比如拍手。他会用把手打开来玩"多大"（用于比画东西的大小这个游戏）。

7. 指物：孩子指着东西让你看，或者询问这是什么东西。他利用指物告诉你他要什么或者他想去哪里。

8. 手势：比如挥手再见或者伸高手想要被抱起来。他利用身体语言告诉你他想要什么。

9. 社会参照：你的孩子想要你看着他。当他把小车滑动起来的时候他会抬头看你是否看着他。

10. 推和拉：孩子会推着你或者拉着你去够他想要的东西。他可能拉着你的手在房子里走。

如果我们在 1~3 岁的孩子身上没有发现这些语前的表现，不管是不是自闭症，我们都应该立即干预起来，在没有专业的治疗师介入之前，家长都可以"缺哪儿补哪儿"，比如先从最基本的联合注意开始，做些游戏诸如一起唱歌做动作、一起玩球、一起玩玩具车、挠痒痒等。

我虽然不是言语治疗师，但是在实践工作中经常与他们接触，并且语言的开发也是我在早期干预治疗工作中必须融入进来的重要部分。我在实践工作中发现两点关键性经验，一是我得吸引到孩子对我的兴趣和关注，没有参与，我再怎么教，对方都不会有明显的回应，更别提进步了。二是要从模仿动作开始教。没有基本的模仿能力，开发口语是很难的。典型孩子的开口讲话基本发生在无意间，但是有些自闭症孩子的开口讲话却难于上青天。要做到以上两点，我首先力争取得孩子的喜欢和信任，言语动作要让孩子觉得温暖和有趣。我在日常生活中是个讲话很慢，声调很平稳的人，但是在工作环境中，我经常训练自己讲话要夸张、有趣、大惊小怪一些，因此我会使用很多感叹词。

感叹词讲出来好玩，能调动他人的情绪，而且包含了许多早期的言语音符和辅音发音时的嘴部形状。我们来举一些常见的例子。

• 我们往盘子里倒食物的时候，可以说"哇呜，好香啊"。当你烤焦了食物时，你可以说"啊哦，搞砸了"。当你假装吃食物时，你可以说"咦哟，好难吃"。

• 将沙发垫垫起来，假装在开一辆校车。走到每一个墙角时可以喊"呜呜呜"，假装跨越障碍时可以说"呼哧呼哧"。

• 抓起毛绒玩具，假装我们在动物园里，你是饲养员。当你打扫他们的笼子时可以说"嗨"，结束时可以说"拜拜老虎"。

经常使用感叹词的目的是让所有的玩法好玩而好笑。我们利用变化的语调来示范，并且融入对应的面部表情。此时，我们不需要让孩子说出任何单词，或者重复我们的感叹词，我们只是试图将这个环节弄得好玩，帮助他关注我们，融入我们的游戏。

还有更多好玩的语气词比如 boo-yaa, ta-da, whee, pow, yowza, oh-la-la, kaboom, huh-uh, mhmmm, poof, fff, zzzz, dang, arg, neener-neener, ouch, oops, woopsi, 等等。

在一个常见的家庭环境里，孩子的照顾者会和孩子模仿彼此。孩子模仿父母的面部表情、动作、声音和单字，父母做出回应。这种来回的模仿是早期没有单词的沟通，会帮助孩子学会表达对照顾者的兴趣而不仅仅是表达基本的需求比如食物或者睡觉,学会和照顾者分享情感,一来一往,而且关注着照顾者。

我们也可以尝试利用环境里的声音。环境声音是吸引孩子参与来回模仿的好方式。它们好玩,对孩子没有压力,而且有很多不同的声音去尝试,比如:

• 房屋里的声音:比如门铃、洗碗机、水流声、吸尘声、门吱呀声、钟表滴答声、马桶声、婴儿声、手机声。

• 户外声音,比如闪电、波浪、水流拍打、雨声、脚步声。

• 动物声音,比如狗、猫、羊、蛇、狮子、蜜蜂、公鸡。

• 身体声音,比如叹息、尖叫或叫喊、使劲咕噜、打哈欠、假装咳嗽、假装喷嚏、假装睡觉、假装大笑、假装哭、哼哼唧唧、呼噜、喝水声、喝完水呼声、发颤、唱歌。

• 机器声音,比如哔哔声、vroom 声、choochoo 声、撞击声、警报声、洗车声、擦拭声、转向声、飞机声。

还有一种开启语言沟通的互动方式,我们通常叫作"停一下,等一等"。在我的干预经历中对于自闭症儿童属于非常有效的一种策略,可以有很多种方式,比如"填充"式。当我知道孩子很喜欢和我手拉手转圈的时候,我们做过一圈之后,我会问他:"还要玩吗?"然后我会先回答"我还",这个时候我就停顿了,等他是否说出"要"这个字。还有就是创造一些"迷惑"的机会。比如下一次帮孩子穿鞋,可以穿一只,然后假装穿好了。下一次带孩子洗澡,假装不给他脱衣服,让他进浴室。这类时候照顾者停一下,等一等,让孩子利用这样的机会发起沟通。他们可以使用手势或者语言来请求帮忙。如果孩子发起了,那么就如常完成任务。我们要经常给孩子这样的机会去实践。

有一次,我拿字母卡读给一个还没有开口讲话的自闭症孩子听,我之前听到过他口中发出 O 的声音,于是我从 A 开始念起,等我念完 N 的时候,我拿起了 O,但是没有如常似的立即发音,孩子看了我一眼,发出了 O 的声音。

开发最早的口语的时候,很关键的一点是让孩子关注我们的嘴巴,这时候模仿才会起作用。比如我们把玩具或者物品拿到嘴巴边上一点点,或者指着嘴巴来命名。等待孩子看你的时候再说出物品的名字。再比如,看到书里有一个人握着一个手电筒时,我们可以借机示范以下单字:电筒,光,开,关。我们每次可以重复两三遍。

此外，我们不要错过玩耍时候的示范，比如玩农场和动物时，我们拿着牛到嘴边的位置，发出"哞哞"的声音。当你用嘴发出这些声音时，要保证孩子看你的嘴巴，尤其是 p、b、m 这些声音。我们不需要让孩子重复"哞"这些声音，我们只是持续示范这些声音或者单字。在我的干预经历中，大多数自闭症孩子的开口讲话都属于"厚积薄发"型，也就是说等他第一次开口时，他的脑子里其实已经累积很多词语了。

在学习不同类别的词语时，比如名词、动词、形容词，我们教授的方式可能也会不同。比如我们指着动物的图片，说出动物的名称，那是个名词，而如果我们用同样的图片想教授孩子"跑"这个动词，孩子可能会困惑。但是我们如果借助动作或者视频，孩子可能更加容易理解"跑"的含义。

还有一个来自家长的常见问题，那就是在孩子口语能力发展之前，要不要给他增加其他的沟通方式，比如手势、书写、图片沟通、手语等？很多研究表明了提倡的态度，认为尽早地引导和辅助孩子的注意力，都是为孩子的沟通铺路。诸多研究（这里不一一罗列）认为手语的使用提供了从视觉和动觉输入到所说内容的联系，促进口头理解和词语联系。2001 年 Daniels 认为口语和适应性手部动作发生在大脑里的同一语言中心，同样增强了大脑里的神经连接和连接模式，所以家长不需要担心学习手语或者用图片沟通会阻碍孩子的口语能力发展。我基本赞同这个观点，但是会更加强调对口语能力开发的坚持不懈。自闭症儿童的手语固然能够解决一些简单的交流，减少一些因沟通不畅而产生的不良行为，但是在广泛和深入性的交流以及社交技能学习方面，他会遇到很多限制，比如环境中没有懂得手语的人，比如更加抽象或者概念化的技能无法学习，等等。

第 2 章

自我刺激行为的干预

我曾有一个学生，2 岁半，初步诊断结果为中度至重度的自闭症，但是 3 个月高强度的干预（每周 20 小时）下来，孩子的进步很大，尤其表现在眼神对视方面和联合注意方面。正因为这两项技能的提高，他在各个方面的技能训练都取得了快速喜人的进步。正当父母和我们的干预团队为孩子的关键突破沾沾自喜之时，孩子出现了令父母极其担忧的自我刺激行为，包括甩手和旋转身体。

自我刺激行为，其实不是患有自闭症或者多动症或是其他发育障碍的儿童的专属行为，许多典型神经发育儿童也会有，但是典型神经发育的儿童大约过了 3 岁之后，这种行为会大幅度减少甚至消失。自我刺激行为通常涉及重复的动作，比如拍手、甩手腕、甩胳膊、摇晃身体、旋转身体等，或嘴里发出重复的声音。

尽管典型神经发育的儿童也会出现自我刺激行为，但是如果细心观察，它们还是有差别的。我在托儿所或者幼儿园里为自闭症儿童做干预时，可以很明显地观察到自闭症儿童与典型神经发育的同伴们在行为举止上的差别。比如我在他们附近故意让玩具发出声音，或者夸张地说话时，"典型"的小伙伴们会被吸引过来，要么用感兴趣的眼神看我，要么试图从我手中拿过玩具自己玩，但是自闭症儿童一般很难被吸引过来。自闭症儿童对玩具的玩法，和一般小孩不太一样，他通常会被玩具的某个细节吸引，比如绒毛玩具的声音开关，他会一遍遍地拨弄，时长方面可能表现不寻常。包括转圈圈这个行为，"典型"的小孩出现转圈圈的行为更多的时候是一种模仿，比如看到别人在转圈圈，他也转，或者大人给了随着音乐转圈的口令，等等；但是自闭症儿童的转圈圈，是满足自我感统的需求。也有感觉寻求型的非自闭症儿童喜欢转圈圈，但是那种好动与自闭症儿童的转圈圈还是有区别，前者会给人淘气或者故意气人的印象。

在所有的自我刺激行为当中，拍手（重复的手部上下或者左右移动，它可以包括摇动手指、拍手、移动手臂、摇晃、握紧拳头等）可能是自闭症儿童中最明显的一种，这是一种重复性的行为，可能会短期或者长期存在。孩子在拍手时，会令人感觉他在释放能量一样，好像帮助他们过滤掉环境中不相关的声音、景象、气味和感觉。

产生这种行为的原因通常有兴奋、紧张、坐立不安或者身体活动太少等。拍手被归类为对一个人所处环境特定触发因素的自动反应，它是一种未经刻意思考的身体反应。在大多数情况下，自我刺激行为对自身无害，且不影响日常生活，不需要特意去停止或者抑制。Karen Wang 在《我的宝宝乘坐短途巴士：抚养残疾儿童毫不避讳的人类经验》一书中提出了自己的看法：照顾者消除的任何刺激行为都会被新的刺激行为所代替。从本质上讲，拍手等刺激行为是应对机制，对于自闭症儿童来说具有至关重要的功能。当一些刺激行为可能对孩子造成身体损害的时候，比如咬或者抓自己，或者严重干扰到他所接受的教育时，家长或者治疗师才应该考虑进行干预。

尽管如此，孩子的父母都希望能够减少特定的刺激行为，但考虑到这种行为具备的治疗性质，彻底消除它可能不是对孩子最有益的干预，因为我们需要针对每个孩子的特殊经历和情感，在允许他们利用刺激行为进行自我调节和确保它不会限制个体的社交和实践能力之间找到平衡。我接下来分享下哪些策略可以帮助到这一点。

首先，我们需要排除健康因素导致的刺激行为，比如耳部感染、偏头痛，或者其他身体疼痛等。本章开头提及的儿童，有比较严重的肠胃功能问题，他时常因为便秘引起的肚子绞痛而大哭起来，而通常在排出恶气或者排便之后，整个人就会安静平和很多，不会出现猛烈的刺激动作，但是自我刺激行为还是经常性地存在。如果身体状况是刺激的唯一原因，那通过治疗和积极的支持就可以减少甚至完全消除。

其次，观察和了解刺激行为的功能（行为也是一种沟通方式。看看孩子在行为之前、期间和之后都做了什么），看看能否通过环境的改变而自动减少刺激的需求。例如如果孩子厌恶某种类型的食物，并且只有在该食物出现的情况下才拍手，那么暂时避免这种食物就可以轻松解决，但是绝大多数的情况没有这么简单。如果年幼的孩子在学习过程中因为任务艰难而开始出现刺激行为时，我们应当及时提供休息，让他们自由跑动一下，满足其所需的感官输入，然后在孩子表现良好的时候大加赞扬，也就是说积极强化他的良好行为和替代行为，来取代他的刺激行为。这个时候，我们可能需要尝试几种不同的替代行为，不断尝试，直到寻找到与孩子契合的行为。另外，我们可以扩展孩子更多的沟通方式，比如通过图片来表达自己对感官休息的需求。

再次，增强运动。自闭症孩子因难以识别自己的感受或口头表达出自己的感受，所以刺激成了处理这些感受的方法之一。这和成年人在紧张时踱步、抖腿或者捻头发类似。当孩子坐在那里开始抓耳挠腮，或者用手中的玩具在自己的头上或者身体上碰触，或者开始拍手摇晃等重复行为时，不如暂时中止手中的干预，把孩子拉起来，给他一个感觉系统的小憩（sensory break），这不但可以缓解他紧张的情绪，也可以满足他在感官系统方面的输入寻求而导致他的刻板行为的减少。

最后，有些自我刺激行为是在帮助孩子专注于他想专注的事情，尤其是当发生的事情太多而导致他感官超载时。如果父母感觉到孩子的自我刺激行为在公共场合带来了干扰或者不愉快的话，那父母需要考虑如何平衡孩子的感官需求和社会耻辱感。这需要一些试错，比如找到他喜欢的更小、更安静的刺激物，不至于特别引人注目的那种。

还有一个比较常见的感统问题：孩子把什么东西都往嘴里放。在发育的某个阶段，大多数孩子可能都会把所有东西都塞进嘴里，但是多数孩子的此类行为会在几周或者几个月内消失，因为小孩子的神经系统逐渐成熟并发展为其他的行为方式，所以家长只需要做安全的监督，这个习惯多半会过去。

但是感统方面有挑战的孩子，可能会经历更长时间的自我刺激。有的孩子在观看令人兴奋的电视节目时或在人多的环境中喜欢把东西塞进嘴里，他这样做可能是为了安抚自己，因为环境里的感官输入信息太多，这个时候可以尝试把他带到一个安静的地方。有的孩子是嘴巴里的话不停，或者喜欢咬东西，比如衣领、书籍，这可能是他有着更高的口头输入需求，那么可以尝试提供给他专门用于咀嚼的玩具，比如项链、勺子、手链，或者口香糖。

我曾经的一个学生，1岁半时出现了看见什么都要去咬一口和啃一口的行为，包括墙皮和地板，行为的程度很严重，基本停不下来。我们建议家长先去排除医学健康因素，看看孩子是否缺乏维生素或者矿物质，比如缺锌，然后再去排除孩子是否经历着长牙的疼痛。如果这些原因都没有，那孩子乱啃东西的行为也有可能是自我刺激行为。乱啃东西的行为多发生在没有口语，食物咀嚼也不顺畅的自闭症儿童身上。我们后来训练了这个学生学会用杯子喝水，引进了质地多样化的食物，比如耐嚼些的食物，同时强化口语开发，当这些技能得到增强之后，孩子乱啃东西的行为自然大幅减少，直至消失。

我们现在了解了自闭症孩子的自我刺激行为实际上是寻求感官的更多输入。以下是一位言语语言治疗师就满足孩子感官寻求提供的一些策略，我个人觉得在实际工作中也是比较实用的：

当孩子坐得太久时

• 让孩子请求运动休息。

• 为孩子提供替代座位，比如椅子与地板，坐在枕头上，坐在小瑜伽球上等。

• 给孩子提供一个坐着时把玩的玩具（一些小且不会分散注意力的东西，可以让他的手忙碌起来）。

当孩子累了

• 让孩子小睡一会儿（如果可能的话）。

当孩子兴奋时

• 用拍手替换。

• 用两手握紧动作替换。

当孩子生气——心烦意乱时

• 用挤压枕头 / 咬枕头 / 击打枕头动作替换。

• 让孩子要求休息 / 出去散步。

• 采取自我平静策略。

当孩子用手指拍打——感觉输入时

• 改为挤压双手或者将双手攥在一起。

• 给孩子一个压力球或者可挤压的玩具。

• 让孩子坐在自己的手上（感受压力）。

当孩子通过摇摆——感官输入来保持身体平衡时

• 让孩子左右摇动，而不是前后摇动。这看起来更像是随着音乐的摇摆，而且孩子的目光也更容易集中在老师身上。

- 给孩子一个大大的拥抱，紧紧地挤压他的整个躯干以获得压力感。

- 让孩子穿紧身背心或衬衫。有一种特殊的感官衬衫，以轻柔的压力来包裹躯干。

- 让孩子请求休息一下，在地板上打滚，或者把他用毯子卷起来。这样回来后他的注意力可能更加集中些。

当孩子咬自己——嘴巴的感觉输入时

- 提供给孩子一些可以咀嚼的东西。

- 给孩子吃点东西或者一块口香糖。

- 给孩子一块有嚼劲的酸糖。

当孩子咬手臂——手臂的感觉输入时

- 尝试教授孩子去挤压手臂被咬的那个地方或者大人帮助他挤压。

当孩子抓自己——需要深度压力的感官输入时

- 当孩子出现这个行为时，尝试给他一些深度压力，比如让他躺下，在他身上滚一个大球，或者把孩子压在两个豆袋中间。孩子会用行动告诉我们是否喜欢。我们不要去做孩子不喜欢的事情。

以上提供的这些策略，未必适用于每一个自闭症儿童，但是很多策略在我们对自闭症儿童干预的实践中常常使用到，并且效果很好。不是每一个策略对每个孩子都有效，但是不断尝试，总能找出一两样孩子喜欢且有效的策略。

第 3 章

玩耍及交友的干预

玩耍对于小孩子的一生很重要。和小朋友一起玩的时候，对于孩子来说，是一个发现自己和周围环境的过程。在这个过程中他们彼此学习如何协调身体的动作，交换新的玩法，和朋友们讲话，学习对方的语言，应用一些已经知道的规则，等等。它同时也是一个测试自己的局限性的过程，他会发现自己会什么，不会什么，通过玩耍，又能学到什么，甚至孩子们的学习和生活技巧及能力也会随着玩耍而得到增强。玩耍还能帮助他们学习如何避免与别人争吵，可见应对这类常见的人际冲突，从儿时就可以开始锻炼了。

大一点的儿童通过玩耍有机会发现自己的兴趣爱好，会结交有着相同爱好的朋友，没准还会确定他未来的梦想。

因此，所有的孩子都应该有足够的时间来玩。它是个建立自信、培养处理问题和提升人际关系、社交灵活性，以及与人正向交往能力的累积过程。这些能力和经验都将陪伴他们步入成年。这个过程如果被学校里的学习和填鸭式的课外活动填满，那么他在得到一些有用或者无用的知识的同时，势必也会失去另外一些事情的学习机会。待到成人时，再去解决原本儿时就该培养起来的一些能力，比如沟通、为人处世等，那在成人世界里的补课费用和代价可就高了，丢的很可能是一次入学的机会，一次工作的机会，或者是一次遇上美好感情的机会。

孩子们通过玩耍，会学习如何与别人合作，如何管理情绪，对出现的问题进行思考、计划、做决定，以及学会看懂和关怀他人的情绪。这些都是未来步入社会后需要的重要能力。玩耍还可以增强体能，促进健康，提升创造力，增强自我表达能力和自我约束能力，以及防护身体和情绪的健康。玩耍不是占用宝贵的学习时间，相反，玩耍可以促进学习，提高认知能力。它是学习的一个很好的补充，而不是妨碍。玩耍对于所有儿童的重要性都是一样的。

自闭症儿童和典型儿童一样，内心里也是渴望玩耍的，渴望有朋友，以及被同龄人接受。自闭症儿童能够感受到同龄人的忽视、拒绝，以及霸凌。典型儿童通常认为自闭症人群行为举止奇怪或者人情冷漠，这是两类人群之间的误解之处。

在讨论自闭症儿童玩耍的特征之前，我们先来看典型儿童在不同的年龄阶段有着怎样的玩耍模式。玩耍属于社会情感领域。社会情感发展涵盖两个重要的发展概念，包括自我或者性情的发展以及与他人的关系或依恋的发展。首先，我们需要意识到孩子天生秉性不同，它影响着儿童的行为以及与他人的互动。其次，父母和照顾者可以根据孩子的性情来调整自己的管理和照顾模式，促进孩子与环境的成功互动。

1977 年的一项研究将幼儿的性情分为三大类，但是并非所有性情都可以完全归入某个类别，这类的划分只是让父母或者照顾者看到孩子各有优势及需求不同。

（1）轻松或者灵活类：孩子比较友善和随和，遵守睡眠和进餐等常规，适应变化，以及性格平静。

（2）活跃或者好动：孩子挑剔，不按常规，进食和睡眠时间不规律，对于新环境和陌生人感到恐惧，反应强烈，容易生气。

（3）热身缓慢或者谨慎：孩子不太投入或者活跃，对新环境和陌生人感到害羞，可能退缩或者有负面反应。通过反复接触新的环境或者新的人，他们会变得更加舒适和温暖。

尽管儿童的性情之间存在差异，但是社会情感能力有一个普遍的发展轨迹，比如婴儿在 4 个月大的时候，开始轮流对话（发声）。大约在 8 个月大时，联合注意能力开始发展。此时的典型婴儿会跟随照顾者的目光，还会回头看着照顾者，以表明他们分享了这段经历。了解典型儿童在社会情感领域发展的里程碑，有助于照顾者尽早发现孩子的行为是与其天生的性情有关，还是孩子在发育过程中遇到了阻碍。

12~18 个月大时，幼儿开始通过指向感兴趣的物品来发出请求，后来通过目光协调进行指向以表达兴趣，到 18 个月大时孩子会带着该物品展示或者交给照顾者。

18 个月前的幼儿还未发展出来多回合的互动模式。与同龄人一起玩时，他们与同伴的互动很少，即使出现也非常简短。他们多数时候是在独立玩耍，但是 1 岁过后，一些功能性的同伴玩耍模式开始出现，比如互相推小车到对方那里。我们常会见到在热闹的社交场合里，小孩子从一个地方跑到另外一个地方，然后眼睛看着同伴，等同伴来追。如果看到同伴没追，他可能自行跑开，也可能会反追过去。或者两个小孩坐在一块儿，做些傻傻的动作，比如一个人用勺子打了一下自己的头，另外一个孩子就模仿他，然后两个人一起哈哈大笑。这些是 1 岁多的小孩会发展出来的同伴玩耍的模式。

18~30 个月大的儿童，和同伴一起的时候，一半时间是自己玩，一半时间是和同伴并行玩（并行玩的意思是肩并肩，排排坐地一起玩，并不是那种面对面的活跃互动）。他们会模仿对方的动作、玩法，比如扔东西，互相追跑，玩着同一件玩具。这个阶段的小孩子在与同伴互动中，常会因为抢玩具而发生推人、打人、抓人、咬人等行为，这也是他们发展与人合作相处，共享空间和资源等方面的社交互动能力的过程。

待 3 岁之后，儿童自己玩和并行玩耍的时候开始减少，但不会完全消失，不过他们玩耍的内容开始有变化，更具有创造性了，比如搭积木、画画、做手工等。4~5 岁的小孩大约有三分之一的时间还是并行玩耍的：小朋友们坐在一起拼图、搭积木、画画等，并没有积极地与同伴互动，而是专注着自己的玩。此时的小孩子是在发展着他的独立、耐心、创造性以及韧性。

同时，小组游戏，尤其是合作或竞争式的，将成为孩子们越来越喜爱的同伴游戏方式。儿童在 5 岁之前学会了创造假想游戏，制定游戏规则，并且玩起来会投入相当长的时间并全力以赴。

了解了典型发育儿童玩耍互动模式之后，家长和老师会容易识别出自闭症儿童的一些表现特征。我来举一个具体的例子，如果一名儿童看到放在高处的玩具并且想玩的时候，自闭症儿童通常会拽着成人的手拉向玩具的大致方向，而典型儿童会用手指着玩具。即使有的自闭症儿童学会了指物，我们会发现他在指物的时候，不会本能地寻求与成人目光的对接，确保成人看到他的需求，这是两个动作，都是象征交流重要的初期表现，典型神经发育的儿童在寻求帮助时，几乎是本能使然就会表现出来。

典型发育的儿童，从 3 岁进了幼儿园之后，他更喜欢与同伴们互动，而不是和老师，这是孩子正式进入社交世界的初始阶段，而此时，他需要的第一个高级技能就是口语对话能力。拥有了口语对话能力后，孩子还得懂得发起或者回应社交互动，不然对话的基础也建立不起来。没有了对话基础，也就没有社交经历。

自闭症儿童在成长过程中遇到的第一个挑战是语言能力，有了语言（这里的语言不仅限于口语，也包括手势或者辅助设备）能力之后，还要有语言的使用能力，没有这些对话基础，他就没有社交经历。

其实，社交互动并不是一件很容易的事情，正如一个成年人进入一个社交场合后，他得迅速分析社交形势，确定哪些行为是适合的，然后随着社交场景的推进和变化，还得做适时的调整。这个过程说起来容易，其实很复杂，是经过数年不断的学习和琢磨总结出来的一套高级技能。

社交的复杂，还在于它有很多隐藏规则，而孩子学会什么时候和如何使用这些规则，会决定他的社交能力的强弱。比如一个孩子懂得发起社交互动，但是他发起的方式很生硬。他把自己的玩具扔在伙伴的玩具上面，然后说："嗨，我们一起玩吧。"他很可能得不到想要的正面回应。这就是一个学习社交过程的开始。经过一个个小坎坷后，他会慢慢知道，原来大家一起玩，不单单是玩一件东西，玩的开始和过程中还要考虑别人的需求、感受和看法。

再举一个学龄前儿童常见的社交场景。一名儿童想加入一个小群体一起玩，他问大家："我可以和你们一起玩吗？"儿童的世界是蛮残酷的，他很可能会被生硬地拒绝，比如有人说"不行"，或者"走开"。那么这个时候不同性格、不同社交经验的小孩会有不一样的反应。语言能力和社交能力弱的小孩，可能就难过地默默地走开了，但是有的小孩可能会变换一种口气，甚至还运用些小伎俩，他会说："带我玩吧，我有个新玩具。"或者，有的小孩脸皮厚一点，他就蹭在旁边，逐渐混熟，瞅准机会就融入一起玩了。以上所列场景都是孩子学习社交的过程，在与同伴互动的过程中，他会慢慢发现与人交往中会出现哪些问题，如何解决，如何能让一个社交互动持续下去。

但语言能力和社交能力弱的儿童，比如自闭症儿童，不但在发起社交方面有困难，在社交互动的时候，因认知场景的能力以及应对策略的能力均不足，他很容易遭到排斥而落单。这类孩子也因缺乏分析社交场景必备的认知和语言技能，会令同伴觉得行为古怪和不合群而遭到排斥或者语言攻击。有的孩子被同伴排斥后，情绪上会出现不同程度的波动，行为上会出现攻击性，遵守纪律方面出现问题，进而陷入一种恶性循环。自闭症人群终其一生面临的重大挑战之一就是开发想象力、做游戏、社交，以及与人发展并维持友谊。

在社交玩耍方面，自闭症儿童不太愿意主动参与功能性的游戏活动，很少玩假扮游戏。即使玩，他们的花样和灵活性也比典型的同龄人少。此外，他们在眼神的使用、对视、身体接触、面部表情、指物还有其他手势方面的不寻常表现，也会干扰到社交游戏中的联合注意、自主模仿和情绪回应。

缺少同伴互动，对于孩子的社交、智力、语言能力的发展都有长期的负面影响，所以一旦发现3岁以上的小孩不能顺利地融入同伴的社交互动时，不管是由于神经差异，还是性情或生存环境及经历的影响，家长和老师都应该引起重视，应该开始提供必要的支持、指导乃至幕后操作，还有教授特定的社交技巧，等等。

在自闭症儿童早期干预及教育计划的设计中，应将与同龄人的玩耍及社交互动列为优先事项。它对于自闭症儿童对象征性符号的理解能力、人际交往能力，以及整体的社会知识积累起到了关键作用。再详细一点说，玩耍与儿童的认知、语言、文字能力、社交、情绪、创造力，以及感官运动的发育都息息相关。

父母的陪伴固然重要，但是与同龄人的玩耍和互动能够形成一种重要的"同伴文化"或者"游戏文化"，自闭症孩子通过积极参与各类社交活动，可使其基础的社交能力得到充分的发展。

在儿童时期（无论自闭症儿童，还是典型神经发育儿童），友谊在孩子的社会生活中起到了核心作用，它基本决定了孩子未来的社会适应及调整能力。被同伴孤立、拒绝或者霸凌会导致孩子在校表现的动力降低，情绪低落甚至抑郁，行为渐渐抽离群体变得孤僻，自信心减低，以及内心孤独。

许多自闭症孩子在与同伴们玩的时候，他的行为会显得脱离大众，在玩耍上缺乏想象力，而且他们习惯重复那几样活动，不倾向参与同龄人随着年龄增长而发展出来的功能性或者假想游戏。他们表现出来的行为无论是孤僻还是消极，抑或是积极，都有些奇怪，这些社交技能的差异使得他们在发起和回应社交的时候都会显得不足或者不一致。这些行为从文化定义来说显得不"正常"，所以在没有成人特殊扶持的情况下，自闭症孩子容易被群体排斥，而这种扶持需要专业人士的精心设计和扶持者的忠诚执行。只有自闭症孩子在游戏（玩耍）能力上提高之后，变得更加独立更加自信了，成人扶持的强度才应该逐渐减少下来。

自闭症的家长可以在校内或者校外为孩子报名一些和孩子兴趣匹配的特殊兴趣小组，这个既能解决自闭症儿童在社交话题和内容上天生的障碍，还能增加与人互动的机会，增加社交学习的机会，同时因自己在兴趣领域的丰富知识而增长自信心。

家长还可以主动去认识与自己孩子同龄的小孩和他们的家长，这很需要家长们为自己的孩子大胆出击和征战，此时的家长，不管你是内向的还是外向的，为了孩子，你都应该变成一名勇士，同时也是给自己的孩子做个好榜样。孩子先天不足的沟通缺陷，家长就要及时去弥补，无论是和学校里老师的沟通，还是社区里与邻居们的沟通。很多妈妈为了孩子能交到朋友，需要先走出自己的舒适区域，与别人家的妈妈成为朋友，再安排孩子们一起玩。

要想做到被别人及时地接纳和喜欢，妈妈们应该就自己孩子是自闭症这个问题进行诚挚的沟通，以得到别人的支持和理解，这样典型儿童的家庭在安排小朋友一起玩耍的时候或者开派对的时候就能融入自闭症小孩了。所以自闭症儿童的家长要主动请求被邀请参加聚会。同时要保证自己的孩子参加的聚会是他的能力处理范围之内的。例如，如果孩子对声音光线特别敏感，那他就不能去参加特别喧嚣、灯光特别刺眼的聚会。

家长们在参加聚会之前，可以提前了解下聚会的大致场景安排，然后在决定去之前，可以先在家里和孩子操练下，讲讲派对上都会出现什么情况，以及他应如何应对。去参加聚会前，家长们也要准备个好的应急预案和补救方法。要能足够了解自己的孩子，预见到孩子在聚会上可能会碰到什么情况，也要保证聚会上有人帮忙照看。基本上学龄期间的女同学会靠谱些。

自闭症孩子的家长也可以自己组织派对，按照自己孩子最能接受最感舒适的方式来布置场景和安排活动。同时也要提前和其他同学的家长打好招呼，确保大家能来参加。因为学龄期间的孩子很有可能会排斥和自闭症儿童进行交往，他们会觉得对方怪、无趣，所以来自所有家长的支持非常重要。

关于家长如何辅助自闭症孩子交朋友，我看过 Dr. Rick Lavoie 的一个演讲，我将他的建议总结出来几点，分享给家中有自闭症小孩或者内向害羞的小孩的家长作为参考。

• 把小朋友邀请到家里来，而不是把自己的孩子送过去。家里是内向孩子觉得最自在的场所。

• 每次只请一个小朋友到家里玩，不然内向的孩子会弱势，会落单。

• 如果家里有兄弟姊妹，那么兄弟姊妹也得清场，让内向的孩子做主场，做有底气的唯一主人。

• 邀请的小朋友不需要局限在同龄人，让内向的孩子有机会与不同年龄的人交往，体验带领与被带领。请个年龄大点的小朋友一起玩，孩子可以学习各种能力和技巧，请个年龄小点的小朋友一起玩，可以锻炼下自己孩子的领导力；请个小女孩过来玩，可以锻炼下语言的表达能力（女孩一般口齿清晰），请个小男孩一起来玩，有竞争有合作，还能增强创造力，所以不必太挑剔玩伴。但是这里值得特别分享的是，如果我们的小孩在语言上发育比较缓慢，那么请个稍微大点的小女孩常常来玩，其在语言方面的带领效果可能是很神奇的。

• 让内向的孩子准备好自己喜爱的零食，在玩耍过程中引导他与朋友分享，让他享受分享的快乐，也看到别人的快乐。

• 在玩耍的最后 15 分钟内，一定要玩他们最喜爱的活动，比如一起看卡通，或者吃喜爱的东西。不管他们一起玩的过程中是否有争吵或不愉快，小孩子通常只记住最后 15 分钟一起玩的感受。大家的回忆都开心了，这样就可以安排下一次，内向的孩子也会很期待下一次。

• 家长当天要与自己的孩子一起回顾下今天和小朋友一起玩的感受，当然是分享正面和积极的，尤其巩固下玩耍中那些开心的细节，比如小朋友谦让自己的玩具了，拿出自己喜爱的零食分享了，等等。

• 家长还要对孩子在玩耍过程中的出色表现进行及时的奖赏。

以上这一系列的工作做好了，孩子享受到了与朋友玩耍的乐趣，他内心对社交的自信心就会增强。

第 4 章

社交思维和共享空间的干预

自闭症儿童对别人叫自己的名字不做出反应，是自闭症谱系障碍中的典型症状之一。我们知道，自闭症人群将可能终生伴随的挑战之一就是社交中的障碍，其中，对自己的名字做出反应是一项重要的基本社交技能，这对于避免孩子成长中的安全隐患也起到重要的作用。

孩子不对自己的名字做出反应，通常存在两种情况，一种是不会，另一种是不愿意。无论是哪一种情况，家长都需要教授的是孩子对于自己的名字做出"转身""扭头""停下动作"等合适的反应动作，并及时地给予强化赞扬或者奖励（如击掌、拥抱、口头表扬，或者奖励孩子喜爱的小零食或不是随手可得的小玩具等），会增加孩子的回应动力。

针对孩子"对名字做出反应"这一单项训练，我们把它分为几个大步骤，建议循序渐进地进行，即第一步骤完成后，再开始第二步骤：

1. 孩子在家里玩耍时，近距离喊叫孩子名字，帮助其做出反应：这个阶段的训练力图不要在人多或者容易分散注意力的场景下，不要在孩子沉浸在最喜爱的游戏环节时进行。

2. 切换场景，比如户外，或者家里的其他场景如餐桌前，同样在近距离，让孩子对名字做出反应。

3. 对其他家人（比如主要训练者是妈妈），如爸爸、奶奶、哥哥、姐姐等叫孩子的名字，发生在近距离时，让他对名字做出反应。同样，反应即有及时的赞扬或者奖励。

4. 逐渐拉开物理距离，让孩子对名字做出反应，比如隔着房间（这对孩子的安全保障非常关键）。

接下来，我们拿第一步骤为例，对具体的培训方法做一个详细的说明，其他步骤的训练，家长可以举一反三，并沿用孩子最能接受的训练方式和最好用强化方法来进行。比如在训练期间，孩子很喜欢某本图画书，那训练者可以把书当作强化物，孩子做出反应时，立即将书作为奖励递给他，或者和他一起阅读。

1. 走近孩子（近距离），最好是他没有沉浸在某件玩具或者活动当中的时候，喊孩子的名字，然后立即轻按他的肩膀或者托着他的下巴，让他转过来面向你的方向，此时不建议立即要求孩子对视你的眼睛。对于部分自闭症儿童来说，被要求对视会让其很紧张。

2. 只要孩子的身体脸庞朝妈妈的方向转过来，就给予之前提到的强化赞扬或者奖励，也可以附加一句"你答应自己的名字了，真棒！"此时妈妈脸上的微笑，声音里的兴奋，对孩子也是一种正向的感统方面的训练。

3. 然后允许孩子继续自己先前的玩耍，或者立即提供强化物（如他最喜爱的玩具）给他。

4. 寻找下一个机会，做重复训练，可一天做 10~20 次。也可以在陪伴孩子玩耍时，将孩子的名字做到儿歌里，并在音量语调上做出强调，总之，可以在和孩子做开心的事情的同时进行"对名字反应"的训练。

在这项训练的过程中，有几个常见误区，希望家长重视：

1. 不要叫太多次孩子的名字。有些家长急于让孩子对自己的名字做出反应，于是每天不停地叫孩子的名字，不管说什么话，做什么事，开头中间结尾都要带上孩子的名字。这是不可取的。孩子对此会产生屏蔽情绪。

2. 不要经常说"浩浩，不能碰、不能动、不可以……"之类否定孩子某个行为的话。

3. 不要把孩子的名字夹带在命令的口气中，诸如"东东，说'这是苹果'"，或者"东东，去把书拿过来"等。

总之，多让孩子的名字出现在令他开心和放松的情景和语境下，这个单项训练做20~60次（质量高的），孩子应该会对自己的名字做出良好的反应。

我还使用过一种对名字做出反应的训练方法，就是安排孩子坐在椅子上，保证他坐着安稳并舒适，然后我坐在他的对面地上，我的眼睛水平线低于他的眼睛水平线。这时候我使用他喜爱的玩具或者零食，先是送近他的视线，等到他看向这个加强物的时候，我喊他的名字，同时将加强物拉回到我的眼睛位置，他看向我的眼睛的时候，我立即提供加强物给他。我发现，当自闭症儿童的眼睛水平线高于我的眼睛水平线的时候（就是将他放至高处），他的眼神对视会发生得更加容易些。

我们通常以为社交经历就是积极与人互动的时刻，但其实，大部分时间里我们并没有与人积极互动，而只是与人共享空间，同时运用我们的社交思维并监督着自己的社交技巧。我们重视社交思维和社交技巧，是因为我们的社交行为影响着其他人如何看待我们，也就直接影响着人们如何对待我们，以及我们如何看待自己。如果社交让别人不舒服了，别人的情绪反馈又会影响我们自己的情绪，所以社交的本质也可以理解为管理自己和他人的情绪。社交技巧不是简简单单的由社交线索引发的能够记住并使用的行为，而是社交思维中错综复杂的社交推理的结果。社交思维是一个人会考虑境况，自己对自己及他人在当时状况下的想法、情绪、信仰、愿望、动机、先验知识，还有经历等了解多少，以能诠释和对他人进行回应。可见，社交思维和社交技巧是多么复杂难学的事情。

我们在早期干预自闭症儿童的计划中，一定会将模仿列为干预的主要项目之一。模仿是与生俱来的本能。小孩子通过模仿他人的动作，大脑里慢慢发展出高效学习的通道。他们起初模仿成人的动作，然后是同伴的，从平行玩耍过渡到合作玩耍。孩子们不断发展起来的接收性和表达性语言能力使得他们的玩耍越来越精进，孩子们能够共享一个单一的假想概念。在婴儿降生后的头些日子，他们就开始模仿周围人的表情了。待到1岁时，典型神经发育的婴儿就进化到跟随他人的眼神，预感他人在想什么，去看别人去看的东西以便寻求更多信息。这些关键技能叫作"联合注意"，一种将关注力转移到别人看的方向的能力。4岁以后，大多数的孩子能够从事复杂的互动，在互动中预测他人的行动，读懂他人的想法和情绪，分享想象，以及发起语言，不仅仅是为了满足自己的需求，也是在分享自己对世界的想法和建议。最晚到6岁，典型神经发育的儿童开始知道，一个人可能通过撒谎、欺骗、偷窃等行为对人做不好的事情。他们开始知道，不是所有人的意图在所有时候都是好的，所以他们在解读别人无论是口语或是非口语的沟通时开始变得老练。

由于儿童获取社交思维的过程不是显而易见的，因此不被广泛认知为儿童的发育里程碑，但是这些社交技能对于孩子成年后生活的各个方面都起到至关重要的作用。我们看到一些高功能自闭症人群，有的在学龄前就发展出很强的语言和学业能力，但是他们与社会成熟度相关的批判性思维、解决问题能力，以及一些微妙且重要的技能都比较弱，会使得他们成年后应付起世事艰难很多。

如果我们观察 3 岁的典型儿童，尽管他在适应性行为方面的成熟度还不稳定，但是他们受到与他人玩耍的渴望驱动，也必须学习如何社交和交朋友，同时他们的社交思维和相关的社交技巧像滚雪球一样会随着年龄的增长而不断发展和精进。

其实社交思维欠缺的表现，在典型人的生活中也是无处不在，比如我有过的一次经历。一位年轻的姑娘帮助我申请证件，她和我讲话的时候，身子离我很近，我感觉不舒适，悄悄后退了一下，然而她又向我凑近了一些。我不忍心打断她说话，只好挺直身子，硬着颈项，尽量离她的脸远一些，但是她丝毫未察觉我的躲避。我看到她讲话时嘴角微微泛起的唾液，那一刻，我们在共享空间内的互动给我留下不舒适的印象。又比如我们搭乘出租车，遇到的司机是个话唠，一路上不停说话，也不在意乘客是否爱听或者有无积极的回应。

同样在学校里，老师们都希望每位学生都能考虑到他人的存在，能够懂得并且遵守环境要求的所有规则，包括隐藏规则，比如规范好自己的情绪和行为，认真听老师讲课，给他人表现机会，互相帮助，彼此容忍，等等，拥有良好社交思维的学生懂得"合作"，而合作是亲社会行为。

自闭症人群在社交互动和共享空间方面有着不同程度的挑战。有些处于青春期的孩子还不懂男女有别，在物理距离和肢体动作上容易让人产生不舒适的感觉，甚至误解。有的自闭症小孩在公共场合里脱衣服，手伸进衣服里抓挠，在电梯里用手去碰陌生人，或者问出不合时宜的问题，等等。这并不只是在行为上出现了问题，而主要是"共享空间"的意识问题。自闭症孩子需要被教授的是，学校和其他公共场合都是一个集体学习和共处的环境，每个人都在和其他人共享着同一个空间。

在帮助自闭症儿童理解如何才能有效地与他人共享空间方面，可以从"换位思考"开始教起，细细地讲解、举例，以及进行大量的实践操练。

Winner 在 2007 年提出了换位思考的四步骤，试图通过这个思考步骤来帮助成人和学生理解如何更有效地与他人共享空间。我们假设自己独自在一间电梯里，然后有人进了电梯，我们的心理和行为是会发生一些变化的。

步骤一： 当你走入我的空间时，我大概瞥了你一眼，你也瞥了我一眼。我们的心理对彼此有了一点想法（或印象）；

步骤二： 我的心理活动可能如下："你为什么离我这么近？""你离我这么近，有什么意图吗？""你离我近，只是因为我们共享一个空间吗？还是你想和我说话？还是你想伤害我？"这些事情我必须都考虑到，因为当有人出现在我周围时，我需要警觉自己的安全问题，还有，要会预测接下来可能会发生什么；

步骤三： 既然我们都是会思考的人，我在想你在想什么，对我是什么印象？

步骤四： 为了能让你觉得我是我希望你觉得的那个人，我审视自己的社交行为并且可能适当调整下自己的行为。

以上这些心理活动都是很细微的活动，甚至是在无意识的情况下进行的。然而，正是这些一直存在着的积极的思想活动，使得我们经常性地管理着自己的行为，为的是多数人在多数情况下对我们有"正常"的印象。当自闭症学生对自己和他人的社交观察能力越强，他越能一下子抓住周围的要点，理解到真正的意思并展开批判性思维。当他越能看到大画面，他的中枢集合能力越强。自闭症学生的社交观察能力越弱，他越倾向于理解语言的字面意思。他越关注细节，他集合周围环境信息的能力越弱。

我们也可以利用社交叙述，比如绘本、卡通、社交剧本、社交故事等来帮助自闭症患者了解各种可能的社交情况。比如在孩子社交发生前（如参加生日聚会），可以利用社交故事来启发孩子思考如下问题：会发生什么状况？他人对发生的事情会怎么看？事情什么时候和什么情况下会发生？在情况发生时能做什么，不能做什么？在社交发生后，我们可以利用社交解剖的方法，帮助孩子理解之前发生过的互动，以促进下一次的成功。

我们知道社交中的隐藏课程是自闭症人群的软肋。隐藏课程本来是无需直接教学即被全球的小孩和大人本能就掌握的社交互动中的期望、规则或者准则，但是自闭症人群通常很难理解学校和社区环境中的隐藏课程。

隐藏课程涵盖多个领域，以下是 Buron 和 Wolfberg 在专著 *Learners on the Autism Spectrum*（ *2nd Edition* ）第 253 页分享的和情绪调节相关的隐藏课程示范清单：

1.人们可能不会自动识别你的心烦、担心或者情绪崩溃。如果你感觉到有这些情绪，但是周围人不给你空间或者帮助你安静下来，那么他们可能需要你直接告诉他们你的感受。

2.有时候你的行为能够透露你的感受。例如，一些人开始感觉心烦的时候会抖脚或者弹手指。

3.人们与能够识别和控制自己情绪的人相处起来更加容易。

4.你可以告诉别人自己心烦了，情绪要崩溃了，或者困惑了，以及你需要冷静一下或者希望你信任的人来帮助你。

5.你即使做了计划和有常规活动，但是事情不总是按照计划来。大多数的时候我们需要努力接受变化并且意识到一切都会没事。

6.几乎所有的人在一天中都得寻找自己的方式来保持一直平静。有人运动、冥想、散步，或者去一个安静的地方。

7.找不到所有状况的答案是正常的。我们永远都可以询问一个信任的朋友或者成人来帮我们分析下。有时候你也会被请求去帮助一个处于困难中的朋友。

还有一项和社交意识相关，且在家庭、社区、学校及就业场景下非常重要的技能，在困扰很多高功能自闭症者，那就是解决问题的技能。

Mataya 和 Owens 在专著 *Successful Problem-Solving for High-Functioning Students with Autism Spectrum Disorders* 中提供了一个解决问题图，帮助学生理解因果关系、解决问题，以及做决定。我大致介绍下这个图表。

出了问题后，向成人寻求帮助：一个值得信赖的成年人可以提供对情况的不同看法，甚至可能提供问题的解决方案。他人的观点对于任何陷入困境的人都有帮助。特别是对于年轻的学生来说，在能够独立地讲出来并且妥协或者放手并继续前进之前，寻求帮助是一个特别重要的策略。

• 说出来并妥协：如果问题涉及另外一个人，那么说出来能够帮助双方感到自己被倾听和理解。妥协可以将问题转化为双方共赢的局面。

• 放手并继续前进：生活中有很多事情并不如我们所愿，唯一可以接受的解决方法就是放手并继续前进。这是每个人都需要学习的生活技能，尤其在尝试了其他策略但是没有结果，或者问题中包含了无法改变的事情时，它通常是一个有用的解决方案。

•让它困扰你：这是高功能自闭症人群常见的问题，就是当其他人已经继续前进时，高功能自闭症者仍迟迟走不出来。这不是一个长期的解决方案，因为它会给患者带来痛苦，并且不允许他专注其他事情。"让它困扰你"这个概念是帮助患者理解陷入困境是一种选择，他可以并且被强烈鼓励从其他富有成效的方案中进行选择，不然的话，问题就只能继续困扰你了。

目前普遍认为，自闭症人群的共情能力欠缺。共情包括认知共情和情感共情两种基本成分。认知共情是指识别他人情绪、理解他人观点的能力；而在理解和识别他人情绪的同时，还必须对他人的情绪感受产生共鸣，即情感共情。患有阿斯伯格综合征的人在认知共情方面不那么出色，但是他们一旦意识到对方的情绪，他们情感里的同情心和典型人群没有分别。这一点行为障碍儿童则表现出相反的模式。

认知共情指的是可以通过社交线索、细微的语音波动和其他非语言交流来识别某人的情感。例如有的精神病患者可能非常擅长阅读人，并应用这种认知共情能力。自闭症患者在认知共情方面不出色。他们难以阅读不熟悉的非言语语言的含义，很难将自己放在他人的角度去考虑问题，并让对方感受到自己的情感。但是自闭症患者一旦意识到对方的情绪，他们的感觉不带有社交架构，很赤裸裸、完整，表达方面还可能更加强烈。

认知行为疗法（CBT）是一种在结构化的环境中与心理咨询师合作的谈话疗法。它的目标是帮助人们意识到不准确或者消极的想法，以便更清晰地看清情况并有效地应对。高功能自闭症患者具有有效参与CBT的语言和智力。CBT不但有助于缓解他们的焦虑，也能为他们提供应对事情的想法、感受和管理行为的策略。治疗师还能教导孩子思想、感受和行为如何关联，如何相互影响，并提供以更具建设性的方式处理困难情况的策略。

第 5 章

生活自理能力的干预

很多家长困惑，我的孩子什么都不会，要学的东西太多了，从哪里教起呢？我觉得可以参考典型神经发育儿童的成长表，从 1 岁在各个领域的里程碑看起，只要孩子还没学会的，比如自己吃饭，那就从这项任务开始培训。另外一种做法是从实用角度出发，先从孩子日常生活所需要的技能开始培训，这些技能可能包括自我护理，还有社区生活所需要的玩耍、社交、购物等。儿童的成长里程碑，在《自闭症诊断篇》第 1 章和第 2 章里有介绍。本章重点谈论自我护理技能。

不管智力水平如何的自闭症患者，在学习自我护理技能的时候都可能遇到不同程度的挑战，简单的如洗手、穿衣、进食，难度高些的如洗澡、独立如厕，等等。除此以外，儿童的一些适应性行为还包括简单家务、安全隐患、乘车能力，以及沟通重要信息等。

在进食的培训中，家长可以根据孩子的实际情况，看是否需要特制的勺子帮助他自己吃饭。在练习将食物送到嘴里、咀嚼和吞咽的过程中，可以穿插与进食相关的任何行为的教学，比如用餐巾纸擦嘴、餐食的名称、申请要食物的手势或者语言等。如果大点的孩子，我们可以教授简单的食物准备、摆盘、餐后的清洁等。教授的方法总是从手把手开始，然后逐渐过渡到手势提示或者语言提示，直到独立操作。这里解释下，我们"手把手"的"手"是孩子的惯用手。我们一般可以通过观察孩子拿叉子、蜡笔、积木或者拼图时使用的是哪只手来判断孩子的惯用手，但是在实际工作中，我发现有些自闭症幼童的惯用手不是很容易识别。比如有的孩子吃饭时用左手拿叉子，但是拿蜡笔画画时又是用右手。这种情况下，我们通常需要做更多的细致观察，或者做一些测试，收集下数据，比如把一支蜡笔送至他的左手，观察下他是否会自己传送到右手再开始画画，或者记录下两只手都使用时的时长、力度。再比如在他使用套圈拼图等其他教具时来观察他在精细动作上的表现，如果哪只手在当下表现出来的灵活性、力度或者时长更强，我们就暂时认定这只手是我们手把手教授时辅助使用的手。我们通常不刻意去纠正孩子的左手惯用手。

穿衣方面的培训课程通常包括使用拉链、扣纽扣、穿脱鞋子和袜子等。在教授孩子穿衣的过程中，我们可以同时教授前后、左右、里外等概念。大一点的孩子可以学习简单的折叠衣物和分类放置。每教授一个技能时，根据孩子的理解能力可以继续拆分为更小的任务，一点点地教，直到孩子独立完成任务。

洗澡的课程需要涵盖洗澡和清洁的必要性，以及清洁和肮脏的区别。在培训的过程中同时学习各类清洁用品的名称。每次洗澡时都要清晰地告诉孩子一共有几个步骤，现在进行的是第几步。洗澡的简版三步骤——抹浴液、冲洗、毛巾擦拭也要无数次提醒和加强。

安全意识方面，为了保证孩子的安全，该上锁的上锁，比如门窗、柜子等，该安装警报器的安装警报器，把不该吃的和不该碰的东西放在安全处（比如化学清洁剂、刀等），有楼梯的安装儿童防护门，家具固定在墙上，教会孩子游泳，学会回应名字以及遵循"停"这个指令，等等。

生活技能的教学策略通常有以下几种：

（1）任务分析和链接：任务分析，就是根据任务的性质，将它分解为多个小部分。链接是将多个小任务联系起来，包括前向推进链接和后向倒退链接两种。前向推进链接是首先教孩子第一个步骤，其他步骤由培训师帮助完成，等到第一个步骤能够熟练独立完成后，再教第二个步骤，以此类推。在后向倒退链接中，首先教孩子最后一个步骤，也就是说培训师和他一起完成前面的步骤任务，最后一个分解的小动作由孩子独立完成，也是以此类推。任务链接是教授生活技能最常见也好用的方法，与积极的强化策略一起使用效果更好。

（2）角色扮演：以孩子在实际生活中遇到的社交场景为例，进行角色扮演，反复练习，结合强化鼓励，帮助孩子树立生活和社交信心。

（3）在实际场景下培训：比如购物，全程手把手地教，不放过每一个练习的机会，在孩子熟练后，逐渐过渡到小提示，直到孩子完全独立操作。

（4）社会故事/绘本的使用：那些贴近生活、描述生活状况和人物的绘画故事，可以用来辅助和内容有关的实际培训。绘本还可以用作安全防护等方面知识的培训，教授孩子在各种场景下如何做出反应。类似绘本的慢慢渗透，能够帮助孩子增强未来生活的独立性。

（5）参加小组学习：尤其是和有类似障碍的孩子一起来学习，孩子可能更加享受学习的过程，还能在学习技能的过程中学到了社交互动。

以上是生活技能教学的一些提纲。下面我挑一两项生活能力为例，具体分享一下教授孩子的详细步骤和方法。第一项生活能力在目前的大环境下很重要，那就是洗手。

我们可以在洗手台旁边挂上一组图片（图片对于培训自闭症儿童的日常生活能力及功能运作非常有效），可以参考下面描述的洗手流程。

（1）打开水龙头—> 将手打湿 —> 关闭水龙头。

（2）挤出洗手液—> 两手左右前后打出泡沫（此时家长倒数 10 个数，让孩子逐渐习惯该步骤的时长）。

（3）打开水龙头—> 冲洗双手（此时家长倒数 10 个数）—> 关闭水龙头。

（4）用毛巾擦手（此时家长倒数 10 个数，保证孩子擦干净）。

在具体教授每个步骤的时候，家长应根据孩子现有的学习能力掌控教学的节奏。如果孩子的学习能力弱，那么我们每次只教授一个步骤，从第一步开始，家长先指向图片步骤一，告诉孩子我们现在学习步骤一，然后一边口头详细解释步骤一的动作，一边动手做示范，也可以手把手地教孩子执行完第一步骤，然后接下来的步骤家长不必急着教，可以手把手地帮助孩子完成。整个洗手动作结束后，家长要及时给予鼓励及表扬。

当只要家长指向图片步骤一后孩子就能独立完成时，我们就可以进入图片第二步骤的详细教授工作，以此类推，直到孩子完全掌握了整个动作。不要忘记每次洗手的动作完成后，给予孩子肯定及表扬（口头或者小饼干奖励）。

家长在培训孩子洗手这个技能的时候，不要放过孩子的每一次需要洗手的机会，比如如厕后、吃饭前、回到家后等，每天会出现大量的学习机会，这时候非常考验家长的耐心和坚守标准化的原则。家长一次偷懒不按照标准实施，给孩子造成的困惑就会使得之前的培训成果前功尽弃。

以上的详细培训方法，家长应根据孩子的个人情况做相应的调整，比如有的孩子不需要图片，口头指令就足够，有的孩子可以尝试四个步骤一起教，但是家长要记住不要因为急于求成而将洗手演绎成一项艰难并充满紧张气氛的任务。再一次强调，教学只有在轻松愉快的气氛下完成，孩子的学习效果才有保证。

生活里其他基本技能的训练，都可以借鉴以上或者类似的方法，还可以使用计时器或者不同智能声音的提醒，比如在训练孩子独立如厕的时候，可以设置一个声音，每隔 1 小时提醒孩子该上厕所了。下面我再介绍下如何训练儿童摆脱尿不湿。

摆脱尿不湿是许多自闭症儿童家长面临的大难题。自闭症儿童出于多种原因如发育迟缓、沟通障碍，或者对如厕产生感官焦虑等，使得家长不知如何下手去培训孩子独立如厕。

以下是 Autism Speaks 官网上分享的几个如厕培训策略，我在其中穿插了一些个人的实践经验。

（1）沟通时"少即是多"，话少而简洁，比如说"该尿尿了"，而不是问他"你有尿吗？"可以使用简单的视觉提示来帮助自闭症儿童理解。

（2）去掉尿不湿，换上内裤：很多家长会害怕这样做，但事实是去掉尿不湿之后，孩子才能体会到事故与皮肤潮湿的不适相联系起来的感觉。

（3）孩子尿裤子时不要大惊小怪，尽量减少讨论，更不要取笑孩子，尽快清理就好。将关注力放在孩子使用或者试图使用厕所的时刻。

（4）奖励期望的行为。确定一些可以激励孩子的活动、玩具或者小零食，且让这些事物只能用在奖励孩子如厕成功的时刻。我曾经干预过一个孩子，他很喜欢奥利奥，但是我们只把它放在厕所里一处能看见却够不到的地方，他只要成功地小便出一点点，我们便立即奖励一块奥利奥。这样我每次提醒他"该尿尿了"的时候，同时给他看厕所和摆放奥利奥的图片，他都会欢天喜地地去厕所。

（5）创造小便机会以及及时使用奖励。我在干预课开始之初会建议家长提供给孩子爱喝的液体，比如果汁或者牛奶，或者是往平日里喝的白水中添点果汁等，保证孩子一次可以喝足够量，并记录下孩子喝的量，然后设置计时器，20 分钟之后带他去厕所，让他坐在马桶上，如果 10 分钟之内不成功，把孩子带出来再喝点液体，然后再设置计时器，10 分钟后再次尝试。孩子即使小便出一点点，我们就要立即奖励。奖励孩子时一定要及时并且一致，让孩子将往马桶里小便和获得奖励建立起联系。

（6）赋予孩子沟通能力，让孩子会用一种简单的方法告诉大人他要上厕所，可以是简单的一个字，比如"去"，可以是指向墙上的一个图片。这样我们慢慢减少主动带他去厕所的频率，让他慢慢体会到膀胱充盈，然后体验在厕所小便后的轻松感。

即使排尿训练成功之后，排便可能是又一大难题。在训练自闭症儿童排便方面，除了训练自闭症儿童主动去厕所之外，我们可能还会遇到自闭症儿童的另一常见问题，那就是便秘。自闭症儿童常见的肠道健康问题在《自闭症共患篇》里有讨论，这里不赘述。我分享一下排便训练计划。

在没有其他医疗原因影响的情况下，我们的干预目标是帮助自闭症儿童建立排便常规，比如晚餐后。对于上学或者幼儿园的儿童来说，放学后和家里的卫生间可能是最理想的排便常规时间和场所。如果自闭症儿童的沟通障碍程度相对严重，我们需要细心观察他的排便常规，比如我的一个学生喜欢到家里的楼梯口排便。他抓着栏杆，有时候踮起脚尖，然后一动不动时，我们大抵猜测他在排便，那么对他的干预步骤就可能是逐渐将他引导到离卫生间近的位置，但是要保证给他提供有扶手支撑的地方，每一次的小小进步都要立即奖励。直到可以带到卫生间之后，我们也可以先允许他穿着尿裤坐在马桶上排便，逐渐过渡到将尿裤退到膝盖周围来排便。

在常规的建立上，我曾经尝试过晚饭后立即引导孩子去卫生间坐马桶，马桶上有儿童坐垫，儿童脚底下有个矮凳抬高他的腿，保证他坐着的舒适度以及构成对于排便有利的姿势，在旁边他可以够到喜爱的图书或者玩一个手里抓得住的小玩具。20分钟内如果不排便，我们便结束这一次的训练，等待次日的同一时刻做同样的训练。在一个职能治疗师的建议下，我还给孩子使用过一个软球，在他坐在马桶圈上的时候，我将球放在他的两个膝盖中间，让他夹着，这样能够帮助他用力，这个方法在这个儿童身上很有效。我们大概用了不到1个月便基本固定了孩子的排便时间，而且他排便的速度越来越快。

第 6 章

问题行为的干预

我一个客户（自闭症儿童）的妈妈带孩子去买早餐，结果买好后孩子拒绝上车，大哭大闹抗拒得很厉害。这位妈妈讲述时的情绪崩溃极了，她说一般的小孩可能吓唬几句就够了，但这是个自闭症孩子，讲什么道理都听不懂，她怀疑以后都无法独自带孩子出门了，那将是多么大的家庭负担。她问我有什么建议，我以一个过来妈妈的身份建议她下次带孩子出门前，准备一些让孩子能愉快打发时间的物品，比如他喜欢看的书，喜欢玩的玩具，喜爱吃的小零食等，让他在坐车的时候有事干，然后用简单的语言告诉他出门是要做什么，提前告诉他接下来要做什么，他能够遵从指令的每一步都及时给予言语赞美。如果孩子的情绪已经上来，听不进去任何话的话，就不要再强迫孩子上车，可以扯着小手在停车场里或者沿着店铺走一走，孩子的情绪肯定会慢慢平复下来。平复后再告诉他接下来要做的事情。

我不觉得这个单一事件属于问题行为。我曾经的另外一个小客户有过高空掷物的行为，这可以定性为"问题行为"，因为它可能造成对他人直接的伤害。如果一个自闭症小孩出现了用头撞墙的行为，那也肯定属于"问题行为"，因为它可能对自身造成直接的伤害。当然，打人骂人摔东西等也都是问题行为。

自闭症患者容易表现出各种不良行为。即使同等智力水平的自闭症人群和典型人群，他们在常识认知上、解决问题的能力上都没法进行比较。在自闭症患者身上，智力水平和适应性功能也没有关联。不管看上去多么聪明的自闭症成人，他们都可能出现不成熟的行为。

我很喜欢 Buron 和 Wolfberg 在 *Learners on the Autism Spectrum*（*2nd Edition*）一书中第 156 页讲述的行为支持计划的目标和 6 个信念构建，因为不了解什么是行为，我们便无从理解并且帮助有问题行为的孩子。接下来，我简要介绍下其中的内容。

行为支持计划的目标是帮助自闭症学生学习社交上适当的回应和互动方式。这句话涉及的是让家长和教育者的关注重心从孩子的行为结果上转移到关注行为的本质以及如何从根本上扶持孩子的正向行为。

行为支持计划围绕着以下 6 个信念：

（1）行为受上下文影响或受上下文支配：当自闭症学生出现不良行为时，我们需要看到环境在他的行为反应中起到的作用。行为可能在环境的变化后得到自动改善或者恶化。

（2）行为对个人而言是功能性的，有目的且有意义的：像上面提到的在餐馆外面大哭大闹的小客户，他很可能就是受限于沟通，利用行动表达出了他的情绪。他干坐那里等待，餐馆的人来人往，他无法预期后面会发生的事情，等等。他的情绪崩溃对他而言是当下具有功能性的表达。

（3）行为受到内部事件的影响，包括情绪状态（例如焦虑、抑郁）和生物学状况（例如胃肠道疾病、癫痫发作、耳部感染等）。我在干预 2~3 岁自闭症儿童的过程中，常常会经历小客户"没来由"的情绪发作。秉持着"行为带有功能性"的原则，我常常从孩子的身体状况先做排除，比如有的孩子在哭闹时蜷缩着身子，肚子一下子崩得很紧，很有可能是突如其来的肠胃不舒适，也有的孩子可能是困了、累了、饿了……行为的背后一定有原因。

（4）行为受到直接环境之外的因素的影响，包括人际关系，参与各种活动的机会以及生活方式需要调整等。具有更好的整体生活质量的自闭症儿童不太容易出现问题行为。我自己就曾经遇到过几个自闭症儿童，比起同龄的典型儿童，有着更少甚至极少的问题行为，而他们的成长环境往往是很有爱，生活很有规律，父母心平气和，饮食营养均衡等。

（5）随着人们的成熟以及新能力的发展，行为将发生变化。我觉得这点可以解读为用发展的眼光去看待孩子。事实上，孩子出现的许多行为都不能算作问题行为，它们的本质是暂时性的，与年龄及现有技能相关的，家长需要引导，但不需要花费大量的时间和精力去试图扑灭它，适当的引导或者转移注意力可能是最有效实用的策略。我相信很多养过孩子的家长都有这个体会：以前经常对孩子大发雷霆的某个行为，怎么忽然不见了？然而，旧的毛病刚走，怎么新的毛病又来了？有智慧的家长会慢慢琢磨如何以最小的精力代价去应对那些临时性的行为。

（6）行为支持以强大的价值基础为指导：这点是在提醒家长和教育者时时反省下自己对孩子行为的反应，是否和我们对行为的价值理解以及我们是如何被养大的有关？我们只是想掌控着局面，还是更多地聚焦在孩子生命的整体质量上，我们的回应是否教会了孩子更好地进行自我管控？

家长和教育者经过了以上几个信念的自我审查后，如果确定了孩子的行为是问题行为，而且是需要被立即干预的，那么一个功能性的行为评估是非常必要的。我们首先得清楚这个行为的功能或者目的是什么，找出行为背后的潜在原因，才能够制订行为干预计划。

Buron 和 Wolfberg 在 *Learner on the Autism Spectrum*（*2nd Edition*）书中第160页至163页列举了 O'Neill 和同事们在 1997 年著作中给出的问题模板，帮助我们搞清楚行为的真正功能。我觉得这个清单很实用，家长或者老师们在遇到孩子出现了不良行为时，可以沿着这个清单给出的线索一一对照寻找，所以我在这里列举出来：

（1）这个行为持续多长时间了？哪些试过的方法有用？哪些没用？

（2）学生表现好的都有哪些时刻？什么时间段？学生把事情做成功时是什么表现？

（3）学生的天赋、技能或优势是什么？他们着迷、感兴趣或者享受做哪些事情？这些感兴趣的事情是否会出现在每天的学习计划里？

（4）学生目前接受的教育课程设置：课程与学生的认知能力匹配吗？课程为了孩子的特殊需求有及时更新吗？他们学习到的东西有应用在现实世界中的价值吗？学习的东西对于每日的生活有用吗？

（5）学生每天的上学时间和空余时间是怎么分配的？

（6）在学生身上，哪些教学方式被使用过？

（7）学生的行为有没有什么目的，比如吸引人的注意或者逃避某项不喜欢或者不擅长的活动？

（8）学生一般什么时候出现问题行为？固定时刻？和某个特定的老师？还是某个科目或者某项活动？

（9）学生的沟通方式是怎样的？在不同场景下采取不同的沟通方法吗？

（10）学生的健康状况怎样？有服用什么药物吗？

（11）学生的营养来源和睡眠状况怎样？

（12）家庭环境和社区环境分别对学生有什么影响？

当一个孩子同时出现几种问题行为时，我们需要优先排序目标行为来进行干预：涉及人身安全的肯定要排首位，但凡对他人或者自身可能造成伤害的行为，也为最优先干预。其次可考虑行为的频率，高频率出现的行为优于偶尔出现的行为去干预。长期行为优于新行为，与关键行为关联的目标行为优于其他行为，等等。

接下来我想分享自闭症儿童常见的两种问题行为及应对方法：情绪发作和攻击性行为。

（一）情绪发作或情绪调节不足

自闭症是整脑症状，也就是说，它不是大脑里某个单一区域的功能障碍。大脑里的几个区域，包括脑干、小脑、额叶以及边缘结构，都发现了与自闭症相关的异常。同样地，研究也揭示了情绪调节的挑战也不是仅限于大脑的一个部分。例如，杏仁核和海马体的体积增大，也被发现与情绪感知和情绪调节相关。自闭症人群经常处于高水平的担心、压力以及焦虑当中，这会导致他的杏仁核始终处于唤醒的常态，结果就是会常常情绪失控。

自闭症患者从小就会在情绪调节方面遇到困难。情绪调节是一种可以识别自己和他人感觉的能力，同时能够适当地表达和回应这些情绪。当情绪调节出现困难时，通常是对别人看问题的角度的领会以及读心能力存在着延迟和不足。情绪调节不足持续存在后，人会焦虑、抑郁、愤怒及自信心会降低。Hurlbutt 和 Chalmers 在 2004 年进行的一项研究中发现，个人经历的压力和焦虑，与他们不了解社会规则，不确定该谈论什么不该谈论什么，以及专注于试图了解他们所生活的世界有关。所有这些挑战让自闭症患者无论有多么高的智力水平，在现实社交生活中都会显得手足无措。

自闭症患者经历的社交孤立可能会从童年就开始，被同伴霸凌或者嘲弄，会进一步加深他们的社会沟通挑战。对自闭症人群常有的一种误解是他们喜欢独处，不喜欢社交，其实自闭症患者与人链接的渴望一点不比别人少。我接触过的 2~3 岁自闭症儿童中，没有不喜欢拥抱的，甚至于，当他接受他人善意温暖的拥抱时，他们抱得更紧，贴得更近。

如果要从根本上解决自闭症患者的情绪调节问题，帮助他们发展友谊和增强自信是关键。友谊可以帮助他们发展灵活的思维和社会适应力，而灵活的思维和社会适应力又会促进情绪调节。家长和老师们可以为自闭症学生多创造一些基于共同兴趣的社交机会和互动，比如俱乐部、图书馆、课后游戏团体、科学小组、自然探索小组等。

另外一个长期有益的干预策略是教会孩子情感发展的不同阶段和相应行为，使孩子能够了解当自己感觉到情绪不对时，情绪来源于哪里，情绪处于什么阶段，以及如何应对。我曾经干预过一个3岁的男童，他没有拿到自闭症的诊断，但是有情绪障碍，极容易大哭大叫，且哭闹行为持续很久。我们引入了视觉提醒，先是在情绪发作后心情平复的时候，我们帮助他回顾刚才发生的事情以及他的反应，然后告诉他刚才的反应是处于哪个阶段。我们使用的量表是用颜色和卡通面部表情来展示的，很像Buron和Curtis创建的5分制量表，我们在他没有情绪行为的时候来教他理解这个视觉工具，在情绪事件发生后，再使用这个量表来帮助他回顾。接下来的操练应用在很多事件场景，有些是治疗师创造的，比如我们组织玩简单的扑克牌游戏，我们知道他接受不了输，所以在他输的时候，我们立即将视觉表摆在了他的面前，然后带领他一起做10次深呼吸，平复后再用视觉表告诉他在行为上的进步，并给予赞扬。这样的操练不但收到了快速的意想不到的效果，我们也能够想象这会成为令他受益一生的自我管理技能。

以上是"防患于未然"的长期策略范例。我们再谈论下当孩子出现情绪崩溃时，应急方面应该如何处理。

当自闭症儿童出现情绪发作时，希望家长先快速思考下他的行为功能是什么？ABA理论中将人类行为分为四种功能：逃避、获取关注、获取实物以及自我刺激。我们分别举一个小例子来具体说明。

逃避：一个比较常见的例子是孩子一听说上课就开始哭闹，这个行为很可能承载着"逃避"功能。当我的学生发生这种情况时，我不会去跟他讲很多道理，而是安静地坐在旁边，其实这个时候小孩子在等待大人的反应。大人安静时，他的情绪也会安静一些。这个时候，我会抛出我的强化物，比如"我们现在进教室做个游戏，然后玩捉迷藏"。或者，我将接下来要做的学习活动变成两个选择，比如问他："你想先读小猪的故事，还是先做拼图呢？"应对逃避功能的行为的策略就是不能让他逃避成功。

获取关注：触发因素可能包括时间表的改变、活动的切换、感觉上超载或者沟通障碍。在干预类似行为之前，预防更加重要。我们可以使用视觉工具或者社交故事来提前给孩子做好心理准备，好的行为出现时给予奖励，不良行为出现时给予忽视，或者提供关注之外的感觉辅助工具如加重毯子或者给予舒压球。总之，以关注为目的的问题行为，我们不能提供关注来做正向加强。

获取实物：很常见的例子是孩子没有得到想要的东西，所以情绪发作。这个时候，家长需要保持平静，不需要解释太多为什么现在不能给他（孩子情绪发作时也听不进去），只需要迅速带领他进入下一个活动。这时候不能直接给他想要的东西，否则会强化他以后使用同样的情绪策略来沟通类似的事情。等他平静后，如果孩子的年龄和理解能力水平适合，和孩子回顾下行为事件，并同时告诉他一个替代行为，比如好好沟通。

自我刺激：我的一个小客户，他根本坐不住，必须在屋子里跑来跑去，同时出现了拍手等自我刺激的行为，如果阻止他，他便会大哭大叫。这种情况，我们先教会他利用口语或者手势或者指图片来请求结束活动／休息，然后带领他从事一些增强感觉输入的活动。当客户出现感统整合的挑战时，我们通常会和职能治疗师一起协作。

（二）攻击性行为如打人、推人、咬人等

与应对情绪问题一样，对于孩子出现的攻击性行为，我们同样需要做一个功能行为评估来了解问题行为的功能，触发因子都有哪些。很多自闭症儿童出现的攻击性行为是因为沟通受限，所以帮助他们学习一些有效地沟通自我需求和感受的方式（比如借用一些视觉方面的提示／线索、观看视频等），情绪管理的窍门，然后表扬合适行为，将大大减少攻击性行为。当孩子出现攻击性行为时，要首先确保孩子自身和他人的人身安全，必要时将孩子立即带离现有环境。

在我的实践工作中去了解孩子的打人行为的功能，还不是一件很容易的事情。我有个客户是一名3岁男童，和5岁的哥哥一起玩的时候，经常动手打哥哥，我们起初利用暂停策略来"惩罚"他打人的行为，比如说让他在一个角落里坐5分钟，不能参与游戏活动，但是我们后来发现他似乎还挺享受这个行为后果，因为妈妈会过来查看他，会盯着他讲道理，我们认为他的打人行为反而有获取关注的功能，于是我们在干预策略上做了几点改变，比如奖励合适的替代行为如沟通，问题行为出现时忽略他反而关注哥哥，游戏前提供视觉提醒标记等，干预效果开始显著。

在如何应对自闭症学生突然出现的攻击、逃跑、自残或者其他抵抗行为方面，惩罚和隔离曾经是有效策略，然而，它们并没有长期持续的教育效果。也就是说，自闭症学生很难从惩罚和隔离措施中学习到替代的亲社会行为。其实，别说是自闭症学生，就是

典型儿童，惩罚这类措施也是很有局限性的。我们如果惩罚一个年幼的孩子"面壁"5分钟，我敢担保过了5分钟之后，你问他为什么受到惩罚，他肯定一脸茫然，因为他在接受惩罚的时候大脑里早已天马行空，根本不会记得为什么被惩罚或者隔离。在生活中，我们常常见到"吼"孩子的父母，因为孩子不被吼就不听话，"吼"在形式上似乎管用了，但是这种缺乏信任、没有营养、不可持续的亲子关系，对孩子的成长和学习是没有多大帮助的，下一次家长就算吼破了嗓子，恐怕也起不到震慑的作用了。

　　自闭症儿童其他常见的问题行为可能包括但不限于刻板动作，比如拍手转圈、社交上其他不合适行为（大量重复的回声或者无意义的重复）、过窄的兴趣爱好……我们在《自闭症干预篇》其他章节中会讨论到。

第 7 章

性别意识的干预

虽然自闭症是个谱系，每个自闭症患者在各方面的表现千差万别，其在和性相关的兴趣和能力方面也可能存在很大差异，但是社会性意识弱和社交技能缺陷是自闭症谱系障碍中的核心缺陷，也就是说自闭症患者多多少少都有缺乏。社会性意识的欠缺会导致自闭症患者在做合适的性表达方面出现问题。一项研究表示，患有自闭症谱系障碍的青少年经常发生的不适当性行为包括过度手淫、公共场所手淫、不恰当的示爱姿态、不恰当的性兴奋和暴露癖等。该研究还表示，在教授性教育相关的技能之前，社交技能的发展很重要。

另一项研究表示，与典型神经发育人群一样，自闭症谱系障碍患者也会表现出各种性行为。然而，由于该疾病谱系的核心症状，包括社交技能缺陷、感觉迟钝或者过敏以及刻板行为，一些自闭症患者可能会出现高于平均水平的不规范的性行为和兴趣。自闭症患者似乎比一般人群有更多的性欲亢进和性倒错幻想。这个现象在参与研究的自闭症男性患者身上观察到，而自闭症女性可能因为通常更能适应社会，所以表现出较少的此类行为障碍。当然，如同典型神经发育人群一样，也有少数患者对于性兴趣较低或者没有兴趣。

但是不得不说，由于自闭症患者，尤其是青少年，他们从朋友那里获得的性信息较少，所以与同龄人相比，自闭症青少年和年轻人实际的性知识和性经验是偏少的。2021 年的一项研究还发现自闭症男孩和女孩之间在性知识和经验方面出现了实质性差异。自闭症女孩比自闭症男孩拥有更好的浪漫感受，更多的性关系知识和经验，但是尽管知识丰富，女孩比男孩报告了更多的过去的负面经历。尽管这些结果适用于所有女孩（无论是否患有自闭症），但是自闭症女孩报告负面经历的比例还是高得惊人（超过 50%），而此前

Pecora 的研究中显示的比例还要更高，达到 78%。家有自闭症女孩的父母应该对于孩子可能遭受性侵害的危险因素进行谨慎的评估。

对于谱系上的一部分人来说，这可能意味着要教一些技能，可能包括何时何地脱衣服，如何恰当地表达爱慕以及何时何地观看成人视频。对于另外一部分人群，我们可能需要专注于教授必要的社交技巧，以应付初次约会，应对拒绝或将恋爱关系提升到下一个台阶，等等。

自闭症人群的父母在孩子的发展阶段早晚都会遇到类似的难题，即如何教授孩子与性相关的知识，如何既保护孩子的安全，又能合适地扶持孩子增强生活的愉悦感。曾有一项研究对 100 名 9 岁及以上自闭症患者的照顾者填写的调查问卷做了分析，发现父母报告的孩子的言语水平与表现出来的不合适性行为之间并没有联系。男孩的父母更担心自己的孩子被同性利用，女孩的父母则担心异性。该研究做出的不显著声明是性教育的需要由人的行为而不是功能或者言语水平来决定。也就是说，言语水平高甚至认知水平高的高功能自闭症患者也可能会出现性知识缺乏并做出不合适的性行为。

Dr. Frank Cicero 在如厕训练和发育障碍领域发表过文章，也曾受邀在国家会议上发表演讲。以下内容的整理是基于他关于自闭症人群在性知识方面的启蒙和训练方面做出的回答。

Dr. Cicero 认为，我们需要最大程度地个性化对待自闭症个体，精确地评估其能力水平、需求，然后做针对性的教导。要牢记的一个指导原则是确保孩子对性知识有足够的了解，确保他在社交上行为适当并且保护自己和他人的人身安全。从这个指导原则出发，再决定教什么和怎么教。一个不错的起点是评估下孩子对做什么感兴趣，然后确定他可以安全进行的方式。孩子需要知道，性行为当中存在着适当的和不适当的行为，对于自闭症人群来说，性行为更是一种需要被塑造使其变得更合适的行为。例如，如果一个自闭症男青年在公共场所里尝试自慰，那么问题就不在于他自慰的愿望是错误的，而是要告诉他适合此行为的界限和规则。同样地，如果自闭症男孩在邀请一个女孩出去约会时感觉很窘迫很焦虑，而且他通常在焦虑的时候会呈现出一些怪异的刻板行为时，我们则需要教授他所需的社交技巧，教他克服焦虑的策略，从而减少其刻板行为。

通常，自闭症患者个人所需的"性课程"可能涵盖广泛，需要教授的内容和教学方式必须高度个性化。如上所述，第一步是评估他对做什么感兴趣，然后针对该行为进行塑造以便这个行为更加符合社交规范，能够保证其身体安全并取得个人的身心愉悦。下一步是确定最能塑造其行为的教学方法。这个时候，我们需要寻找过去曾经在他身上成功过的教学方法、技术和教学材料来教他学习该技能，比如想想他当初是如何学会刷牙的，如何与同伴一起玩棋盘游戏或者如何在上学期间正确地坐在椅子上。我们使用的是我们所知道的最适合他、最容易纠正他的目标行为的方法。还比如，如果这个孩子以前通过视觉时间表和任务分析学会了许多自我护理技能，则可以使用相同的方法来教授与手淫有关的步骤和行为。如果孩子当初学习识别颜色、字母和数字是通过传统的分解式操作教学方法，然后通过图片卡来表达和接受识别的，那就可以使用该方法来教授他私人空间和公共空间的区别。应用行为分析中有效的教学方法的一些示例包括使用社交故事、社交脚本、视频建模、分解式操作教学（DTT，一种简化且结构化的教学方法）、任务分析（它不是一口气地讲授全部技能，而是把技能分解成小步骤，一次一次地讲授每个步骤后逐渐累积形成完整的操作技能）、图片时间表、书面时间表、言语和肢体提示以及提示的逐渐弱化、带有口头反馈的练习以及角色扮演，等等。不要因为需要教授的东西中包含了性知识而妨碍家长使用他认为可行的教学方法。

与以学术、自我管理或一般社交技能为目标的课程不同，与性相关的课程还会在何时、何地以及由何人教授这些技能的问题上进行谨慎的选择，例如教授男孩子手淫技巧，例如了解这个行为在哪里可以接受，定义和设置私人时间以及确保私密性（比如关门、拉上窗帘等），它更适合在家里教，而不是在教室里教。同样，练习约会脚本可能需要一对一完成，而不是和一群在学校的同龄人一起练习。还有，如果需要教孩子在厕所内学习到一些人身安全行为（例如锁上厕所门、使用小便池的适当行为等），这些技能要能被孩子在所有环境中泛化应用。换个说法，如果在家里教授的上厕所的合适行为，孩子还需要学会此行为适用于所有通用的场景。每个行为的属性是不一样的，有的行为，我们希望他们学会举一反三，应用到不同场景中，但有的行为具有场所的局限性，并不需要泛化应用。

由于可能存在的认知缺陷，在解决和理解抽象问题上又有挑战，和／或缺乏与约会和性行为有关的实践机会，自闭症谱系上的个体在性行为方面经常表现出知识缺陷。这个时候要对孩子做一个充分的评估，知道他欠缺的是什么。如果孩子面临的是安全隐患意识、性挫败感或不适当性行为等方面的知识缺失，那么可以设计一个教学计划来填补这些知识空白。例如，在公共场所反复触摸和摩擦生殖器部位通常与缺乏如何操作自慰至高潮的知识有关。在公共场合反复触摸私处不仅是个社会行为问题，而且随着时间会导致生殖器酸痛。缺乏高潮或被他人不断打扰而导致的挫败感也可能会导致其他问题行为的出现。与其他任务一样，手淫作为一项复杂技能，可能需要被分解为各个组成部分，并通过图片时间表、书面时间表、口头提示、视频建模等方法在任务分析后进行一点点地教授。还可以同时教授关于私人空间和公共空间之间的区别，性唤起时要懂得转换到私人空间以及在公共场所意识到自己有手淫动作时要有反应中断。如果成年男性有兴趣与伴侣进行性生活，并且家长认为年龄和条件合适了，那么家长可能需要教给他性的基本知识，例如性交的技巧和性动作、生殖和怀孕、性传播疾病和应该避免的非法性行为等。通常，如果学习者处于对这些科目有需求的阶段，则可以通过使用必要的视觉辅助工具（图片和视频），可以通过与他们信任的一个说话客观中肯的人进行公开坦诚的问答，或者通过讲授课程来介绍细节。

另一个需要关注的领域是自我保护和个人安全，这个适用于男性和女性。在这个领域中，有几个方面需要考虑，一个好的起点可以帮助他明确不同类型的关系（例如朋友、家人、熟人、陌生人）以及和每个人交往时适合的行为类型。当然，这里有许多非常复杂的社会规则，但是讲授基础知识可以大大地确保他的人身安全。家长需要教授的必要内容和实践的目标包括但不限于如下：

- 身体部位的识别；

- 对他人说“不”；

- 确定适当和不适当的身体接触；

- 如何表达爱意；

- 公共与私人的行为和场所区别；

- 必要时离开该地区；

- 学会必要时向他人准确报告发生的事情；

- 识别并避免不安全的社会性情况和行为。

接下来，我想介绍下如何对自闭症女性进行必要的性教育。除了与男性类似的性教育点之外，女性还会面临两样重要的事情：一是月经期间的自我护理，二是性侵害。

在教授女孩卫生技能之前，有些先决技能应确保在孩子8~10岁之前教授并使其掌握，比如独立如厕、在日常生活中遵循接受指令、穿衣能力、精细运动能力、遵循链条的视觉时间表等，然后在孩子月经初潮时便将卫生护理任务做成一个链条，根据女孩当时的能力水平以及惯常表现出来的学习能力，或者作为一个总任务链来教授，或者用前向链（先教授第一个小步骤）来教授。

2016 年的一项研究将月经期间的护理做成了一个链条任务，并在两名女孩身上试验，其中一名患有自闭症，另一名患有唐氏及其他发育障碍。试验结果都显示教授效果良好。我将该报告中关于更换卫生巾的任务链条分享一下，一共 13 个步骤：

1. 走进卫生间；

2. 将内裤拉到膝盖下，坐在马桶上；

3. 将脏的卫生巾从内裤上拿下来；

4. 用卫生纸将脏的卫生巾包好；

5. 将卫生巾扔进垃圾桶里；

6. 用卫生纸将阴道区域的残留血至少擦拭一遍，把纸扔进马桶；

7. 将一片新的卫生巾打开；

8. 将外包装扔进垃圾桶里；

9. 将能够粘贴的一面与内裤贴合，按压服帖；

10. 拉起内裤，还有外面的裤子；

11. 冲马桶；

12. 洗手；

13. 走出卫生间。

自闭症女性面临性侵犯的风险极高，可能原因有如下：

1. 缺乏性知识：可能源于早期相对较少的性教育，并缺少同龄人社交。

2. 将虐待视为正常现象：许多自闭症儿童已经习惯了被霸凌。

3. 强烈需要被接受：过多渴望受到关注和形式上的被接受，而可能忽视不良行为。

4. 有述情障碍：很难读懂他人的情绪，不能适当表达自己的情绪，注意不到他人的恶意。

5. 无法预测他人的行为：社交想象力弱，没能根据他人的言语和身体暗示猜测对方的意图而将自己置于潜在的危险境地。

6. 从虚构的来源获得性教育：无法像典型同伴那样快速从社交场合学习，而从网上或者虚构的故事中得到的性知识存在一定的不准确性或者过于简化性。

7. 感到不知所措或受到威胁时会僵住：源于压倒性的体验而不会反应。

8. 缺乏社交技巧来转移性挑衅：不会像典型同伴一样巧妙使用社交策略来规避风险。

有哪些措施可以应对自闭症女孩可能遭受的性侵害危险呢？除了源源不断的性教育之外（如之前所述），大概最便捷也最有用的策略之一就是有个好友系统，这也是女性中特有的一种文化，就是拥有一个或几个能像母鸡一样将自己护于羽翼之下，可以一起参加聚会，有想法和感受时可以公开讨论的朋友。鼓励自闭症女孩敢于讨论性这个话题很重要。

最后简单总结下，家长需要确定孩子渴望什么，以及什么阻碍了他的成功和／或导致他的不当表达。家长需要教授适当的社交技巧和必要的信息，以使他在社交上适当、性上有满足，并身心健康。随着他的成长以及新的需求和欲望的出现，家长可以随时引入其他技能。在选择教学方法时，一定要根据孩子过去在其他技能领域使用过的成功的方法。教学方法要以个人的经验为主。如果需要帮助，家长要主动去咨询在教授性知识方面有经验的行为分析师。

第 8 章

玩具管理的干预

我的大部分干预工作，是在孩子的家里进行的，也有在孩子的托儿所或者幼儿园里进行的，有时候根据孩子的特殊情况，干预课程也会在其他社区空间，比如儿童俱乐部或者儿童公园里进行。我的客户当中，有居住在千万甚至上亿美元豪宅里的，也有居住在狭小公寓里的。我记得其中有一个富裕家庭，豪宅占地几十公顷，家里的工人起码有十几个，我给孩子上课时，什么也不干就在一旁看护的保姆就有两个；而生活局促的一个家庭，一家五口居住在一室一厅里，我的客户是家里的老二，当时老三刚出生。我在他的家里不但找不到一张桌子，连个授课放置教学材料的空地面都找不出来，后来我让孩子妈妈找出个旧毛毯，我们在户外找个空地，铺上毯子，我和客户坐在上面，妈妈带着小宝宝在旁边观摩。

从表面上看，每个客户所处的干预环境差异很大，但是表面条件的差异并不是影响干预效果的最重要因素。最重要的是我们在干预的场景中，能够通过有趣而真实的互动，最大限度地增加孩子的学习机会，让孩子学到有意义的技能。

森森 1 岁 8 个月。我接到他这个案子的时候，被通知去他的日间托儿所上课。我去了之后，那个教学环境太让人皱眉头了。森森的托儿班基本是 1 岁左右的儿童，有不会走路的，有颤颤巍巍刚会走路的，有走起来横冲直撞的。森森算是班里年龄大的孩子，他走路很稳，很灵活，但是已经明显彰显自闭症特征的他，喜欢转圈，喜欢用膝盖跳着前行。每当他的多动行为出现的时候，我的心都会揪起来，担心那些走路还不稳当的孩子成为他莽撞动作的"受害者"。

值得一提的是，我发现森森所在的托儿班中全是有声玩具，比如孩子的学步车周围全是各种按钮，字母数字动物类的有声玩具到处都是，因此整个托儿班里各种混杂的声音此起彼伏。我发现很多自闭症儿童很喜欢摆弄这些玩具，他们看起来非常投入，但是他们在摆弄的过程中到底学到了多少？有些孩子可以重复刻板地摁动一个按钮长达几十分钟。2022 年的一项研究结果表明，电子玩具减少了自闭症谱系障碍儿童和同龄典型儿童口语的数量和词语多样性，从而破坏了基于游戏的语言习得机会。昂贵的、技术含量高的玩具对于幼儿的学习来说并不是必需的，反而可能是有害的。父母应该了解，没有任何玩具可以取代敏感、投入、反应灵敏的游戏伙伴。

第一天在森森的托儿班里见到的景象，令我联想到自己的女儿。她从 13 个月大小就被送去托儿所，我记得她去的第一家是个新开张的私人托儿所，但女儿还没上俩月，就被园长开除了，原因是她把另外一个小朋友挠了。虽然被挠的孩子是我的朋友的女儿，也是我介绍来的，我告诉园长我的朋友不会介意的，但是园长坚持说她无法接受动手挠人打人的孩子，我们也只能接受她的决定。后来朋友告诉我没过几个月，那家幼儿园就关张了，原因是园长承受不了经营托儿所所带来的各种精神压力。

如果可以重来，我可能会选择全职带宝宝直到 3 岁。当我和女儿聊天提及此事时，她说："妈妈，我不是成长得挺好吗？"于是，我又陷入了思考。也许，孩子几岁入托，几岁上幼儿园，上公立学校，私立学校，甚至是家庭教学，应该因人而异，它并没有一个标准答案。

对于女儿那次的挠人行为，鉴于之后也没有再发生过，它的性质是一次性的偶发行为，那时候孩子还小，当时为了抢口吃的，行为动作上勇猛了。我的客户群体中，每当家长向我描述孩子有什么不良行为时，我都不会妄然下判断，也不会立即将它当成一件严重的事情汇报给我的主管，或者请求团队做功能性行为分析。只有当孩子的行为重复发生，影响了他的日常生活，或对他人和自己产生潜在的危害时，我们才会也一定会谨慎对待，做功能性行为评估，然后制订干预计划，在日常的干预课程中实行。

行为有功能承载性，也就是说行为对于从事行为的人来说有用，是他在那时解决问题的方式。想要了解一个孩子的行为，我们通常都会花很多的时间去了解行为的模式、特点，它的来龙去脉，然后再去设计干预的策略，执行，再评估结果，必要时修改干预策略以达到干预目的。

森森没有什么不良行为，但是他的症状很"重"。他对自己的名字完全没有反应，即使我轻轻地搬转他的肩膀，让他的脸庞面对着我时，他的眼睛也不会看着我。我于是寻找可能吸引他的关注的玩具，尤其是能弄出声响的玩具，然后将玩具拿到他的视线平行处，距离不到一英尺（约0.3米）的样子，口里喊着他的名字，再配合着身体的辅助搬转，把他的目光带到我的眼睛处。在眼神对视这一块，森森不是个容易被干预的孩子。他太多动，干预的环境又过于嘈杂（各种噪声包括孩子的哭声、音乐声、玩具声、老师的说话声、微波炉的转动声等），分心的因子很多（孩子多、老师多、声音多、发生的事情也多），但是偶尔能够成功对视的时候，我感觉他的眼睛里有光，只是很短暂，瞬间那光又灭了，他会立即移开视线，似乎目光对视让他很不舒适。

有时，我会使用举高高，抱着他转圈，或者玩躲猫猫等方式，来吸引他联合的关注力。他是个感官寻求的孩子，刺激一些的运动能够满足他的寻求，他会笑，但是一般笑起来没有声音。他大张着嘴，眼睛望向别处，那笑容看起来有些尴尬。缺乏联合注意力，没有模仿力，自闭症孩子成长中的每一步都很艰辛，连正常的笑容都看起来与众不同。

森森的进步很缓慢，我和配搭的言语治疗师心里都有些着急，因为托儿所里的干预环境实在太差了。永远有孩子在啼哭，永远有其他的小朋友跌跌撞撞地过来，从森森手里试图把我抢走，或者想引起我的关注，还有放着很响的儿歌，森森本来就缺乏联合注意力和专注力，这样的环境，我很难将他的注意力集中在我这里。我得不到他的注意力，就没有干预进去的可能。

于是，我试着和森森的妈妈联系，我提出来家访一次，交流下森森的情况，不然我没有机会见到家长。像森森这个年龄的儿童，家长不主导和参与干预课程，单靠我们一周一两次的干预，很难取得理想的效果。

森森妈妈同意了。

森森家租住在一套两室一厅的公寓里，进门就能看见客厅和厨房，都收拾得很干净。森森的父母很重视我的家访，两个人都在。森森是家里唯一的孩子。森森在家里的表现和在托儿所里的表现，虽然都很多动，但还是有差别的。在家里，他更加活跃，上蹿下跳，出手有一定的攻击性。美国的托儿所里，对孩子的行为管束方面一般都很严格，所以尽管森森看起来自闭症症状很严重，没有很好的联合注意力，但是他显然是懂得托儿所里的一部分规矩的。自闭症孩子的"本领"，通常比他能够彰显出来的，或者我们能够评估出来的，都多。

我看到厅里没有玩耍的角落，就提出来去森森的房间看下。森森妈妈打开房门，我一眼就看见了一地的玩具，还不是一地散落的玩具，而是铺满一地，有些地方还能摞个两三层的玩具。所有的玩具都是散的，积木和拼图的碎片到处都是。我从来没见过这么邋遢的家政处理。

森森妈妈好像没有觉得这些玩具的堆放有什么不妥，相反，她习惯性地把森森往玩具堆的中央一丢，转头和我说话。

这是个物质泛滥的时代。我在美国接触过的每一个家庭里都有无数的玩具。有的人家有专门的玩具房，有的家庭专门为孩子设置出三类游戏区域，也有在后院建了全套的游乐设施的。即使住在租借公寓里的家庭，玩具也是只多不少。能够理解，孩子过生日，过节日，走亲访友，给孩子送个玩具是最容易操作的事情。

只见森森在玩具"垃圾"堆里，拿了这个，撇了那个，没有一件玩具是能够拿在手里细细玩的，也就是说，没有功能玩法。

我本来列了个建议提纲，但是看了森森家的玩具堆后，我决定这次的家访只先提出一个建议，那就是整理玩具，包括必要的抛弃或者移除，具体要求如下：

1. 将所有的玩具还原，还能凑齐完整的，要么装盒，要么装袋；

2. 零碎，残缺，破损的，一律移除；

3. 森森超龄的幼稚玩具，要么移除，要么打包，留给以后的弟弟或妹妹玩；

4. 购置置物架子和置物盒，将整理好的玩具分门别类放置；

5. 平时地上不要有玩具，除非是比较大型的玩具推车；

6. 每次拿出两件玩具，让森森挑选一个，这样可以锻炼孩子的指物能力和沟通能力；

7. 每次只玩一件玩具，教会孩子表达玩耍结束的沟通方式，收拾好玩具，放回置物的原处，然后再重复第6步和第7步。

离开森森家时，我问森森妈妈整理玩具一事，能做到吗？她说能。我说"少即是多"，对于任何孩子来说，玩具太多不一定是好事，也不能因为孩子有玩具玩了，大人就不与孩子互动了，任何玩具和智能都取代不了与人互动带给自闭症小孩的益处。另外，如果孩子迷恋某件玩具，而且只摆弄某个零件或者按钮的话，家长更加需要管理好这些玩具，最好将它们放置起来，偶尔拿出来作为加强物，就是作为奖励，或者陪伴孩子一起玩，增加功能性玩法。不然孩子可能会将迷恋的玩具当成自我刺激的物品，导致刻板行为增加。

第二次家访时，森森的房间里还是那样，几乎没有变化。森森的妈妈若无其事，我也没再提起这事。早期干预这份工作，我们作为治疗师，不但要尽职尽责地给儿童提供最有效的干预，也要尊重客户父母的感受。如果家长不愿意配合或者不忠诚地执行我们的建议，我们毫无办法，在心理上必须接受和放下。

我的另外一个客户，我第一次上门的时候，客厅的地毯上全是玩具。妈妈也很不好意思，说每天都收拾，但一下子就又全乱了。我说这些玩具都是潜在的干扰，我们一起收拾吧。我让她拿来了一些自封袋。我们把成套的玩具，比如各类拼图、积木等，都各装一袋，然后将所有的玩具分类后摆放进柜子里，每次只拿出一件来。在孩子接受干预的第一节课时，他坐在了客厅中央的茶几旁，以前那上面都是各种玩具，如今什么也没有。我把一个拼图摆在了他的面前，是那种最简单的木头拼图，只有 4 片，孩子一下子就把它拼好了。我夸赞了他，把拼图收拾好，又拿出来一个 8 片的木头拼图，他用了点时间，但是独立地拼出来了。孩子的妈妈非常诧异，因为孩子以前从来没有完成过一次拼图。我告诉父母，那是因为孩子的视线里玩具太多，会分散他的注意力，也影响他对拼图任务的理解和完成驱动。

2 岁以前的小孩，旧毛病还没干预好，新问题可能又出现了。森森突然就喜欢上了大哭，一不如意就哭，而且哭得很厉害。不像有的小孩是干嚎，森森是哭得眼泪鼻涕哗哗的那种，让家长手足无措。比如关掉电视时，森森会立即身子一挺大哭起来，此时用房间内的玩具或者他平日喜欢的活动方式，都很难扭转他的关注力。我建议森森父母带森森到楼下的滑梯去玩一会。果然，森森一出门就忙着左顾右看，随后就投身到运动当中去了。

我常建议父母，家庭内要有基本的规矩，孩子如果要看电视或者玩手机，如果规定中已经没有属于他的时间的话，就不能给他。此时一定会发生"战争"，小孩子的方式无非是大哭大闹以达到目的，如果他赢了，或者他一直赢，他的这种应对策略就会一直应用下去，而且强度上还可能加码，所以坚持住底线，保护好家庭设定的基本规矩很重要，不然，孩子的问题，还有家庭内的摩擦，永远也过不去。

森森目前完全没有语言。森森爸爸告诉我，森森出生后，他们两口子都要上班，所以森森很小时就去了托儿所，有时候他们还会请个小时工过来临时照看森森，后来他们发现森森在家的时候，小时工就把孩子放在电视前面，所以森森经常是一看就是几小时的那种。森森父母现在意识到了这是个问题，于是在努力一点点地来减少屏幕前的时间，孩子对于看电视实在是太迷恋了。我提醒森森爸妈，减少看屏幕，得同时预备好可以替换看屏幕的一个活动，得是森森喜欢的，或者等他再大些，是提前说好的活动。

森森父母问我看多长时间的电视合适，我说美国儿科学会（AAP）表示，2 岁以下的儿童应避免接触屏幕。AAP 还建议 2~5 岁的孩子每天的屏幕时间最好不要超过 1 小时，而且在这 1 小时里如何看电视或者其他屏幕，AAP 还建议了如下：

- 选择高质量的节目；

- 和孩子一起看；

- 一边看，一边和孩子说话；

- 帮孩子将看到的和每天的生活经历做个链接。

加拿大儿童医院的一项新研究跟踪了近 900 名 6 个月~2 岁的幼儿，发现接触更多时间的手持类屏幕的幼儿更有可能在语言表达技能上发育滞后（即孩子说单字和句子的能力发育滞后）。他们还发现，每天手持的屏幕时间每增加 30 分钟，表达语言滞后的风险就会增加 49%。

另一项研究调查了 1000 多名 2 岁以下儿童的父母。他们发现看视频越多的孩子，说话越少。8~16 个月大小的婴儿每天多看一小时的视频，他们平均说的字数就会减少 6~8 个。

所以，孩子肯定不会从屏幕上学得更好，过多的屏幕时间对于孩子的成长发育会产生负面影响。帮助孩子学习和成长的最佳方式是与他互动，在日常互动中享受乐趣，比如洗澡时间、用餐时间，或者游乐园玩耍时间，等等，这些都是学习语言的最好的时刻和场景。

儿童的言语习得是有个关键期的。孩子在出生后的头两年，大脑接收"新"语言信息的能力处于急速的发展阶段，就像在迅速地开通一条沟通的渠道。孩子在与人的互动中进行本能的模仿和练习，这是不管科技如何发达，屏幕所无法取代的一条学习通道，而这个通道一旦堵了，或者关闭了，后续的学习难度会大大增加。还记得那个狼孩卡玛拉的故事吗？8 岁的她被人类解救后，用了 7 年的时间，学会了 45 个词，勉强会说几句话。成人没有小孩外语学得快，大概也是源于此。

森森的干预工作是全方位的，我们将口语开发列为重点之一，在他开口讲话之前，我们教授了他几个实用的手语，比如"给我""还要""打开"等，让他通过手语沟通尝到一些甜头，也有助于他的大脑内对于信息处理的神经连接，同时也会避免相关不必要的不良行为发生。我本来是建议森森父母将森森的干预课程转为在家里上，父亲或者母亲陪伴上课，将治疗师做的干预如法炮制地应用到更多的陪伴时间里，但是森森妈妈表示她目前的工作没有弹性，不容易请假，家里的经济状况也不允许她辞职或者做兼职。

森森在托儿所上满了半年的课程（每周两次共两小时）之后，离开了我们的治疗团队。他的干预结果，是我接手过的案例当中，令我最气馁、最不满意的一个。

最后，除了玩具的管理，我想分享一下自己做干预时通常的环境设置与教学安排。我喜欢将教学环境简化，越空越好。我会让父母将所有的玩具都收起来，屋子里最好只有一个能够舒适坐下来的地面，比如地毯或者泡沫铺垫，然后收不起来的大件玩具，比如瑜伽球、自行车、儿童厨房等，可以放置在角落里。有些成为教具的玩具，不适合放在桌面操作的，比如球类、玩具车类等，我和孩子就在地面上操作，但是能够在桌面上操作的，比如拼图、橡皮泥、小件玩具、积木等，或者需要教授孩子手指指物时，我都会安排孩子坐在椅子上。很多自闭症幼童在运动能力方面滞后，坐在椅子上时他的身体平衡会更好些，更能够专注游戏项目的学习和完成，而且每次我只放一件玩具在桌面上，玩好了引导孩子一起放回原处，再拿出下一件玩具。小孩子可能一下子坐不住，没关系，他要站起来就给他一个感官休息时刻，比如趴在瑜伽球上滚滚、骑骑自行车等，然后再引导孩子回到桌子旁坐好并完成任务。这样坚持下来，孩子会养成长期受益的好习惯：专注时间不断延长，以及学习／玩耍用品的自我管理。

第9章

屏幕时间的运用

我的每一个确诊自闭症或者有自闭症倾向的儿童客户，几乎都迷恋 Cocomelon。孩子喜欢看动画片，大家都会觉得非常正常：明亮的色彩，易懂的画面，朗朗上口的歌曲及旋律。宝宝们感受到动画里的人物那么友好，故事那么好玩，既能跟着又唱又跳，还能学习语言、数字、动物的声音、颜色，甚至于，那里传达出来的是满满的正能量：相亲相爱、团结互助、独立思考、儿童的各种适应性能力。似乎不看 Cocomelon，孩子真的要输在起跑线了。

Cocomelon，真的那么好吗？

我一个客户，女孩，满 3 岁的时候拿到了自闭症中度至重度的评估诊断。她没有口语，手语只会两个："还要"和"我要"，而且，她并不是在所有适用的场合下使用这两个手语，她在要求看 Cocomelon 的时候就一定会使用。她会拿着遥控器，拍着自己的胸脯，她的意思是她要看电视，也就是 Cocomelon。如果她看完一个 MV，我们关掉电视，她会拼命对接两个小手，意思是"我还要"。如果遭到拒绝，她就满地打滚。如果给她看个别的，她也会大哭大闹。这是我对 Cocomelon 产生好奇心的最初原因。这个女孩，是我所有的客户中认知和沟通能力相对最差的，她对信息的接收和表达能力几乎同等弱，那么 Cocomelon，仅仅是因为明亮的色彩和音乐韵律，让这样一个小女孩如此痴迷吗？

另一个客户，男孩，2 岁。会说小几十个单词，认知能力上适龄，大运动能力和精细动作方面适龄，他目前最大的挑战是情绪和行为，他一不如意就大哭大闹，满地打滚，比如妈妈把积木摆在了错误的位置上，比如他拿起两块拼图但对接不上。在小公园里玩时，他没有耐心排队，也似乎听不见大人的提醒，他会推搡其他小朋友。在一起做游戏的时候，他最大的特点就是缺乏耐心和专注力。只有在最喜欢的游戏活动中，他才会专注地玩一会儿，而其他时间或者活动，他几乎是搭一下手就立即跑开，弄弄这个，推推那个。他总是显得很忙碌而焦躁。

但是，他喜欢 Cocomelon。他在看 Cocomelon 的时候，整个人的样子都变了：面容轻松，面带微笑，神情专注，总之，超级享受。Cocomelon 的魔力，不简单。

第三个客户，女孩，15 个月，已经表现出明显的自闭症特征：对名字完全没有反应，没有眼神对视，没有牙牙学语，不会模仿动作，玩具玩法特殊，等等，但是她知道找 iPad，只要一看到 Cocomelon，她的眼里就有光。

Cocomelon 可能是有史以来最受欢迎和最赚钱的儿童节目。只可惜，我们很少见到针对儿童节目利弊的研究，讨论一下孩子们应该避免消费哪些媒体才能够促进健康的社交和情感习惯。Jerrica Sannes 是一位拥有超过 15 年的儿童工作经验的专家，她根据自己的专业经验和实际的育儿经验，对儿童电视节目进行了评分，同时分享在 Instagram 上。如果说她给一个普通的绘本故事打分 A+ 的话，她给 Cocomelon 打分 F（不及格），理由是这个节目高度刺激，很可能导致行为和注意力障碍。她说："Cocomelon 非常刺激，它就像一种药物，一种兴奋剂。大脑从屏幕那里收到了多巴胺的冲击，似乎刺激越强，冲击就越大。"她还解释说，多巴胺对幼儿大脑的影响使他们经历了真正的成瘾和戒断症状，他们会一次又一次地渴望这种感觉，从而难以接受正常的生活节奏和人际交往。

每 2~8 秒不断变化的场景，加上明亮的色彩和朗朗上口的歌曲，孩子在观看时大脑里不断产生少量多巴胺，这和刷抖音短视频上瘾是类似的道理。一个成人看 1 分钟或者更短的视频，连刷几个小时不会注意到时间的流逝。Cocomelon 让孩子成瘾，只要节目的开场声响起，看孩子有多快跑进房间，就能知道他已成瘾多严重。可以想象，当关闭播放时，孩子是如何崩溃。

Cocomelon 是否成了 Cocainemelon（可可成了可卡因）？

Cocomelon 最大的受益者是谁？ 2021 年 11 月，黑石支持的资本以 30 亿美金的价格买下了 Cocomelon。截至 2022 年 7 月，Cocomelon 在油管（YouTube）上的订阅量已经达到 1.4 亿的用户，位居油管观看亚军频道，每月广告收入 1000 万美金以上。我这里不是强调什么资本操控阴谋论，而是借助这些数字，能够看到 Cocomelon 对幼儿的影响力，这需要引起儿童教育领域的专家特别的重视。它，对幼儿的大脑发育，利与弊分别是什么？

回到我的客户案例，Cocomelon 显然是自闭症小孩都能着迷而且似乎看得懂的节目，但是除了成瘾，我并没有感受到观看者在言语表达、社会规则和社交互动理解上的改善，相反，孩子们只喜欢看这些明亮的动画片，而不愿意与现实生活中的人互动。我也很好奇它对于典型神经发育儿童的大脑会产生什么样的影响。

Cocomelon 的出现和影响另当别论，那么卡通片在自闭症人群的成长过程中又会起到什么样的作用？

自闭症研究中有多项研究表明，自闭症患者喜欢与非人类接触，并且在发育过程中可能表现越来越明显，无论动画，还是与宠物接触、动物辅助治疗，甚至是在线游戏。这些类型的活动参与会让自闭症患者以自己的方式增强社交知识，并且获得社交快乐。自闭症患者与人类互动时会表现出较差的面部情绪识别能力，但是当刺激是拟人化的时候，这些差异就会减少。2022 年的一项研究显明，在卡通版本的"眼中读心测试"中，自闭症患者的表现竟然优于典型神经发育对照组。也就是说，我们通常认为自闭症患者"心盲"，读不懂人面部的情绪表情，比典型神经发育人群的社会认知能力差，但是在这项测试中，自闭症患者不仅能够读懂卡通中的情绪，而且比典型神经发育参与者更准确。这似乎说明自闭症患者的社会认知能力不是欠缺，只是不同。

Cocomelon 是药还是毒，否定它，是否意味着要否定卡通片？卡通片对于自闭症孩子的干预有没有辅助价值？我们下判断之前，来看看一种名为"亲和疗法"的自闭症干预方案。亲和疗法是一种由孩子主导，并围绕着他的特殊兴趣来制定的干预方案。

耶鲁大学儿童神经科学实验室主任凯文·佩尔弗里说："我们已经开始针对每个孩子进行个性化的治疗，因此，如果孩子对某些动画角色感觉亲切，那么绝对值得研究出一种有意义地结合这些角色的疗法。"

他和其他一些研究人员，包括 M.I.T. 的 John D.E. Gabrieli，剑桥大学的 Simon Baron-Cohen 和耶鲁大学的 Pamela Ventola，正在提出一项研究以测试这种方法。

这个想法最早来自《华尔街日报》前记者罗恩·苏斯金德（Ron Suskind），他在自己的新书《生命 · 动画》中描述了他的家人利用自闭症儿子欧文迷恋的迪士尼电影《小美人鱼》和《美女与野兽》而与孩子达成的链接。Suskind 先生的故事首先提到了"亲和疗法"。他还主动联系了一些研究人员，就通过孩子喜欢的角色来发展他们在社交和情感直觉的想法上进行临床试验。

熟悉他的故事的专家们说，鉴于多年研究其他方法的效果后得知的事实，该疗法背后的理论是合理的。

"他们提出的假设是正确的，绝对值得研究，"加州大学戴维斯分校 MIND 研究所精神病学教授 Sally J. Rogers 说，"如果您考虑这些动画人物，它们就是强烈的视觉刺激；人物的情感被夸大了，那些眉毛和大眼睛，伴随着表情的音乐。观看这些角色正是我们许多人学习适合社交场合的脚本的方式。"

但是 Rogers 博士警告说，使用动画角色可能不是触及到所有自闭症儿童的关键。许多自闭症儿童对没有内涵的社交内容的对象或主题着迷，例如地图。她说，但是对于那些专注于电影、电视节目或动画角色的自闭症孩子来说，亲和疗法是有意义的。

Suskind 先生召集的研究人员对这种方法提出了研究建议。它要求对 68 名 4~6 岁的自闭症儿童进行为期 16 周的试验。一半的儿童将接受亲和疗法，他们将自己喜欢的节目或电影作为框架来增强社交互动，建立诸如与他人的眼神交流和沟通，以及共同合作来玩耍等关键能力。

另一半（对照组）将与治疗师进行相同量的互动，但在孩子的兴趣引导下进行自由活动。治疗师使用后一种方法取得了一些成功，最著名的是斯坦利·格林斯潘（Stanley Greenspan）博士开发的名为 Floortime（地板时光）的疗法。地板时光是针对自闭症儿童的一种基于关系的疗法。该干预称为 Floortime，因为父母与孩子一起坐在地板上玩耍，在同一水平上与孩子互动。地板时光是应用行为分析（ABA）的替代方法，有时与 ABA 治疗结合使用。地板时光主要是家长融进孩子的活动，进入孩子的游戏世界，在以下几个方面来帮助孩子情商和智商上的提高：自我管理、亲密关系、双向沟通、复杂沟通、情绪学习、情绪思考等。

但专家表示，在自闭症治疗中，孩子的进步是按增量来衡量的，并且往往是缓慢的，特别是在受严重影响的儿童中。但是这种疾病——自闭症谱系障碍，众所周知，它包括了一群非常多样化的儿童，他们的改善前景是无法预测的，非常个体化。一些孩子会相对较快地发展社交技能，而另一些则顽固地无法达到目标。

佩尔弗里博士说，亲和疗法将结合关键反应治疗中的许多要素，这一疗法正在深入研究中。它在治疗师（或父母）与孩子之间的正常互动中结合了奖励系统，在一起玩耍中进行干预。

康涅狄格州斯特拉特福市的莎拉·卡尔佐恩（Sarah Calzone）说，她的儿子现年7岁，在耶鲁大学进行的关键性反应试验中变得更加喜爱社交。卡尔佐恩女士说："这种疗法的作用是，比如说治疗师有一次与我的儿子一起玩耍，吹泡泡。然后，治疗师停下来，移开了视线。当然，我的儿子仍然想看到气泡，所以他必须也停下来，并朝同一方向看，然后与治疗师进行眼神交流并要求继续。"

这两种反应，即眼神交流和所谓的换角度思考，即认识到他人也有观点，在治疗中得到了迅速发展。她的儿子一生中几乎每天都在接受各种疗法，现在他正在学校定期上课。

佩尔弗里博士说，亲和疗法将采用一些相同的技术，即治疗师扮演一个孩子喜欢的角色，并与孩子一起"居住"。

与传统的自闭症儿童教学方法不同，它通常是由老师或治疗师主导的通过社交技巧训练或通过外在奖励来塑造儿童行为的教学形式，而"动画生活"（亲和疗法）则是由儿童自身的兴趣所主导，并且本质上是一种奖励。罗恩·苏斯金德（Ron Suskind）甚至为这种方法创造了一个新术语，他称之为"亲和疗法"。

就他的儿子来说，他小的时候不会用语言来交流，迪士尼电影成了他打开交流的钥匙，这把钥匙使得小男孩开始理解这个令人迷惑的社交世界。迪士尼电影可能不适合所有的自闭症小孩，但它对特定的自闭症孩子有用，比如孩子本身就着迷电影。所以这是第一个关键原则，首先得找到孩子"痴迷"的东西，令他充满热情的东西到底是什么。

对于这群特定的孩子，迪士尼电影还具有其他一些关键要素：它们是可重复的，因此是可预测的，一遍又一遍。自闭症的孩子喜欢可预测性。他可以从中学习单词，每个动作，每个角色，包括声音中的每个变化，并且可以无休止地来回跟唱歌词。由于他喜欢电影，所以他不需要任何外部奖励就可以参与其中，这在本质上就是有回报的事情。

其次，电影有一种将复杂的社会世界简化为可识别的主题的方式：坏蛋和英雄，如何解决道德困境，善与恶，爱与恨或嫉妒，救世主与压迫等。编剧们就是通过将这些主题包装成整洁、有趣、可重复和简化的各个小块而无意中帮助了自闭症孩子，这可能使得自闭症儿童立足于对他/她来说本来有些混乱的社会环境。

我们的自闭症研究已证实这些关键原则确实有效。为了有效地治疗自闭症，应使用的教学材料应具有可重复性和可预测性，有助于将社会复杂性降低为更简单的形式，具有内在的奖励性质，并应基于儿童的利益（由儿童主导）来进行。我们观察到了一部儿童电视动画连续剧《运输者》具有所有这些特征。它是一部讲述有情感的车辆的故事，但是这些车辆的行为完全可以预测，并且为许多自闭症孩子带来了愉悦和迷恋。我们的研究表明，每天仅观看《运输者》15 分钟，坚持 1 个月下来就可以使他们对情感的理解得到明显的提高。

在另一项研究中，我们证明了乐高疗法还为自闭症儿童带来了好处。将孩子分成三人一组，他们可以做自己喜欢做的事，就是建造简单或复杂的乐高积木，使他们在乐高的内在回报和可预测的逻辑世界中获得对社交技能的信心。

罗恩·苏斯金德（Ron Suskind）所说的亲和疗法的关键在于，专业人员或父母必须确定其孩子是和什么能够建立亲和力。是火车吗？是迪士尼人物吗？是乐高吗？还是完全不同的一个什么东西？它必须得是可高度预测和可高度重复的一件事物，但关键点是，这必须是孩子迷恋的东西，每天都会做的事情，不是好心的成年人强加给孩子的东西。我还曾经读到过另外一篇文章，讲述的是一款叫 *Pokemon Go* 的游戏给一些自闭症儿童带来的干预效果。没有研究证实它对自闭症患者的总体干预效果，但是一些家长看到了令人欣喜的效果，所以我来大体介绍下这款游戏。家长们主要是体会其中的精髓，在孩子现有的世界里发掘出类似对孩子有启发的点。

这款游戏是通过智能手机在现实世界里发现神奇宝贝，进行抓捕和战斗。玩家作为精灵训练师抓到的神奇宝贝越多就会变得越强大。一些自闭症孩子不会主动请求出门，甚至害怕出门社交，但是接触了这款游戏之后，会主动要求出门寻找神奇宝贝，并且与其他孩子及社区的互动多了起来。这款游戏增强了现实功能，吸引玩家前往一般位于社区热门地标的精灵站，自闭症孩子在玩游戏的同时，与环境及他人的互动自然就多了起来。而且，由于同龄的孩子们都专注于捕捉神奇宝贝，以至于大家在玩的时候都在专注于抓宝贝，而不会关注自闭症孩子的非典型言行，结果自闭症孩子会感觉到自己和集体融入得很好，也会变得更加放松和自信。

Pokemon Go 这款游戏有一定的一致性和结构性，这对于自闭症孩子来说是福音。他们通常非常擅长学习事物和记忆事物，所以这款游戏不仅仅是一个大家可以共同玩的游戏，而且是自闭症患者发挥其优势的机会。

Exceptional Minds Studio（EMS）是位于美国加利福尼亚州 Sherman Oaks 的一所非盈利职业中心和为自闭症年轻人提供工作的工作室。它组织自闭症人群从事图形艺术、动画、网页设计、视觉效果和动态描画等领域的工作。这家工作室曾经参与许多影视名片的制作，例如《蚁人》《复仇者联盟 2》《猩球崛起：黎明之战》《美国骗局》等。EMS 的动画总监兼讲师 Howie Hoffman 表示，一些自闭症患者具有"卡通灵魂"，我们不能一味地把圆钉钉在方孔上。21 岁的员工 Michael Yochim 自述幼儿时期被诊断出患有自闭症，陪伴他长大的动画片教会了他关于生活的一切知识。他对动画片的喜爱使得他成为 EMS 的一名动画艺术家。

综上所述，Cocomelon、迪士尼电影以及游戏，到底对自闭症儿童是好是坏，我个人总结如下几点：

（1）要看内涵。它的内容与现实生活的链接及应用。

（2）孩子感兴趣固然重要，但是如果它变成了孩子唯一感兴趣的东西，甚至为了它而宁愿被孤立，那就弊大于利了。

（3）无论 Cocomelon、迪士尼影片，还是游戏，孩子们玩的量，什么时候玩，在什么场景下玩，是否适龄，等等，都需要家长的谨慎监控。

（4）安排户外活动进行调节。

我个人以为，当我们开始倾听孩子、观察孩子，并跟随他们的带领，利用他们的兴趣并围绕他们最喜爱的兴趣建立治疗方法时，我们就可能成功了一大半。

第 10 章

特殊兴趣爱好的干预

自闭症谱系障碍人群有两大基本的共同特征：一是社交和社会互动方面的缺陷，二是局限性和重复性的行为、兴趣或者互动。

自闭症患者的特殊兴趣可以牢牢抓住他们的思维和心思，占据所有的时间和注意力。他们倾向于通过他们的特殊兴趣爱好来观察和体会这个世界。比如韩国电视剧《非常律师禹英禑》里禹英禑对于鲸鱼的迷恋，是个比较典型的例子。这种特殊兴趣爱好可能消耗着大量的时间、精力和专注力，以至于他们通常排除其他活动、需求或者要求，可能包括饮食、穿衣、上厕所、洗澡、做作业和睡觉。在自闭症人群中，特殊兴趣爱好指的是从童年发起的、狭窄的，通常也是单独参与的，看起来会占据一个人一生的一件事。

典型神经发育的儿童和青年人也会有爱好和兴趣，但是与自闭症患者的相比，程度上明显不同。典型儿童往往一次拥有不同的以及多种多样的兴趣，比如体育、音乐或者电子游戏，但是自闭症儿童通常只有一个主要的特殊兴趣爱好，可能有一个相对次要的兴趣，但是可能仅限于此。

特殊兴趣爱好对于自闭症患者来说往往是全力以赴，全身心投入，并且会干扰日常活动的。一项研究显示，患有自闭症的儿童和青少年以其对兴趣领域的广泛而更高级别的知识而感到自豪。这个特殊兴趣爱好可以帮助患有自闭症的儿童和青少年了解世界，并感觉到自己有一定程度的力量和掌控力。它也为自闭症儿童和青少年提供了稳定的核心点，来链接他们的天分。

特殊兴趣爱好在社会可接受方面会有所不同，主要取决于观察者的年龄、性别、角色等。也许父母或者祖父母会觉得孩子对于特殊兴趣爱好的痴迷以及滔滔不绝还挺可爱

（其实有的父母对于孩子在一天的大部分时间里都永无止境地谈论和兴趣爱好有关的话题也会感到疲倦），但在同龄人面前可能就不太容易被接受。典型人群通常会困惑自闭症个体为什么会如此着迷他的兴趣爱好。自闭症儿童或者青少年也有可能在社交场合里除了谈论自己的兴趣爱好之外什么都不愿意谈。他们不断将话题转移到自己的爱好上面去，不断将自己的兴趣强加于他人，这些行为可能会遭到同龄人从社交角度的厌烦。甚至于，有些特殊爱好可能在社交场合令人反感并且不合适，比如谈论污垢等。

特殊兴趣爱好对于患有自闭症的儿童和青少年来说，可以使他们放松、平静以及减轻他们的精神压力。他们通过专注于自己的特殊兴趣来帮助自己应对生活和环境，自我调节压力、焦虑、挫败感、抑郁情绪等。对于很少感知自我情绪的自闭症患者来说，特殊兴趣爱好可以成为极大的欢乐和幸福的来源。

患有高功能自闭症的儿童和青少年，通常会主动进行探索，并且寻找专家和专业人士以精进自己的相关知识。他们会投入大量时间做研究，反复思考并积极从事他们的兴趣爱好。这有时会导致他们的发言权远远高于同龄人，对于他们的交流和社会互动产生积极的影响，当然，这也可能导致同龄人排斥或者拒绝他们。当代的比尔·盖茨、扎克伯格、埃隆·马斯克等都曾经被诊断患有阿斯伯格综合征（已被并入高功能自闭症）。即使低功能自闭症患者，或者言语能力受到严重影响的，特殊兴趣对于他们也会起到镇定和安慰的作用。所以家长一旦发现自闭症孩子有迷恋的特殊兴趣爱好，基本上需要鼓励他们在适当的情况下追求这些兴趣。

埃隆·马斯克在 2021 年 5 月的《周六夜直播》节目中首次公开自己患有阿斯伯格综合征。他说社交线索对于其他人可能凭直觉就知道，但是他会从字面上去理解，结果事实证明他常常出错。他从小受到很多霸凌，这是因为他的思维方式，他无法用其他孩子熟悉的方式与他们打交道。马斯克在演讲中说："我的童年并不是那么快乐。那是非常艰难的。但我读了很多书，很多很多书，渐渐地，我从我读的书中理解了更多的社交线索。"虽然马斯克因患有阿斯伯格综合征而受到欺负，但他也是因此而获得了成功。他对科学技术的强烈兴趣因他高度专注的头脑而放大。他提到自己整夜对着计算机编程是非常有意义的，很好玩，他还痴迷探寻真理，对真理的痴迷使得他想学习物理学、计算机科学或信息论。

2013 年扎克伯格公开承认他患有阿斯伯格综合征，现在归类到自闭症谱系障碍。扎克伯格通常被描述为对细节非常关注，并且能够集中精力解决复杂问题。他的面部表情、动作、言语和其他社交行为在网上一直被嘲笑。他经常被认为是机器人或没有感情的人，而这些特征和自闭症关联后就不那么难以理解了。扎克伯格在小学时就对计算机产生了兴趣，并在 10 岁时发现世界分为程序员和用户。12 岁时，他创建了一个消息程序并命名为 ZuckNet。扎克伯格的父亲在一次采访中提及对孩子的教育，他说："我和我的妻子建议（大家）认识到他们的优势并支持他们对热衷的事物的探寻，而不是强加给你的孩子或者试图引导他们的生活要朝哪个方向去发展。"他还提到了发现并鼓励孩子的兴趣，为他们提供安全保障，在工作上做楷模，让他们知道父母为他们感到骄傲，设置边界线并强制执行，确保孩子有玩的时间。不管大家是否喜欢或者了解扎克伯格，但他是当今最成功、最具创新性的互联网企业家和程序员之一。

比尔·盖茨在近年来一直公开谈论自己与阅读障碍的斗争。关于阅读障碍的讨论，大家可以阅读本书《自闭症共患篇》第 2 章"阅读障碍症"。他也透露了被诊断出患有阿斯伯格综合征。他很感激自己的阿斯伯格综合征诊断，因为他更好地了解了自己和自己独特的思考方式。他认为自闭症患者是一种不同的聪明方式。

如果总结以上三个成功人士共有的行为特征，我想专注是第一个，第二个可能是社交尴尬，但是从他们三个人的成长经历来看，他们从小的特殊兴趣爱好，以及未受限制的成长，加上他们的专注以及智力水平，可能是他们成功的关键要素。

以下是 Dunn-Buron 和 Wolfberg 在书中列出的几个特殊兴趣爱好所带来的优势：

优势领域	优势描述
学术方面的技能优势	更高的动力和兴趣水平提高了专注力和总体更高的质量。
沟通优势	能够集中注意力来交谈，词语生僻，身体语言更加得体。
社交优势	更加愿意互动，能够分辨出社交线索，发展了一些社交策略。
情绪优势	焦虑值降低，更加放松，更少情绪失控。
感官优势	感官处理能力增强，对于以前反感的刺激容忍度更高。
精细动作优势	与特殊兴趣爱好相关的能力水平增强：玩陶土、建模型、视频操控等。
执行功能优势	专注力增强，记忆力更好，组织能力和计划能力更好。

父母也可以利用孩子的特殊兴趣爱好促使他们参与更广泛的学习和更多样化的活动，比如孩子从事了他不心甘情愿做的事情后（家务、作业、洗澡、去看医生、出门购物等），可以奖励孩子一些空余时间来做自己喜爱做的事情。

在学校里，如果自闭症学生能在自己的学校作业或者社交活动中看到有自己的兴趣爱好因素，他的学习态度、动力、技能、认真度、顺从性、幸福感等都会发生积极的变化。老师如果能够了解到自闭症学生的特殊兴趣爱好，并给予一定特殊"优待"时（比如把儿童的特殊兴趣爱好结合在规定的作业里），他们之间的关系会得到增强。老师也可以利用学生的特殊兴趣爱好来发起交谈，这可以帮助老师评估学生的口语和沟通水平。总之，将学生的特殊兴趣爱好纳入日常的课程计划或者学生的干预计划中，老师能够在阅读、写作、拼写、历史、演讲、数学、科学、艺术和互联网技能方面评估自闭症学生的综合技能。

Stephen Shore 作为一名自闭症患者，在回顾自己的成长经历时，感觉自己在初中比上小学时快乐一些的主要原因是可以探索自己的兴趣爱好。电子是他当时的兴趣热衷点，所以他参加了电子工坊课程。他非常享受制作电动机及其他设备的过程，而这些又可以成为他和同学聊天的话题。

当然，不是所有的自闭症儿童的特殊兴趣爱好都是正面积极的，比如喜爱动物、喜爱音乐等，也有些特殊兴趣爱好是有害或者不可接受的，比如内衣、体液、粪便、攻击性武器、纵火、酷刑、性暴力、色情……当家长发现这些端倪时，及时将他的兴趣点引向健康的方向非常重要。重要的是要花费时间，在情感上给予支持，有始终如一的奖励制度，通过这些来帮助自闭症儿童或者青少年将对兴趣爱好的负面关注重新定向到更积极的方面，比如可以将对体液感兴趣的学生重新定向为学习更多有关生物、血液或者其他科学知识。

第 11 章

ABA 疗法的利与弊

应用行为分析（applied behavior analysis，ABA）是一种行为科学的疗法，通过积极强化增加有益行为来提高孩子的注意力、关注力、社交技能、语言和沟通技巧、记忆力，以及认知学习能力，同时减少问题行为的发生。

关于 ABA 的研究和应用已经持续数十年已久。自 1960 年以来，治疗师们就一直使用 ABA 来帮助患有自闭症和相关发育障碍的儿童。ABA 疗法迄今仍旧是针对自闭症最常用的干预方法之一。如今的 ABA，经过不断的改良，它的形式越来越灵活且多样化，ABA 成了一个总方法论，其中包含了许多不同的治疗方法和组合套餐。

正向积极的强化是 ABA 中使用的主要策略之一，当某行为伴随着奖励而发生时，一个人更有可能重复这种行为，重复久了，行为就发生了积极的变化。ABA 中另一个重要部分是对行为做功能性的分析，了解前因（行为发生之前的事情）和后果（行为发生之后的事情），而对前因的回应就是行为。通过功能行为评估，我们可以了解到为什么会发生某种行为，不同的后果如何影响到行为是否会再次发生。

我们举个最常见的例子，一个小孩在商场里看到一件玩具，想要，父母不给买，孩子大哭大闹，父母买了，孩子停止哭闹。在这个例子中，前因是孩子看见了一件玩具，想要；行为是大哭大闹，因为父母不给买；后果是父母买了。在这个事件中，父母买玩具这个行为对于孩子的哭闹行为起了正向加强的作用，也就是说孩子以后很可能会利用哭闹来达到目的。

当然，在 ABA 的理论世界里，这个例子还包含了许多其他的术语和应对策略。比如说，为了纠正孩子利用哭闹来达到目的的不良行为，·父母可以采取"消退"法，也就是在孩子哭闹的时候，不再给予加强，就是不给买了。在实施"消退"法的时候，孩子的哭闹行为或者程度可能会反增不降，但是父母坚持住，孩子就会慢慢不再使用哭闹策略了。在 ABA 规则下，父母应该强化的是好的替代行为，比如好好沟通、耐心等待等。

ABA 的干预计划通常由国际认证行为分析师（board certified behavior analyst，BCBA）来设计和监督执行，干预目标根据每个自闭症患者的年龄和能力水平来制定。目标中可能包括不同的技能领域，比如交流和语言、社交技能、自我护理技能、娱乐休闲活动、运动技能，以及学习或学术技能。ABA 的干预计划将这些技能做细微分解，由治疗师一步步地讲授，从简单到复杂。BCBA 和治疗师通过在每次治疗的过程中收集数据来评估进展情况。

ABA 对所有年龄段所有需要修正的行为都适用，比如说成年人物质上瘾、痴呆、脑损伤后的认知障碍、饮食失调、焦虑症、情绪障碍等。

ABA 被美国卫生署和心理学会认为是循证最佳实践，意味着 ABA 已通过其有用性、有质量和有效性的科学测试。诸多的研究证实了在 ABA 指导下的长期强化干预可改善许多但并非全部自闭症儿童的表现，包括智力功能、语言发展、日常生活技能和社交功能方面。这里的强化和长期是指每周提供 25~40 个小时的干预长达 1~3 年的疗程。

ABA 是行为疗法的统称。ABA 的具体类型的采用取决于孩子的年龄、挑战领域和其他因素。具体类型包括但不限于如下：

（1）早期强化行为干预（early intensive behavioral intervention，EIBI）通常用于 5 岁以下的儿童。它涉及一个强度大和个性化的课程，旨在教授沟通、社交互动以及功能和适应性的技能。它通常包括每周 20~40 小时的个性化指导，持续 2~3 年。

（2）离散单元训练（分解式教学法或 DTT）用来通过结构化的任务完成和奖励来教授技能。这个方法是将复杂的技能分解为多个小步骤，然后一点点教，不断重复、强化，直到掌握整个技能。在这个疗法的执行过程中，治疗师可能使用不同形式的身体或者语言暗示。DTT 在 ABA 早期干预当中经常使用。

（3）关键反应训练（pivotal response treatment，PRT）针对发展中的关键领域，比如动机、社交发起、自我管理等的提高，来广泛带动具体或者个别的小技能。PRT 通常以玩耍为主，并使用自然强化（比如儿童当时想要玩橡皮泥，治疗师趁机发出指令，当儿童给出准确的行为时，我们立即将橡皮泥递给他）。如果说 DTT 发生在治疗师拥有控制权并且教学结构化的桌子上，那么 PRT 是治疗师利用孩子的动机，让孩子在玩耍和从事日常任务的同时进行学习。

（4）早期干预丹佛模式（early start Denver model，ESDM）是一种基于游戏的干预措施，针对的是 1~4 岁的儿童。其可以在不同的自然环境中实施，比如家庭或者幼儿园，比如游戏垫上。它利用游戏来增加孩子对活动和其他人的兴趣。

（5）言语行为干预方法能够帮助儿童提高言语能力或者沟通能力。这种方法教授儿童如何叫出一件物品的名称，以及将单词和实物与它们的用途关联起来。斯金纳将言语行为类别分为回声、索要、命名及言语内（对话）行为。

每种类型的 ABA 通常都和其他治疗方法打包一起使用，就像吃自助餐一样，根据每个孩子不同的情况，我们选取不同的治疗方法配搭使用。ABA 疗法通常包括对孩子父母或者照顾者的同时培训，以便在治疗之外的时间内可以大量重复地强化期望行为。经常性的评估在 ABA 方法论中至关重要。在干预过程中，一个好的治疗师要能根据孩子对于某些干预措施的反应来调整他们的治疗方法。我举个例子，我想教授孩子颜色配比，比如将同样颜色的塑料币或者纽扣放入相同颜色的洞孔里。在使用一种教学材料，比如一种玩具，教了几次都没有教会时，这时候我可能将这种教学材料先放置一边，再选取另外一种性质相同的教学工具，比如颜色更加鲜艳些的或者落下去有声响的，也许孩子很快就会明白这个游戏的规则。在他玩好一种教学工具之后，我再把先前被雪藏的教学工具拿出来，这时候孩子往往能够快些掌握玩法，同时也收到了教学泛化的效果。

ABA 对部分自闭症儿童肯定是有效的，那它有没有弊端呢？最早的批评声指出，ABA 包含了惩罚措施，后来 ABA 不再使用惩罚，但是批评者仍旧认为对孩子来说太过于严厉，因为它过于重复。再有一类批评声音是指 ABA 过于注重消除不良行为，而不是培养技能，ABA 试图让自闭症儿童符合典型神经发育儿童标准云云。人们怀疑孩子在治疗师那里学到的技能在现实世界中的应用性，即孩子是否可以将他们在治疗师那里学到的知识转移到自然场景中。一个孩子可能学会了在治疗师那里，尤其在有提示和奖励的情况下做出回应，但是进入了现实的社交场合之后，他还会吗？

传统的 ABA 治疗场景是治疗师和儿童面对面坐着。治疗师训练孩子的眼神、对话问答等，很多时候这类训练的内容比较生硬，孩子学会了机械回答，但是未必学到了社交互动的本质。比如说，治疗师教会了孩子向别人打招呼并且介绍自己，孩子只是在干预场景中学会了，但是现实生活中的场景是千变万化的，很难想象一个孩子在街道上对着走过来的人说"您好，我叫×××"。再比如眼神对视的训练，有些治疗师要求孩子达到5秒对视，这种训练常常让学习者感觉很不舒服，我觉得在现实生活中无缘无故地与一个人对视长达5秒的话，对方应该也很不舒服。

还有一种常见的训练场景，比如治疗师拿着一沓两面印刷的卡片，一面是飞机，另一面是老虎。治疗师大量重复地询问孩子"老师这面是什么""×××（学习者）这面是什么"，治疗师对于孩子的回复速度有严格的要求。这种大量重复的训练可能会加强孩子对于主语的概念，或者提高专注力，但是这个过程太枯燥了，会令孩子感到紧张、焦虑，甚至心生厌恶。

作为一名ABA方法的实操治疗师，我能够理解批评声音中暴露出来的本质问题。大家对于ABA的治疗师有个刻板印象——她／他就是一个严肃的、要求严格的任务执行者，但是好的治疗师其实表情丰富，而且要让孩子觉得有趣。好的治疗师不会生硬地使用ABA或者DTT，会避免无效的重复，而创建让孩子喜欢的、有趣的学习环境。我这里举个例子，我在教授孩子颜色的时候，我不会拿着红色或者黄色的图片来教孩子，而是在陪他游戏的任何场景下，抓住任何一个有颜色区分的机会对他进行提问和引导，比如我们在玩橡皮泥，我就会拿出黄色和蓝色橡皮泥，然后问他："你是想要蓝色的，还是黄色的？"我会配搭着手势来告诉他哪个是黄色，哪个是蓝色。如今的BCBA和治疗师们都不是传统的那种坐在桌子旁生硬地教授，而是根据孩子的年龄做适当的调整。涉及早期干预的，基本上还是以游戏为基础进行教学。这样教学还有一个最大的益处，就是所使用的教学材料和场景都具有自然属性，孩子在自然场景下学到的技能，比在正儿八经培训课上学到的，更能够概括化地应用到实际的生活当中。

还有一种批评的声音是说ABA过于专注让孩子摆脱不良的行为。其实这种观念已经被很多行业内人士意识到，并积极地更新着，当然每个BCBA对同样一种行为会有不同的反应。我从来不认为一个3岁儿童的眼神对视不好、坐不住，或者刻板的手脚不停，是需要立即并且强度干预的不良行为。首先，我不认为这是不良行为，其次，我认为眼神对视、专注力及自我刺激行为应该重视，但不能强行纠正，方法不得当会给孩子带来更多的焦虑和情绪失控。而一个欢乐轻松的干预环境和一个可爱有趣的治疗师会自然而然地能够更多地吸引到孩子的关注。不管是典型神经发育的儿童，还是自闭症儿童，他们内心里都愿意去配合和取悦自己喜欢的老师。ABA的目标是根据儿童的实时需要而制定出有效的行为干预方案。在ABA中，当我们提到行为时，我们指的是一个人所说或者所做的任何事情，包括一切可观察到的行为，其他人可以看到的，以及其他人可能看不到的，例如感觉、情绪、思考和记忆。

关于 ABA 疗法中强化物的使用，一直存在质疑声音。有人担心自闭症儿童因过度依赖强化物（喜欢的东西，如一件玩具、一种零食等）而做出反应，他无法将在强化物影响下的习得应用到没有强化物的现实生活中去。但现实问题是，强化物的存在可以大大提高自闭症儿童对干预的参与度，如果说典型儿童只需要一点点的推动就能够参与的话，自闭症儿童确实需要更多的刺激来提高他对干预活动的参与度，而没有参与的话，再好的环境条件对孩子大脑的重塑影响也是徒劳的。我在现实的干预工作中，不会担心孩子对强化物的过度依赖，它不是贿赂，它是个有计划性的能引起长期正向变化的安排。当一个孩子开始对干预持续做出反应之后，他的行为发生变化，进而影响了他的大脑内的神经连接，而不断补齐的神经连接就会带来持续的目标行为，到了一定阶段，强化物自然而然都会隐去而不会影响孩子已经学会的技能以及行为表现。

与其质疑或者犹豫哪种治疗方法好，不如花时间思考下干预的期望和目标。比起干预的方法，实施干预的人和干预的目标更为重要。首先，家长肯定要放弃试图使自闭症患者变得所谓的正常的想法。它不但不现实，反而会把干预的方向带偏。家长的心态要做重新调整，以及不断地修正，先明确下孩子教育的终极目标：独立生活、有经济产出能力，孩子的每个年龄段都有其特有的、对他最重要的关键技能需要学习，所以家长不能什么都要，不能因孩子学不会由于神经差异而倍感困难的技能而牺牲掉他的优势及发挥。其次，方法论看起来可能死板，但是干预的策略应该是活的，所以干预的人很重要。如果一个孩子跟随着治疗师几个月都没有明显进步的话，我建议立即更换干预师，因为孩子的成长速度太快，孩子耗不起。我这个建议也许有些莽撞，因为我的一些同行认为孩子和干预师之间需要磨合，有的孩子几天就能磨合好，但有的孩子可能需要几个月。我不太同意这个看法，自闭症孩子和不同的治疗师之间的化学反应是不一样的，治疗师的经验和性情也有差别，而且，孩子的黄金干预期就那么几年而已。我不认为孩子和干预师之间需要长达数天甚至数月的磨合，相互契合的治疗师应该能够迅速温暖甚至点燃一个孩子。另外，我还认为即使治疗师再好，也可以考虑每 8~10 个月给孩子换个新的治疗师，尤其是那些强化干预的、每天都见的治疗师。新的治疗师会带来新的教学方法和新的影响，当然，有可能新的治疗师不如旧的好，但是"不对就换"对于自闭症儿童干预来说永远是个正确的决定。

在我的实践工作中，但凡取得进步的孩子，我在干预他的过程中，都必须时常思考是否更新教学策略、重设场景，有时候一张桌子、一块软垫的位置都需要时常变换，迎合孩子的成长和感觉需求，只有好的干预策略才能辅助孩子更好地成长。

接下来，我想根据一个假想的自闭症儿童案例，来陈列下他的第一套 ABA 干预方案中可能会包含的内容。

案例陈述：男童，2 岁半。在语言和沟通方面，其接收性语言和表达性语言严重障碍，完全无口语；在社交方面，没有兴趣与他人互动，对社交互动无响应；在日常生活方面，穿衣服和换尿布不是很配合；在刻板行为方面，追求同一性，兴趣极其狭窄。

BCBA 为他制定了 6 个月的干预目标，具体的技能及领域如下：

领域	目标行为
沟通领域	1. 想要东西时，用手指指物来提出要求。 2. 遵从一步指令，比如"坐下来""过来""捡起来""扔掉""放在桌子上"等。 3. 当被叫名字时有眼神对视。 4. 在开始玩耍或活动前与治疗师有眼神对视。 5. 给出指令后准确地触摸自己的身体部位（通常从头、鼻子、肚子、膝盖、脚趾等这些部位开始）。 6. 识别颜色：能够在几个选择间指出正确的颜色。 7. 识别常见物品：能够在几个选择间指出正确的物品，比如衬衫、裤子、鞋、帽等。 8. 配对：能够在配对指令给出后将相同的图片或物品放在一起。
模仿领域	1. 大动作模仿，比如拍手、拍拍头、摸摸脚趾等。 2. 精细动作模仿：比如穿珠子、涂色等。 3. 实物模仿：比如打击乐器、假装拌饭等。 4. 模仿发声或吐字：比如简单的音节如哈哈，单字如"走"等。
联合注意	孩子顺着干预者的手指，看向指向物，然后回头看向干预者。
社交	1. 在指令后，有始有终地完成一个游戏环节，比如拼图、搭积木等。 2. 轮流游戏：与干预者轮流操作，比如推玩具车、推球等。 3. 交互和发起打招呼：包括回复别人的打招呼和主动与人打招呼。 4. 休闲和玩耍活动：独立、专注、功能性地有始有终地玩，比如超过 1 分钟。
替代行为	1. 对于想要玩的活动能够耐心地等待几分钟。 2. 能够平静结束喜爱的活动。

　　以上只是给出了一个大致的模板，但是自闭症个体之间的差异如此之大，不可能存在一个标准或者通用的治疗方案能够套用在每一名自闭症儿童身上。还有非常重要的一点，即使方案是极为重要的，教授的策略又可能因个体的不同而在教学效果上出现很大的差异。

　　最后，我想说，自闭症的干预，绝不是尽可能地纠正他们的行为，以便向典型人群靠拢，而是认可并尊重他们独特的思考模式，努力找出每个孩子的长处，利用他们的兴趣，允许他们参与社会并且提供必要的帮助，给予他们更多的选择，我们希望看到的是一个人能够自食其力并且从生活中获得尽可能多的快乐。

第 12 章

大脑的重塑潜力

自闭症儿童的早期干预之所以重要，是因为有针对性并且有效的干预能够帮助儿童在大脑极速发育的阶段得到更好的重塑。要相信这一点，我们需要先认可两件事情：

（1）自闭症不是心理或者行为问题，而是脑神经差异导致。

（2）生活经历能够塑造大脑和影响神经元的连接。换言之，大脑影响行为，行为反过来也可以影响大脑。

对第一件事情的认可，要感激磁共振成像技术。在这个技术应用之前，我们对于大脑思考能力以及自闭症如何令患者思考受限方面的了解非常有限。磁共振成像显示自闭症患者使用不同的认知方法来完成任务，这导致他们表现出了有限或者更高的能力。举个例子，一个句子里的单词在自闭症患者的大脑里是孤立存在的，而不是将句子作为一个整体来分析。当句子简单时，自闭症个体，尤其是 1 级患者，还能够成功处理，但是复杂句子的信息处理需求要大很多，它要求必须将第一部分保存在工作记忆里，然后处理第二部分的含义并且将其与第一部分结合起来，这时候他们就会表现出很大的挣扎度。所以说，自闭症患者与典型人群的差异并不是对语言本身的处理，而是信息处理和整合方面出现了障碍，这就是即使高功能自闭症患者也很难处理复杂句子或者多任务的原因。复杂句子的口头表达也会相应出现困难，所以在实际生活中，我们看到自闭症患者做出来的，比他们能够表达出来的，可能要多。在信息处理方面越困难的自闭症患者，其后来的言语能力或者智力水平都可能相对越低。

因信息处理上的挑战，自闭症患者在信息处理的速度上会出现困难或遭遇挑战，困难和挑战的程度取决于信息量、信息的复杂性以及时间限制。ABA 行为疗法中很常用的

DTT（分解式教学法）会使用立即纠正法，也就是自闭症儿童在回应中如果出现错误，治疗师应该立即纠正，然后抓住他反应正确的瞬间立即提供奖励。我同意这种操作带来的益处，尤其是帮助自闭症儿童学会什么是正确的反应并且通过强化物来增加它未来出现的频率。但是在我的实践操作中，是否立即纠正取决于孩子在犯错误时是因为不会还是注意力跑掉了，后者在自闭症儿童身上出现的概率很大。如果是注意力跑掉了，我通常不会立即纠正，而是给他提供一个语言暗示或者手势暗示，给他点时间让他处理下，然后做出回应，这往往比机械地立即纠正效果要好很多。

作为治疗师，我关注到了自闭症儿童大脑中的那种分散性，也可以理解为绝大多数自闭症患者同时患有注意力缺陷多动症。在干预的时候，如果学生没有在听，或者情绪出现抵抗时，任何教学都不会成功。每当这种情况出现，我不会逼迫孩子再试一次或者再坐一分钟，我干脆让孩子站起来活动活动，跑上跑下，翻翻跟头都行，然后再回到座位上继续授课。Schwartz 在 2002 年的研究里也谨慎地指出，经历塑造大脑，但是塑造的只是"参与"的大脑，也就是说，被动或者强制的参与，对于大脑的发展是不足够的。由此可见，在自闭症儿童的干预工作中，参与该是多么重要的前提条件。

我们看到的行为是自闭症患者在社交、沟通及刻板动作上出现差异，但是他们的障碍同时存在于语言的理解、推理、记忆以及动作领域。自闭症患者，尤其是 1 级人群，他们可能有很强的学习能力，但是缺乏更高的皮质感觉感知力，对于复杂的语言和动作、对于不可预期的变化，适应起来出现困难。总之，自闭症患者更加依赖于事实和规则，结构化并且规则清晰的环境下，自闭症患者的表现水平会更高。

对第二件事情的认可同样重要。诸多研究（如 2002 年的 Schwartz）认为生活经历在人的大脑发展中起了重要作用。经历能够塑造大脑和影响神经元连接，经历能够促进一个人的学习能力（能提高智商）。在 Schwartz 的报告里，他说，人类思维是一个独立的实体，可以塑造和控制大脑的功能。大脑不仅在童年时期，而且在人的一生中都有重新连接的能力。Schwartz 在自己数十年治疗强迫症患者的工作经历中发现在遵循他开发的治疗方法后，他的患者自身的神经通路发生了显著而持久的变化，他称之为自我导向的神经可塑性，或更简单地说，精神的力量。

而另一项研究首次证明新生儿大脑中的人类神经元数量高于成人，但是成人大脑中的神经胶质细胞数量从出生时到完全发育后增加了近 4 倍。我们知道胶质细胞的作用有几个，一是为神经元的成长提供线路，二是在神经元周围形成绝缘层（也叫髓鞘，髓鞘和自闭症的关联在《自闭症概论篇》第 2 章"自闭症的成因"里有讨论），三是给神经元输送营养。神经元数目的减少以及胶质细胞的增加说明生活经历（环境的输入）为发展中的大脑创建了更为精密的神经结构，而消失的神经元"要么使用，要么失去"。

20世纪60年代，Hubel和Wiesel在动物研究中首次证明了这一原理。他们进行了实验，发现被剥夺了眼睛光线的小猫，其大脑视觉皮质中对光做出反应的神经元数量减少。被移除了一个手指的猴子在2~9个月后大脑对这个移除的手指做出反应的神经元已经重组，并对相邻的手指和手掌的皮肤表面做出反应。

另一个有意义的发现是剥夺一种感觉方式，比如盲人的大脑中视力的相应区域被另一种感觉方式占据，比如阅读盲文的触觉。研究还表明，对于聋哑人来说，大脑中负责控制听力的区域实际上会因视觉刺激而亮起。

典型神经发育的儿童在生命最早期都有非常活跃的"社交生活"。他们随时准备着参与父母或者其他照顾者的玩耍互动。这些玩耍非常重要，它们是婴儿迈向象征性沟通的道路。比如躲猫猫这个游戏就为婴儿的注意力和情感分享能力提供了丰富的发展机会，也使婴儿逐渐发展出了联合注意的能力。这些游戏本身就包含着社交互动，再慢慢转化为一种双方轮流的对话交换模式。婴儿通过这类游戏慢慢习得了管理互动、初步判断，预判下一步的动作，等等。

有关环境对大脑发展的影响，过去的研究实验特别多，这里不一一论述，印象深刻的观点比如年迈的老鼠接触了新的互动装置后大脑内的神经元突触活动也会增加，婴儿出现寻找动作，或者与人交互互动时，他们的掌管情绪互动和定序的大脑区域里的活动增多。

从以上这些实验能够看出，自闭症儿童因先天缺乏对活动的积极参与感，使得他们在同等的环境条件下，语言发展和认知学习上都会遇到阻碍。我们在执行干预的过程中，尤其要关注如何引导自闭症儿童主动地、开心地参与到我们设计的干预计划当中，而不是强制性地要求他们回应。如果这个语言学习环境是强制性的，孩子就会出现极度不安并抗拒的情绪。

我们提倡早发现早干预，就是看中了幼小大脑的可塑性以及丰沛的神经元。这些过多的神经元只有被使用到，才能成为影响孩子思维、感觉和行为的持久线路的一部分。如果我们观察自闭症儿童的行为发现他们天生倾向于从事那些一个人操作的行为，比如摇晃、摆弄零部件、转圈或者拍手等，这些非社交行为对他们的大脑也会起到"修剪"作用，只是这个"修剪"的结果对于他们的情感和关注的共享能力以及其他社会认知能力的发展起不到正向作用。也正是由于这些差异，待典型儿童进入幼儿园阶段之后，他们的玩耍方式变得越来越多样化和丰富，这也使得自闭症儿童看起来越来越滞后。自闭症儿童容易沉迷于熟悉的事物和常规生活中，做同样的事情固然感觉轻松，但是无助于神经灵活性，而学习新事物，接受更多的刺激，可以提高神经可塑性，这是专业的干预，尤其是早期干预，可能对自闭症儿童的一生带来重要改变。

　　除此以外，还有哪些环境因素会影响神经可塑性呢？氧气和刺激会使得大脑保持敏锐并使其产生变化，比如音乐疗法已被证明会产生积极影响，运动可以改善情景记忆和处理速度，健康的饮食提供给大脑必要的营养，压力的减轻和避免睡眠不足有助于提高记忆力、注意力和其他认知领域的能力。

第 13 章

自闭症的治疗药物

目前，没有药物可以治愈自闭症。有些自闭症患者服用的药物只是帮助治疗与自闭症相关的一些症状，尤其是行为方面的，比如自残、抑郁，或者攻击行为。减少这些特定行为是为了让自闭症患者更好地专注于其他事情，比如学习和社交。

FDA 已经批准使用一些抗精神病药物，例如利培酮和阿立哌唑，来应对自闭症患者的烦躁情绪，但是这两种药物都不是应对自闭症核心特征的药物。自闭症的三大核心特征为沟通困难、社交挑战和刻板行为。利培酮和阿立哌唑等药物之所以可以缓解这些核心症状，是因为缓解了烦躁情绪之后，减少了发脾气、情绪爆发或者自残行为进而改善社交。也有其他药物可能会应用在自闭症患者身上，但是具体药物是否获准使用于 18 岁以下的人群，需要咨询 FDA 以获取药物的完整信息。

自闭症患者可能会接触到的药物大抵有以下几类：

（1）选择性血清素再摄取抑制剂（selective serotonin reuptake inhibitor，SSRI）：我们知道这是抗抑郁药。它可能会降低重复行为的频率和强度，减少焦虑、烦躁、发脾气和攻击性行为，并改善眼神对视。

（2）三环类药物：也是一种应对抑郁症和强迫行为的抗抑郁药。对于某些人和某些症状，它有时比 SSRI 更有效，但是比 SSRI 有更多的轻微副作用。

（3）精神活性药物或者抗精神病药物：这类药物会影响服用者的大脑。抗精神病药物利培酮被批准用于减少 5~16 岁自闭症患者的烦躁情绪。这些药物可以减少自闭症患者的多动症状，减少刻板行为，最大限度减少退缩和攻击行为。

（4）兴奋剂类：可以帮助自闭症患者提高专注力和减少多动症状。它们对于轻微自闭症人群帮助明显些。

（5）抗焦虑药物：用于缓解与自闭症相关的焦虑和恐慌症。

（6）抗惊厥类：这些药物治疗癫痫发作和癫痫病。

通常医生会试开一种药物，看看是否有帮助。有些药物一开始可能使情况恶化，或者没有可见的良好的反应，有的药物需要几周时间才发挥作用。医生可能在患者及其家属的帮助下尝试不同的剂量或不同的药物组合最后找到最有效的处方。

所有药物都有风险。并非所有药物都能帮助每一个有自闭症症状的人。每位自闭症患者对于药物的反应与他人也可能不同。我曾经接触过一位美国的自闭症青年，27岁，自闭症共患ADHD。他在成长过程中曾经看过多位精神科医生，用过各种药，但是他的妈妈告诉我，医生开药完全是基于父母的反馈。他曾经有一次用过一种新药后连下楼梯都不敢了，抑郁症也是从那次新药后开始加剧的，直到拿到了双相情感障碍的诊断。他的不愉快的高中经历（主要是霸凌）又给他带来了PTSD（创伤后应激障碍）的诊断，所以他一度同时服用多种药物，但是父母发现他的各种行为和情绪问题越来越多，后来由精神科医生带领，慢慢地一样样地戒掉药物。我在2023年初再遇见他的时候，他的妈妈说他什么药都没有吃，精神状况还是不好，不愿意出门，没有做事的意愿，但不比以前差。

以上提及的自闭症患者可能使用的药物，不直接作用于自闭症的核心特征，因此它通常与行为疗法结合使用时最有效。理想情况下，药物是其他治疗策略的补充。

随着我们对产生自闭症核心症状的生物学理解上的发展，研究人员开始测试可能有助于使自闭症的关键大脑功能正常化的化合物，其中，Balovaptan，一种期望通过阻止某种形式的血管加压素V1a分子与大脑受体结合而缓解自闭症症状的药物，正在美国全国范围内进行临床测试，它被认为有可能成为第一种增强自闭症年轻人与他人链接并克服其他疾病症状的药物。这个药物由瑞士罗氏制药公司开发，有30多家机构包括耶鲁儿童研究中心参与此项研究。项目名称叫做aViation，是一个两阶段的研究，其中包括为期39周的对300名高功能自闭症儿童和青少年（5~17岁）的研究。这些参与者首先是高功能，其次是没有很多其他医疗问题。美国食品药品监督管理局将Balovaptan指定为一种突破性疗法（2018年1月30日罗氏公司治疗自闭症谱系障碍的药物Balovaptan获得了FDA的突破性疗法认证），可见自闭症药物开发的紧迫性，以及对该药的信心。

然而，2022 年针对 Balovaptan 的随机临床试验给出的结论是"Balovaptan 没有表现出改善自闭症儿童的社交和沟通的功效，它在 5 岁以上儿童中似乎具有良好的耐受性"。可见，Balovaptan 未达到儿童自闭症 2 期的疗效终点。接下来是什么？继续研发，试验，二期，三期，四期？还会涉及测试各种剂量，上市前额外的研究试验，各种批准，等等，未知数很多。

还有一项新的研究发现了一种阻断钠通道的药物被证明可以抑制与自闭症相关的行为，例如小鼠中的多动症。这种药物目前用于治疗癫痫和稳定双相情感障碍患者的情绪。通过在小鼠身上的实验发现，阻断细胞膜钠通道可以逆转 MYT1L 失败的后果，从而减轻行为异常。MYT1L 蛋白是一种转录因子，它决定细胞中哪些基因活跃，哪些基因不活跃。MYT1L 突变已经在多种神经系统疾病中发现，例如精神分裂症和癫痫病。目前该研究结果仅限于小鼠研究，尚未对自闭症谱系障碍患者进行临床研究。在这里值得一提的是，在自闭症患者身上观察到的行为障碍与多种基因改变有关，这项研究提及的只是一种原因。

我对于自闭症的治疗药物怀揣美好希望，但是也不抱有过高的期望，Balovaptan 即使有一天上市了，它也是局限在纠正社会行为，而不是针对自闭症三个核心特征的特效药，而且也未必适合每一位自闭症患者。孩子的成长刻不容缓，在对有效特效治疗方法心怀美好希望的同时，家长们不要放弃任何积极干预的机会。至于是否让自闭症儿童接受诸如以上提及的药物来辅助治疗这个问题，家长们需要考虑的因素很多，比如幼儿是否适用，短期和长期的影响分别是什么，如何结合行为疗法，然后与医生密切合作，全面权衡药物治疗的风险和好处后，再做个人的决定。

第 14 章

适合自闭症学生的教育环境

即使是有智力障碍的自闭症学生也可以从适合的教学策略中受益，比如：

（1）学习任务分解法：将每一项学习任务分解为多个小步骤，学生掌握了一个步骤后，施教者再介绍下一个步骤，这是一种适合每个人的循序渐进的学习方法，区别只在于每一次教授步骤的数量和学生进步快慢的不同。

（2）不断变化创新的教学方法：我们传统的教学方法是冗长的口头指导和抽象的讲解。当学生对于这样的教学策略反应不良时，我们可以尝试让他们从"亲自动手"中思考和执行。当一个信息变得具体且可以被观察到的时候，他们学得更好。我在教授一个 2 岁男童颜色配对的时候，我使用了 3D 教具，包括将纽扣插入相同颜色的洞口，将塑料币插入相同颜色的储蓄罐，他持续数日无法理解并准确完成。我于是从公司申请了另外一个教具，是松饼烤盘和一个个颜色鲜明的小塑料松饼模型。当我以极其夸张的动作和声音，将红色的松饼放入底部铺着红色纸垫的小烤盘里的时候，他似乎一下子就懂了。等我再把另外两个 3D 教具拿出来的时候，他非常自信并准确地完成了所有颜色的配对。这是令人欣喜的成功教学时刻。总体来说，当一种教学策略起不到效果时，施教者需要开启思路、大胆创新，直到寻找到成功的教学方法。在干预工作中，我从来不认为学生学不会，只是我还没找到教授他的方法而已。

（3）智力障碍、学习障碍、多动症，还有自闭症学生都会在使用视觉教具的环境中表现很好，这可能是因为图表等更容易被理解。

智力障碍人群能不能上大学？我觉得这个问题很有趣。大学不应该是一个竞争之地，它提供的是一个可以继续学习和思考、接受智者启发、试错的安全之地。在大学里，自我挑战的难度增加，突破自我局限性的可能增大，他们将有更好更多的职业选择，将更有力量来主宰自己的命运。如果在大学校园里有这么一群人，他们天真的社交、认真的追求，以及刻苦的学习态度，对于典型的同龄人会不会有更好的正面影响？他们的存在，给了别人帮助他们的机会，又何尝不是在帮助他人成长？当然，这个美好的愿景涉及了对智力障碍人群招生的要求、能够融合的特殊课程和学位等。每个人都有学习的能力，都应该有适合他生存的环境和合适的工作机会，我们不应该用我们的想象和想当然去限制他人的可能性。如果特殊人群在全社会的辅助下享有更多的与典型人群一起成长和学习的机会，这对于他们逐渐过渡到成人的独立世界里去工作和享受生活就太有益了。

在美国的康涅狄格州有一个著名的特殊教育领域的官司，叫作"PJ案"。该案的原告是 PJ 等人，被告是康州政府。这是原告代表智力障碍儿童的一次集体诉讼。这些儿童在公立学校几乎是全封闭环境中学习，也就是说在一个单独的教室里，有一位特殊教育老师教授所有的课程。这些孩子几乎没有与典型同伴互动的机会。这样的安置，显然违背了美国的《残障人士教育法》（IDEA）中"最小限制环境"的要求。该案的结果是康州政府与原告和解了，并同意采取措施，以纠正这种看起来对智力障碍儿童很惨的仓库式管理方式。

这个和解结果真的对智力障碍儿童好吗？教育部门对学校施加了巨大的压力，以消除针对所有障碍儿童的全封闭课程，无论学生的个人需求如何，封闭式教育对于某些儿童可能是必要的甚至成功的。虽然大家表面上都同意特殊儿童应该尽可能地多参加一般课程，多和典型儿童互动，但是仍旧有很多父母愿意将孩子安置在私立特殊学校里，而不愿意看到自己的孩子在公立学校中跌跌撞撞。其实想想，私立特殊学校的教育是不是比公立学校的全封闭课程更加具有限制性？

我认识的一位高功能自闭症男性，成人，他从小学 1 年级开始融入主流课堂，他学习成绩中等，但是在社交上受挫很多，不但有来自同龄人的霸凌，他也不受老师喜欢，因为他很爱争辩，而不被老师喜欢对他的伤害最大，他如今仍旧记得并怀恨小学 4~5 年级的日子，那是一生中最糟糕的时光，此后的初中生活也不愉快。后来父母为了能让他顺利从高中毕业，甚至有机会读大学，10 年级开始将他送入了一所私立的特殊学校，每年的学费 5 万 ~6 万美金，在当年比美国的私立大学的学费都要高。这所特殊学校的校园气氛很好，大家彼此接受，社交氛围宽松，老师的耐心和宽容度都要好很多，总之，他很喜欢那所学校，在那里也交到了长期的朋友。高中毕业后，他不愿意再读书，接受了职业训练，后来在汽修厂工作。

如果他的故事这样草草结束，我们可能会轻易下个结论：私立的特殊教育学校还是好的。他虽然在私立特殊学校里度过了相对快乐的 3 年，但是在工作后他始终无法专心工作，做事不长久，接连失去几份工作，而且还染上了毒品。将他带进毒品世界的恰恰是特殊学校里交的朋友，因为那个朋友在步入社会后也是诸事不顺，使用毒品排解情绪。

这样的故事不是为了打击特殊学校的办学。自闭症患者到底是从免费的公立教育体系以及额外的特殊教育服务中受益，还是从全职的特殊教育学校中受益，我觉得没有一个标准答案，其实答案最终会落实到"人"身上，包括自闭症患者本人、父母或者其他照顾者、孩子的老师、特殊教育老师等，最终也是家长根据学生个体和家庭整体状况做出选择。但是我们知道，如果一名自闭症学生在学校里的一整天都是不开心的和沮丧的，他无法学习到新技能。

TEACCH 自闭症计划是美国北卡罗来纳州广泛使用的结构性的自闭症教学计划。我很认可它的教学目标：一是根据自闭症个体的发展水平，教授尽可能多的技能；二是提供自闭症个体看得明白的教学环境，让他能明白周围的要求和机会。

自闭症学生所处环境的组织性以及活动的表现形式，是否能被思考方式与众不同的自闭症学生所理解？只有了解了"自闭症文化"，并且为之主动做出调整，才能够真正在教学环境中帮助到自闭症学生。

虽然每个自闭症学生都是拥有独特技能、挑战、兴趣爱好和个性的独特个体，但是作为一个谱系内的群体，他们还是有一些共同的特征值得每一位接触到自闭症学生的老师关注。

• 在处理视觉信息方面（相较于听力处理的困难），有相对优势。

• 过高地关注细节，但是在理解细节如何交织形成一个整体概念方面出现挑战（有时被称为中枢集合功能缺陷）。

• 在组合和整合想法方面出现困难。

• 在排序和组织想法、学业资料和活动方面有困难。

• 关注力方面的困难（有的是非常容易走神，有的是在转换注意力方面出现困难）。

• 沟通问题。虽然每个患者发展水平不同，但是通常都有语言的社交使用（语用）、词语的正确使用（语义），还有理解非口语沟通的困难。抽象或者微妙语言的理解上也相对困难，而有智力障碍的个体，在词汇和语法发展上缓慢。

• 时间概念上的困难，包括觉得太快或者太慢。在意识到一次活动的开头、中间和结尾上出现困难。

• 习惯固定不变，在活动之间转换或者将原来在特定环境下学到的技能泛化方面出现困难。固定活动一旦被打乱，就会感到沮丧、困惑，或者不舒服。

• 对喜爱的活动有强烈的兴趣和冲动。

• 明显的感官偏好和厌恶。

能够理解到自闭症患者在以上方面的特征，在这些表现出现时，家长和老师可以尽可能地提供扶持，但是由于这些特征的组合不同，严重程度不同，导致了自闭症个体又是独一无二的，因此也就没有一个自闭症通用的学习特征，因此也就不存在一个合适的通用教材。我想这可能是盲人学校和聋哑学校可以独立存在，但是自闭症学校就没有合理独立存在的原因。每位自闭症学生的教学计划都应该是个性化定制的，此外，这个计划还要随着孩子的成长而时时更新。孩子上幼儿园大班时的成功干预策略未必对一年级时还有用，同样地，对一个自闭症学生有用的教学策略未必对另外一个同龄自闭症学生同样有效。

第 15 章

自闭症中的视觉思考者

坦普·葛兰汀（Temple Grandin）是自闭症谱系患者，更是美国学者和动物行为专家。2022 年，她的新书 Visual Thinking，我仔细拜读了并受益匪浅。我决定单独列出一章，总结下我的读书心得，但愿有读者从中受益。

我本人会时常受困于自己的语言沟通能力，有时本来兴致勃勃地在描述着某件事情，但是突然被对方打断，有时是需要我解释下表达的意思，有时是我表达中的某个字眼令他们困惑或者感到刺耳，而我通常在那种情况下也会被整蒙，再次表达时基本还是使用之前的方式和字眼，我不是一个表达方式很丰富的人。

坦普也是一样，她在大学毕业前的社交经历简直惨不忍睹，但是她惊异地发现，参加工作后，尤其是做项目时，她与同事的沟通顺畅了许多，直到近些年，她才开始能够解释这种状况，那便是思考模式上的差异。

思考模式大致有两种，一种是文字思考者，一种是视觉思考者。

视觉思考不是说我们怎么用眼睛来看信息，而是大脑如何处理信息，如何进行思考和理解。

视觉思考者可能也有两种，一种是空间视觉者（spatial visualizer），他们能够轻松看到模式和抽象物，另一种是对象视觉者（object visualizer），而坦普本人属于第二种，就是在图片中思考。也可以这样理解两种类型的区别：对象视觉者设计和建造火车，而空间视觉者让火车跑起来。对象视觉者非常注重细节，多小的细节都能抓住，比如一段文字中的标点符号和错别字等。

通常视觉思考者不受当今的标准课程所待见，因为基于文字的口语和线性思考者（linear thinker）更擅长考试。比如说很多视觉思考者学不好代数，因为它过于抽象。由于视觉思考者在标准化课程和测试中容易遭到淘汰，可想而知，文字思考者更多地掌控着社会的话语权，这使得我们可能会越来越缺乏有技能的人才。基于文字的言语思考者通常带来的是认知创新。

视觉思考者可能擅长地图、艺术、迷宫等，不擅长代数，但可能擅长算术，因为算术和一些实用的任务关联，比如构建、堆砌类任务，也可能擅长微积分和物理。

坦普本人感觉自己更能理解动物。与人相比，她觉得动物更容易亲近。

不是所有自闭症谱系上的人都是视觉思考者，但是谱系上的视觉思考者在掌握语言方面可能存在障碍，他们缺乏本能的语言模仿能力，得靠学习去掌握口语，包括它的声调以及语用（如何使用语言）。有的自闭症患者高度言语化，这可能是学习和受教育的结果，因为我们发现，所有孩子在 5 岁之前都严重依靠视觉短期记忆，从 6~10 岁开始使用言语处理，10 岁以上则开始与言语短期记忆的成人相似，这指的是典型神经发育人群。我们最初的思维处理都是基于图像的，当我们开始命名事物时，我们的语言能力得到了正面加强，于是可视化变得不那么重要。随着时间的推移，我们的言语处理成了占主导地位的思维处理系统。

Simon Baron Cohen 曾说过：这个世界里许多创新是由自闭症人群带来的。这些超级系统化者可能连日常最简单的社交任务都完不成，但是却能轻易发现（或者通过实验发现）他人容易忽略的规律。而言语思考者带来的更多是认知创新，他们从顶部向下端思考，可以将想法传送至意识，但是视觉思考者往往在传送过程中就将语言擦拭掉了。

爱因斯坦直到 7 岁时才能够流利地讲话。他后来写道："（我的）思想无法用口语形式来表达。我很少用言语思考……构成我的思想基石的心理元素是或多或少清晰的符号和图像。我可以随意复制或者重新组合它们。"

埃隆·马斯克用这些术语表达了他的想法："似乎大脑中通常用于视觉处理的部分——用于处理来自眼睛的图像的部分，被内部思维过程所接管。对于图像和数字，我可以处理它们的相互关系和算法关系。加速度、动量、动能……这些东西如何受到物体的影响，都表现得非常生动。"

如何识别视觉思考者呢？他们通常在 3 岁左右会有特征，6~8 岁变得明显，比如画画方面超级细节、现实，喜欢搭建乐高，拆卸物品。视觉思考是一种从视觉记忆文档里看到关联图片的能力，他利用抽取的图片来解决问题，导航和解读世界。IKEA 创始人坎普拉德因自己患有阅读障碍症，IKEA 家具的说明书里都是以图示为主，很少文字说明。

无论言语思考者，还是视觉思考者，都是一个谱系上的概念，即没有一个清晰的分割线，而是一个延续体。有的人视觉思考更加明显，有的人言语思考更加明显，比如作家、编辑、律师等，也有人兼而有之，比如一位言语思考者数学很好，一位火箭科学家喜欢写诗。

在人群比例方面目前没有太多的研究，但是一个基于 750 名 4~6 年级学生的样本显示，三分之一的人是强视觉的空间思考者，四分之一的人听觉序列化能力强，大约 45% 的人属于混合。

坦普亲身经历的弥散张量成像（diffusion tensor imaging，DTI）技术测试显示她的口语回路（神经纤维链接）比普通人短，但是视觉回路比对照组大 4 倍。

也有研究发现，视觉思考者的高集中活动区域在右脑，因此与创造力有关；言语思考者的高集中活动区域在左脑，与语言及其组织性相关。

言语思考者因语言的组织能力稍强，快速的思考应付社交场合很管用，但是缓慢些但更细致的思考对于艺术或者机械的建造有加强作用。与视觉处理相比，言语思维是缓慢的，但是视觉思考者在接收语言指令时可能理解缓慢，是因为他们听到的话语必须翻译成图像才能理解，然后他们的视觉思维转化为文字才能做出口头回应。曾有研究者猜想让大脑变大的基因与自闭症基因有关联，高智商的代价是他的社会和情绪技能。自闭症孩子的智商是存在被低估的风险的。埃隆·马斯克自称有阿斯伯格综合征，因社交功能的薄弱，其从小经历霸凌，但是他自学编程，图片式大量记忆的能力强，喜爱分享。

坦普强调了视觉思维的价值以及视觉思维为她提供的对动物行为和设计的独到见解，她建议企业的管理者们应该力求一支神经多元化的员工队伍，能够认识、懂得并且最大化利用自闭症员工的优势和可能带来的独特贡献。她建议在小学和初高中增加以下几类课程，如艺术、音乐、缝纫、木工、烹饪、戏剧、汽车机械和焊接。这些课程尤其对神经差异的人群，比如自闭症、注意缺陷多动症或者阅读障碍症患者有益，可以让他们尽早接触到他们可能擅长、随后成为职业的技能。

在我的自闭症干预经历中，大多数的儿童对于视觉图片和 3D 实物的教学工具反应良好。每当一个技能无法用传统的方式教授时，我便会开动脑筋寻找图片和相关玩具，让孩子能看到摸到，视觉被刺激到之后，往往教学效果良好。比如在教授字母表的时候，我会使用字母拼图、字母贴纸，或者用橡皮泥做字母；在教授数字的时候，我会使用多种实体教具，利用颜色的刺激和落地的声响来吸引自闭症儿童的关注及学习愿望。

我再分享一下 Buron 和 Wolfberg 在 *Learners on the Autism Spectrum*（*2nd Edition*）一书中第 191 页讲述的里奇的故事。里奇上幼儿园大班的时候，老师安排大家一起玩芭比屋。轮到里奇在游戏间里取芭比娃娃的时候，他会抱走所有的娃娃，然后开始自己玩。当别的小朋友向他索要一只娃娃时，他会不开心和发脾气。老师试图和他讲解游戏的规则和分享的重要性，但是里奇似乎无法理解什么是分享。

于是，老师将所有的芭比娃娃都拍了照片，一张张打印出来，然后贴在了一个选择板上。老师拿着板走到里奇旁边的小朋友处，让他示范给里奇看，每个人从选择板上拿下一张喜爱的图片，然后按照图片去找娃娃，结果奇迹发生了，里奇立即理解了游戏的玩法，他挑选了一张他最喜爱的娃娃图片，然后去游戏间找到了那一只。这个例子恰好说明了对于自闭症儿童，视觉提示或者视觉支持往往比口语扶持要效果好而快。

第 16 章

干预的基本目标和方向

自闭症的干预之难在于它对每位患者的影响不同，导致治疗需求不同，又因此治疗计划通常涉及多名专业人士（如行为治疗师、职能治疗师、言语语言治疗师、物理治疗师等），而且全是个性化定制。在本书的《自闭症干预篇》里，我只能蜻蜓点水式地以几项技能作为例子稍作详细一些的讨论。除此之外，我想以干预的方向和目标来结束本篇。

自闭症的早期诊断有一定的复杂性，很多时候家长们拿到的可能是"疑似"诊断，需要进一步跟进，但即使没有正式的诊断，只要孩子表现出发育落后的表现，哪怕是一点点，家长的干预就应该立即做起来。总之，我们干预的不是孩子的标签，而是孩子的症状。

很多家长总想知道最有效的干预方法是什么，能不能提供一套教材？要知道自闭症孩子千差万别，很难预测到他未来的发展和成长趋势，无法预测他对各种干预方法的反应。所以一个有效的干预方法，一定是个性化定制，匹配到孩子和家庭的个性需求的专门教材，有科学数据来评估使用方法的有效性，并支撑新方法的启用以及旧方法的修改。

有个家长曾经描述自己和爱人在得知孩子患有自闭症之后，抱头痛哭了一天一夜。然而，再不幸的遭遇，人们的生活还是要勇敢乐观地向前走。自闭症属于"终生障碍"，但是自闭症在生活的很多苦难面前并不算最难的那个。"自闭症"这个名称被使用，算起来已经超过 1 个世纪了。第一个拿到自闭症诊断的人，叫 Donald Triplett，2023 年 6 月 15 日去世，享年 90 岁。曾经有篇文章介绍过 Triplett，他过的生活是小镇里很多典型人群羡慕的：简单、独立、无忧无虑、不羡慕别人、不说无谓的话。当然他那种生活模式的实现，不具备完全复制的属性，有许多外部条件支撑着他的生活方式，比如家族留下来的信托、小镇居民的扶持等。

在谈如何干预之前，我想家长们需要先思考的问题是：孩子干预的目标是什么？我相信无论是自闭症孩子，还是典型神经发育的孩子，教育的终极目标应该是：自食其力、健康和快乐。2007 年 Carr 团队曾经定义过人的生活品质：在物质领域得到有意义的收获，有社交暇余并享受，还有自主权。这个定义看上去似乎有些抽象，但其实在为孩子选择干预计划的时候，不妨将这个教育的长期目标作为一个纲领融入进去，以孩子的需求优先（孩子也要享受该有的童年和有自己的生活），选择干预内容和强度。孩子的整体身心健康，比起他在社交中没有眼神对视，哪个在他的生命中更加重要呢？一个疲于带着孩子辗转各类干预机构的家长，一个每天都在焦虑孩子有没有进步的家长，和一个能够放平心态，陪伴孩子好好吃，好好玩，好好睡觉，享受孩子的当下，将进步当成生活给予的惊喜的家长，哪一个会给孩子带来更长久的益处呢？

在自闭症儿童的早期干预中，由于谱系障碍的复杂性和宽泛性，每名自闭症儿童的干预需求是不同的。他可能要同时接受多种干预计划，比如口语语言训练、行为干预、社交技能干预等。家长在选择干预计划和组合时常常会面临着各种困惑，这不但有来自时间和资源分配上的困难，还有财务和精神上的负担，那么如何在五花八门的干预计划中及培训强度之间做出一个平衡的选择呢？

父母和干预机构，在为孩子制订干预计划的时候，手里应该有一张清单，列出孩子现阶段和未来数月在多个发展领域内（最好）能够掌握的技能，比如适应性行为、沟通、认知、社交、动作等，然后筛选出孩子的核心和基础技能来着重培训。通常对于幼小的儿童来说，这些基础技能包括但不限于遵从简单指令，模仿能力，沟通基本需求的能力，以及基本的自我照顾能力如上厕所等。

等到孩子再大一些，他的教育内容可能又得变了，有些还未掌握的基础能力，可能还要继续留在干预计划中，但是有些不是必学能力的前提能力的话，可能要让位给更加需要优先培训的技能了。这时候很可能要考虑是认知学习优先，还是社交技巧优先，或者二者之间如何平衡时间和资源？这个问题没有标准答案，因为它因孩子的个人优势和需求而不同，同时也要考虑家庭的优先期望，同时要有科学数据来支撑孩子的真实情况，然后再决定什么干预是有意义的。

这里举个例子。一个 5 岁的自闭症孩子总是要捡起掉在地上的食物吃掉，这个行为每天都会发生，父母和老师一遍遍地提醒和纠正，但是孩子的时间和精力还得分配给很多不同的技能培训，比如言语训练方面、扩展式沟通方面、精细动作方面。我觉得父母和老师不需要将精力放在监督孩子捡自己掉在地上的食物这个行为上，因为比起言语和动作训练，捡自己掉在地上的食物的行为优先顺序上要排后一些，而且这个行为很可能会随着年龄的增长或者在其他认知学习中"悄无声息"地减少甚至消失。家长们要学会经常反省总结一下，孩子的哪些行为（曾经令家长非常生气）是突然一下子就消失了的，其实它们不一定是被教育的结果，很可能是成长阶段的必然过程。

家长对孩子的教育过程中，要站得高望得远一些才是。我常遇到有各种担心和焦虑的家长：孩子太喜欢画画了，好不好啊？孩子不愿意出门社交，好担心啊。孩子明明没有运动天赋却喜欢踢球，怎么办啊？我也会常常反问：你希望成年后的孩子是什么样的呢？能够自食其力，喜欢三两好友，有个喜爱的运动，够不够？

我曾经有个学生，2岁多的男孩，突然在洗澡的时候不肯在浴缸里坐下来，父母使用了包括陪伴洗澡让他坐在大人腿上，在浴缸里放入各种好玩的玩具，泡泡浴，等等，但是孩子还是不肯坐下来，妈妈担心地问我孩子的技能是不是退步了？我劝她不要着急，不要在孩子洗澡的时候和孩子"较量"，一定要坐下来才能完成洗澡。等一等，放一放，同时可以在户外增加一些玩水的活动，哪怕是在户外放一个盆，装满水，把孩子的塑料积木扔进去，让孩子随意玩，不要将孩子每一个不听话的行为都当作是"问题行为"。妈妈被说服不再理会这件事了，只要孩子能洗干净就行。2个星期之后，孩子又突然坐在浴缸里玩了。我开玩笑地对妈妈说孩子也许还会出现玩不够，坐下去再也拉不起来的暂时行为。

家长在拓展了自己的思维和格局后，再为孩子选择干预计划，而且在实施过程中应该意识到，每种能力的教学方法都是多样化的，以结果为导向，以数据为衡量标准，来审核干预方法的有效性。方法该换时就换，该改动时积极改动。很多时候不是孩子学不会，而是方法没有用对。

我再举个干预的实际案例。我们在教授自闭症儿童一项新的技能时，往往需要通过立即纠正和重复训练来最终掌握，但是我发现孩子会经过一个接收信息的过程，这个过程可能是由慢变快的，所以在孩子的反应出现错误时，比如他指错了、说错了，或者放错了时，我们不要急于立即纠正，而是应该给点社交线索，比如发出一点不同意的声音，或者说"再试试"，孩子如果能够自行纠错，这会比治疗师立即纠错的干预效果好很多。给孩子多一点点思考的时间，让孩子接收和处理信息的能力一点点增长，他在思考后独立准确地完成任务后，自我满足感和自信心会增强，我喜欢比喻那种时刻为"见证奇迹的时刻"，因为在自闭症儿童的脸上，我们能够看到他的满意。

很多家长都知道正向强化很重要，即孩子有了进步，或给出了合适行为后，我们就给予鼓励，孩子就会明白我们是在肯定他刚才的行为，那么他就会给出更多。在孩子小的时候，通常那种小物品，比如贴纸、喜爱的玩具、吹的泡泡等，就很管用，但是孩子大些的时候，尤其在他对正向鼓励有期待并有行为动机的时候，奖品可能就要变成他更需要的了，比如出去玩等。另外，家长还要注意不要把要加强的目标行为做错方向了。比如孩子想要喝果汁，妈妈想要他开口表达后才给，结果孩子没开口，妈妈就不给，孩子大哭，然后爸爸过来，直接给了，孩子停止哭。这个场景和一系列的动作并没有加强孩子的语言训练，而是加强了孩子用大哭来沟通并满足他的需求的行为。

如何定制一套适合个体的好的干预教材，美国国家研究委员会（National Research Council，NRC）给出了自闭症干预方法必备的六个特点，我来一一介绍下。

（1）提供足够的服务时间和强度。

NRC 在 2001 年曾经建议自闭症儿童的干预时间为每周不低于 25 小时，而且在强度上要起码包含一对一及小组教学的模式，它还着重强调了一对一教学的重要性。

（2）细心周到的环境，并能接触到典型神经发育的同龄儿童。

这个环境以及设施的布置，应该保证自闭症儿童能够看得懂，并且舒适使用。在物理布局上，因自闭症孩子更加适应规则和固定不变的特点，每个活动区域最好能界定清楚，比如用颜色和粗线区分开，活动路线能够清晰标注好。孩子学习的资料简明易懂。这些周到的设置，能够提高自闭症儿童的独立水平，令其放下内心的焦虑，而更加主动地攻克他不擅长的社交和沟通领域。能有机会与典型儿童一起玩耍，在玩耍中有社交互动，对于自闭症儿童的干预是极为重要的，毕竟他主要的障碍以及未来生活的需求都是要与典型人群互动。与典型同龄儿童互动，不是简单地将自闭症儿童放置其中，而是有计划地提供互动机会，并且有老师随时提供引导和扶持。

（3）课程要专门定制，并且有教学范围和教学顺序。

自闭症儿童的课程一定是围绕着他的核心缺陷，比如沟通、社交、互动、玩耍等。课程要预料到孩子即将面临的人际交往和学习中的困难而相应定制，但是要保持教程能够变化的灵活性。举个例子，如果发现孩子因不会模仿而影响到他的学习和玩耍，那训练模仿就应该及时纳入课程中。如果孩子因沟通不顺畅而导致了诸多行为问题和矛盾冲突，那么应及时开发出其他沟通方式或者训练替代行为，并及时地添加进他的培训计划中。

（4）家长参与的重要性。

在孩子还未学会为自己征战时，家长就要时刻准备着为孩子征战。在发现孩子有自闭症的症状后，哪怕是疑似，哪怕还没拿到正式诊断，家长在正常的难过和恐慌之后，也只能立即投入到战斗中，而且是发挥总指挥的作用。家长应积极参与孩子的每一步干预计划的制订，直接表达自己的顾虑，与专家团队一起选择最适合自己孩子的干预方案。在孩子的成长过程中，再好的专家也不如家长了解自己的孩子。还有重要的一点：孩子在干预机构或者专家的培训下学到的技能，是需要家长举一反三，大量地应用到日常生活场景中的。自闭症儿童在实际应用和举一反三的能力上有障碍，所以实际应用方面的练习能够帮助他真正地掌握这种能力，促进大脑的重塑，进而彻底改变行为。自闭症孩子的年龄越小，家长的角色越为重要。

（5）以解决问题为导向的行为干预。

自闭症儿童的行为问题普遍比典型儿童要多，主要原因是沟通能力上的障碍而导致其大哭大叫，情绪失控，甚至出现攻击行为。等上了幼儿园之后，他还可能会受到同龄小朋友的排挤或者老师的不理解，所以当每一个不合适行为出现时，家长和老师都面临着刻不容缓的任务，那就是纠正孩子的行为。以前传统的做法是制止这些行为，但是经过这么多年的实验和研究后，我们开始在孩子的沟通功能上寻找方法，教他一个简单有效的替代行为。这有点像迷恋电子游戏的孩子，如果家长只是单纯地制止他们玩游戏，或者夺走他们手里的电子设备，他们的关注点还是会放在如何拿到电子设备上，可能会偷拿或者夜里玩等。更有效的解决方法是帮助孩子规划下其他可打发时间的有趣活动。再举个例子，如果一个小孩习惯了看见某件东西就大喊大叫，我们可以教他用言语或者指着图片来表达。

（6）有效地监督孩子的进步。

不管使用哪种干预方法，有一个重复使用的监督进步的系统评估工具非常重要。我们不要依靠主观的观察或者印象来评估孩子的进步，而是使用基于数据或者证据的监督方法，比如当我们干预孩子的一个攻击行为时，我们可以每次记录下来频次和强度，然后在干预一段时间之后，用曲线来观察孩子对干预方法的反应以及进步程度。通过类似方法，我们还能知道哪些方法有用，可以在这个孩子身上扩展使用。如果一种方法不起作用，我们再观察下是否在特定时段内无效，通过外部条件的改善是否可以纠正。一个好的课程一定要拥有这种修改的灵活性。

Julie A. Donnelly 在讲述自己儿子的成长之路时，她说自己一直背负着"充满敌意"和"死缠硬磨"的母亲标签。她的儿子在 20 世纪 70 年代被诊断出患有自闭症，她为儿子在接受教育的方方面面与人征战，换课程、换老师、为儿子找朋友、给儿子争取出彩的机会。尽管儿子的综合智商多次被测试为低下，但她始终选择相信自己，因为世上有谁比父母更加了解自己的孩子呢？如今儿子拿了两个硕士学位，且结婚。她至今清楚记得儿子遇到过的每一位老师——于他无益甚至有过伤害的老师，受益颇多的老师，还有让儿子的自信腾飞的老师。自己后来成为特殊教育者的 Julie 说："当个好老师，并不是由你懂得多少知识、有多少经验来决定的，而是在于你是否真的有爱，是否愿意接近和去懂得一颗颗稚嫩的心灵。"

自闭症共患篇

　　自闭症在特殊教育范畴里可以称为"老大难"，不单单因为它是整脑症状，在重要的"联合注意"和"模仿能力"上出现挑战，还因为它有与很多其他病症共患的可能，比如注意缺陷多动症和阅读障碍症，还有随着成长可能伴发的焦虑、抑郁或强迫症等，更不用说孩子先天带来的肠道问题和睡眠障碍了。

　　了解和确诊孩子很重要，这直接关乎他将接受的干预手段，甚至包括药物，但是精细化的日常干预工作又从来不是针对病症而制定，而是根据孩子的年龄、能力及日常需要，综合衡量后而选择。有些干预点看起来不急迫，比如肠道健康或者睡眠障碍，但是它们的改善又有可能间接而迅速地提升孩子的综合表现。有些干预点看起来紧迫，比如孩子的攻击性行为，但是它们又有可能因为孩子的整体玩耍水平的提高而自然大幅度减少。

第 1 章

注意缺陷多动症

我曾经接手过一个案例，我只负责完成小男孩的最后 3 节干预课，3 节课后，小男孩就满 3 岁了，他将离开我们的扶持计划。上课前，我从同事那里了解到，孩子很聪明，但就是与同龄人无法同步。孩子不多动，眼神对视好，认知能力强。孩子的妈妈请求我在幼儿园里上课，帮助她观察下孩子的问题到底出在哪里。妈妈说，孩子在家里的表现一切都很好。

第一节课，小男孩用温和友好的目光始终追随着我，我问他想读书架上的哪本书，他用手指指了一本，我和他确认后，我们接连读了两本故事书。他能够准确指物、会数数、会命名，还能回答简单的问题。我还测试了他的联合注意能力，也就是说我用手指着不远处墙上贴的作品，问他那是什么，他自然地顺着我的手指方向去看，准确地做出回答。在旁边观察的老师很诧异，说他今天的表现超常，他通常不回答老师的提问。

在第一节课期间，小男孩的眼光也会时不时地追随同学，但是他没有像其他同学那样积极互动。那些孩子已经懂得交换玩具、讨价还价、炫耀等，但是小男孩很胆怯和害羞。他对名字有反应，虽然速度有些慢，但是我想，也许他就是慢孩子，我看到他吃家里带来的零食时也是细嚼慢咽的。

第一节课后，我做了详细的课程记录，并分享给他的妈妈。我说我观察到孩子有走神现象，但是注意力不集中是这个年龄段孩子的常见现象；他缺乏社交互动；他的发音出现不寻常，比如说 banana 的时候，他会把重音放在最后面。经过一节课的接触，我初步怀疑孩子是注意缺陷型的 ADHD，以及潜在的高功能自闭症风险，但是我不是很确定，所以没有在记录中提及。

第二节课，我想着重测试下模仿能力和联合注意。他具备一定的模仿能力，比如我把贴纸贴在墙上的时候，他会照做，但是在模仿口语发音的时候，我发现他显得有些笨拙，尤其是发音方面，够清晰，但是语音语调怪异，或者有时他干脆不说了。在大动作和精细动作方面，他试图去模仿，但是动作很笨拙。他不会单腿跳，穿黄豆大小的珠子时手指不灵活。值得关注的是，他脸上的表情温和，但其实很单一。他没有像其他孩子一样容易兴奋，比如当老师宣布一项新活动新任务时，比如当老师搞怪或者开玩笑时，他似乎跟不上，但是也没有出现困惑或者急躁的表情。当同学经老师提醒把一样东西递到他的手里时，他不会主动说谢谢，每次都要提醒后才说句谢谢，但是没有那么灵动，好像仓促地补句"谢谢"，语调始终如一的生硬，不夹带任何感情。

第二节课后，我在课堂记录里建议给孩子做自闭症筛查，同时反馈给了妈妈。她特地电话我，表达了她的诧异，她心目中的自闭症孩子应该是没有眼神交流，也没有对话交流的。我向她解释这是个谱系人群，我宽慰她即使孩子拿到了自闭症的诊断，他大概率也是个高功能自闭症孩子，只要给予合适的辅助，教会他一些应对生活的技巧，他与我们没有太大的区别。

在孩子3岁时，他拿到了自闭症的诊断。妈妈特地电话我，感谢了我。她问我为什么没有多动症的诊断，我解释说首先公司做的是针对自闭症的评估，其次，孩子没有明显的多动和冲动倾向，但是我的确感觉孩子容易走神，这也可能是由于自闭症引发的信息处理能力差异导致，但是专注力问题值得关注，尤其是孩子上了小学之后，毕竟自闭症和多动症高度共患。

在美国，直到2013年发布的*DSM-5*中，自闭症谱系障碍（ASD）和注意缺陷多动症（ADHD）才被允许双重诊断在一个人身上，在这之前是不被允许的。而事实上，预计有三成至八成的自闭症儿童有注意缺陷多动症；反过来，有二成至五成的多动症儿童有自闭症。"三成至八成"的数据看起来过于宽泛，但越来越多的研究发现这两种病症重叠的比例是相当高的，我在实际的自闭症干预工作中也见证了这点，所以科学家们一直在思索二者的关系，寻找共同的生物学根源。

自闭症与多动症都是因先天神经差异而导致，也就是说，两种症状都在儿童时期就有表现，而不是后天患得。研究表明两种病症都受遗传因素的影响。从症状表现上看，自闭症主要在两个领域出现障碍：一是社交沟通，与他人的关系建立；二是刻板重复的行为和兴趣。此外，自闭症患者可能在感官功能上出现过度敏感或者过低敏感两种表现，有的患者对于某些感官刺激过于敏感，而对其他感官刺激出现低敏现象。这里的感官刺激包含了声音、气味、味觉、触觉等。

自闭症患者在社交沟通时，在语言方面可能出现沟通障碍，比如跟不上别人的对话，无法启动社交沟通，眼神对视弱，或者不擅长小对话，等等。在社交意识方面表现弱，比如无法理解社交暗示，感受不到周围环境的变化，比如看不到房间内有人向他走过来要打招呼，等等。有些自闭症患者学习能力强，但是在将新学的知识应用到不同场景方面又可能出现困难。

在刻板动作方面，自闭症患者可能出现甩手、摇晃身体、眨眼睛等行为，在控制身体运动方面显得笨拙。

当然，每个自闭症个体在具体症状方面的表现及程度有差异，但是不管怎样的表现，他们与典型人群还是有明显的差异。比如在语言沟通方面，有的自闭症患者没有口语能力，但是却能理解到社交线索；有的具备口语能力，却领会不到别人的社交线索；有的自闭症患者似乎语言和沟通能力挺强，却理解不到别人的嘲讽或者比喻。总之，对所有的自闭症患者来说，清晰和直接的谈话方式更容易被接收和理解。

而多动症人群有可能会出现以上描述中的某些表现，但是不会有自闭症患者在语言和行为上的所有症状。自闭症患者和多动症患者的重叠症状，举例但不限于如下：

（1）执行功能失调：表现为健忘、情绪失调、启动新任务难等。

（2）理解社交线索方面有相似症状，但是背后的原因不一样。多动症人群会因为专注力不好而忽略别人的社交线索，而自闭症人群是理解不了别人的言外之意或身体语言，或者只理解到沟通中的文字字面意思。

（3）自我刺激行为，比如晃腿晃身体等，两类人群都可能出现，但是两类患者的背后原因不一样。多动症患者晃腿晃身体可能是为了帮助他专注或者减压，而自闭症患者是当环境中出现令他紧张或者不舒服的刺激因子时才开始有自我刺激的行为，而且行为的强度要大些。

多动症和自闭症人群还有一个区别：多动症人群不喜欢一成不变，喜欢新事物和新经历，他们觉得一成不变的事情很枯燥，但是自闭症人群喜欢熟悉和一成不变的事物。

在诊断和评估方面，没有多动症状的 ADHD 人群不容易被老师发现，尤其是当他们没有明显的行为问题，没有经常违反纪律的时候，很容易被漏诊。有的患者只是因专注力问题在成绩方面显得落后，而这些又很容易被老师和家长解读为学习不认真等。自闭症人群在没有出现明显行为问题的情况下也容易被漏诊。而两类人群在成年后，当他们出现了并发症状，如社交焦虑、抑郁、强迫症、复杂型创伤等，医生可能也是针对精神症状做诊断和医治，而不会怀疑到自闭症或者多动症。当然，这些评估和诊断与医生的专业度有很大关系。

荷兰有个团队提议过，ASD 和 ADHD 会不会是同一种病症的不同表现形式？只不过都是下属类型，在发病的时间上，症状的组合上，以及发育发展的程度上各有不同？ADHD 可以在没有 ASD 的症状情况下出现，但是 ASD 总会携带些 ADHD 或者其他症状出现？但是以上这种说法的证据还不能构成结论。越来越多的基因研究发现了二者之间有一些共同的成因。影像学在对比了二者的大脑结构以及链接后发现了一些令人困惑的相似性和差异性的混合。行为学的研究认为看似相似的外在特征掩盖了内里机制的区别。自闭症患者表现的注意缺陷，可能是由于感官负重引起的，而 ADHD 在社交上出现的明显问题可能和他的情绪冲动性有关。

其实二者不仅仅是并发的情况多，而且从行为的观察上也有相似之处。两种病症都可能会引起语言发育迟缓、感官反应升级、叛逆行为、情绪管理问题、计划组织性弱等。在行为表现上，出现注意人的方面有困难，一直要动来动去，会侵犯他人的私人空间，不能很好地理解到别人讲话中的社交线索，听不懂话外音，会出现情绪崩溃等。二者在男孩身上的发病率也都高于女孩。

认为二者有共同的生物学根源的研究发现，患有任何一种病症的人的亲属中患有这两种病症的概率都会提高。比如 2014 年的一项研究显示：一个 ADHD 女人的头生子会以 6 倍之高的概率患有 ADHD，会有超出 2 倍的风险患有自闭症。

2017 年，有一项研究反过来衡量风险。在瑞典，专家们审阅了 200 万人的医学记录，发现自闭症人群和他们的大家庭成员中患 ADHD 的风险增高。自闭症同卵双胞胎的兄弟姐妹中患 ADHD 的风险最高，同时还有堂兄弟姊妹之间。这也能说明两种病症之间是有基因联系的，但是具体落实到基因个体上，事情就很扑朔迷离。

自闭症和注意缺陷多动症都涉及多个基因，其中许多基因可能独立就能发挥作用。同样，两种病症都是异质的，这意味着所涉及的基因突变因人而异。 一些风险因素是那些常见基因变异，即占人口总数 1% 以上的基因版本。一项研究第一次发现了 ASD 患者与 ADHD 患者之间的常见变异发生了重叠。其他风险变异很少见，往往会自发发生，或者可以遗传。但是科学家们还没有发现具体哪些特定的风险变异是两种病症共享的。

也有研究指出，通常情况下，患有一种或两种病症的人在连接大脑两个半球的胼胝体和参与运动控制和认知的小脑中的布线较不牢固。同时，患有 ASD 的人（而非患有 ADHD 的人）的杏仁核比较大，杏仁核影响了一个人的焦虑、恐惧和社交行为。与典型人群相比，自闭症患者的总大脑容量似乎更大些，而 ADHD 患者的总大脑容量稍微小些。

关于这两个病症是如何交互的，至今还没有系统的研究，但是大家都知道同时患有 ASD 和 ADHD 的人，比患有单一病症的人，面临着更大更多的挑战，比如在适应性功能方面，如自我护理、日常生活技能等，还有更加严重的社交和认知问题。

那么如何看懂自闭症和多动症的区别，我尝试在以下几个方面对两种病症做下比较。

项目	自闭症谱系障碍	注意缺陷多动症
定义	为一系列神经发育状况，会引起社交技巧、沟通和思维方面的挑战。重复刻板行为也是关键特征之一。	神经发育差异导致执行功能发展滞后。孩子很难专心，注意力不集中，坐不下来，难以抑制冲动等。
可能存在的症状表现（具体因人而异）	避免眼神和/或身体接触。语言发育迟缓（或无口语）或反复重复一些短语。在说话方面，很多自闭症患者的语音语调显得异常，可能说话大声，或者语调生硬。由于感觉处理原因，出现焦虑、沮丧或沟通困难而易于情绪崩溃。因日常例行内容改变而沮丧。社交技巧上出现困难。使用过度的身体动作进行自我舒缓紧张情绪（例如摇摆身体、拍打手）。痴迷兴趣爱好并且很执着。经常动来动去，烦躁不安，需要拿起和摆弄下随手碰到的东西。	健忘，容易分心或做白日梦。看上去没在听别人讲话，遵循指示时出现困难。由于沮丧或缺乏冲动控制而容易发脾气和情绪崩溃。组织性不好，完成多任务时出现挣扎。除非活动是个人喜爱的，否则难以完成任务。社交技巧方面不太擅长。在安静的活动中坐不住，比如进餐时、团体活动时，或独立完成任务时。团体活动中不能耐心等待轮到他，耐心不足。

可能存在的症状表现（具体因人而异）	口语表达能力可能显得很高级，但理解非口头提示较难，这里的高级指的是部分自闭症患者，尤其是 1 级，他们因模仿能力的缺乏，导致在沟通表达上更加趋于书面化或者使用生僻词。 看似难以理解他人的感受和自己的感受。（在这一点上自闭症和多动症有明显差异。自闭症，即使是轻度的 1 级，他们基本只会看懂人的喜怒哀乐等基本表情，理解复杂的表情出现困难。ADHD 在这一点上会好很多，他们更能理解到别人的感受，也在意别人的感受。但是讲到同情心这块，一直有个理解误区就是自闭症群体没有同情心，其实他们内心深处是有的，他们也会因此困惑或者难过，但是他们的挑战在于表达不出来）。 对声音、气味、味道、外观、触觉或其他感觉（感官处理上）做出强烈反应。 缺乏安全和危险意识。 在运动能力这块，有些自闭症孩子在动作上会显得笨拙，比如骑自行车、跑步、抓球等。	经常动来动去、烦躁不安，需要拿起和摆弄下随手碰到的东西。 打断他人讲话，不合时宜的话会脱口而出，并可能看不太懂非语言暗示。 行为前不加思考，缺乏了解其行为的后果。 可能出现感觉输入反应过度，例如对声音、气味、味道、外观或触觉。 玩耍方式粗暴，会冒身体的风险玩耍。 在精细动作方面出现困难，比如系鞋带。在手部控制方面也会出现一些挑战，比如握笔写字。
情绪和社交上的挑战	ASD 的主要挣扎涉及社交理解、沟通，一成不变的常规或刻板行为。许多患有 ASD 的孩子，甚至那些没有重大认知障碍的孩子，在结交朋友、理解如何与他人交往以及理解社交线索方面都可能感到困难。	ADHD 在遵循社会规则上出现困难，使得交朋友变得困难。经常因情绪掌控不好或者注意力不集中而收到大量负面反馈，进而影响其自尊心和做事的动力，使孩子感到自己"坏"或"不好"。

学校里可采用的干预策略	座位可以安排在靠近老师或者靠近教室摆放资料的位置。 一个在听觉和视觉上受到最少干扰的学习空间，包括考虑孩子对灯光的适应。 在教学新信息时多使用视觉提示和颜色编码来突出显示教学内容。 在孩子参与的全天活动中，包括就餐、课间活动，需要照顾下他在感官上的承受能力和偏向。 利用有类似现实场景的社交故事来帮助他适应新的社交情况或者解释已发生的状况。 当孩子的焦虑情绪上升时，允许他使用自己的方法减轻焦虑（只要不伤害或者影响到别的同学）。 在切换活动或者教室的时候，给予他多一些的"过渡或者等待时间"。	把学生的座位安排在靠近老师，减少分神的物理位置。 提供安静些、干扰少些的学习空间。 在孩子走神时，给予一个非语言信号，比如一张图片提示卡，轻按下孩子的肩膀，让其注意力迅速回转。 提醒是最简单有效的方法。 帮助他将大的作业分解成一个个小步骤，逐一完成。 将日常活动的时间表书面化或者图片化。 允许多个课间小休息。
家庭中可采用的干预策略	设定明确的期望并创建日常有结构性的常规时间表。 将指令分解成一个个小步骤，并多使用图片作为提示。 和孩子一起制订管理情绪崩溃的计划。 使用视觉计时器或提示帮助孩子从一件事过渡到下一件事。 针对孩子目前的常见社交场合帮助他练习一些对话脚本，利用角色扮演帮助他运用。	帮助孩子制定明确的规则和期望，比如洗漱和上床时间、使用手机时间。 创建日常的有结构性的常规时间表，家长和孩子都要谨守。 将家庭作业分解成小块来逐一完成。 教孩子使用视觉提示，例如清单、图片时间表、便签纸，来提醒自己集中注意力，保持有条理地完成作业。 在写作业期间要有灵活性，给予大脑休息时间，让他有时间活动下。

家庭中可采用的干预策略	由于每个 ASD 孩子的症状都非常不同，所以家长才是培训孩子最好的老师，具体的干预计划因孩子特殊的需求而制订或者更改。	创建一个干净整洁、少干扰的写作业和学习的区域。 如果时间表发生变化，则给予提前预警，并说明在新情况下的期望。

关于多动症，请读者参考我的另外一本书《走近多动症》进一步了解。

第 2 章

阅读障碍症

自闭症与阅读障碍症都可以归类为神经发育疾病，而且二者都具有谱系的特征，范围非常宽泛。自闭症谱系障碍是诊断阅读障碍的排除项，反之亦然。同一个谱系上的人可能出现完全不同的症状。比如自闭症谱系上，一个极端是没有口语，且具有严重的刻板行为，也有可能是智力损伤，但是另一端诸如被划入高功能自闭症的阿斯伯格综合征人群，其可能口齿清晰，表达能力强，具有出色的分析能力和令人着迷的特殊兴趣，其智商可能在平均水平以上。而阅读障碍症的人群，其挑战可能在阅读、书写、声音解码、诠释视觉图像及观察序列和模式等方面出现不同的表现。

自闭症和阅读障碍症能否共存？共患比例大概多少？简单来说，这两种疾病有一些共同的显著症状，虽然它们是不同的疾病，但可以同时发生在同一个人身上。关于自闭症和阅读障碍症之间的联系的研究很少，但是有一项研究探索了两种神经发育状况之间共享的基因 *DOCK4*。

在开始讨论共患问题之前，我想花些时间分享下有关阅读障碍症的一些基本知识。过去几年里在我与中国家庭远程辅导的经历中，我发现了两个现象，一是阅读障碍症的广泛存在。我不是指它的发病率，而是来寻求帮助的家庭中，那些看上去很聪明但是学习不好的孩子中，阅读障碍症广泛存在。只要是学习不好，我通常都会先怀疑到阅读障碍症。二是对于阅读障碍症的相关知识，即使是一线城市诸如北京和上海的家长们，也都是一知半解。阅读障碍症的孩子通常被误解为学习态度出现了问题而导致学习不好，所以一路成长上受到的责骂很多。很多孩子在青春期或者之前就出现了厌学和焦虑情绪，或者诸多行为问题。

阅读障碍症是一种学习障碍，是在美国所有学习障碍中最常见的诊断。美国的发病率大约是 20%，而且涵盖了 80%~90% 有学习障碍的人。因此，在自闭症人群中共患阅读障碍症，自然也不足为奇。

阅读是个蛮复杂的过程。我们在阅读的时候，首先是视觉信号被识别、解码，转换为声音信息，然后这个信息被传送至语言相关的脑区进行解读。阅读障碍症是大脑综合处理视觉和听觉信息的不协调而引起的阅读困难。阅读障碍症患者很难将文字和读音联系起来，表现出来就是阅读困难，阅读速度慢，熟悉的字出现在这里还认识，换个地方就不认识了，昨天还认识，今天又不认识了。阅读的时候，很难迅速将词语整合起来读，字要一个个地猜，常会将字看反或者颠倒，容易跳行漏字，经常用手指头点着每一个字来读，写出来的字一般很潦草，忽大忽小，左右偏旁分家等。这是让很多家长崩溃的问题。

阅读障碍症与大脑里的神经链接出现故障有关系。正常的阅读者在读书识字的过程中会将文字记忆储存在枕颞系统里，所以他们在阅读的时候，磁共振发现该系统被启动，而阅读速度慢的人，会在大脑里走顶颞线路或者额叶线路。不启动或者弱启动大脑的后区，也就是说阅读时无法快速调取文字的记忆区，那阅读的确非常消耗脑力。对于字母体系的阅读者来说，阅读障碍症患者比典型人群会多花费 5 倍以上的脑力来把一个字解读出来一个音。

以上的阅读现象，指的是字母体系的阅读者。中国的阅读障碍症儿童与西方阅读障碍症儿童的大脑异常方面有区别。英文阅读障碍者主要是在声音解码这一块出现了困难，而汉语阅读障碍症患者就不是从字母到声音的转换问题，是难以从符号的形状推断其声音和含义。

中国香港大学的神经科学家 Li Hai Tan 和他的同事发现汉语的阅读障碍表现有两类：一类是图形到音节的转换，另一类是图形到语义的映射。这两个过程都受到左侧额中回的严格调节。而字母体系的阅读障碍与左侧颞顶脑区功能障碍有关。

由于自闭症和阅读障碍症都与大脑处理信息的方式有关，因此自闭症患者常常被诊断为阅读障碍症，或者这两者被诊断为智力障碍。在我接触过的家庭中，出现过数例自闭症孩子和／或阅读障碍症孩子被误诊为智力障碍。这是非常悲伤而可怕的事故。想象一下，一个智力正常的孩子被当作有智力缺陷的孩子来养育，过低的期望或者错误的"扶持"可能剥夺一个孩子正常的思考能力和思维训练的培养。反过来，即使孩子的智力真有损伤，但是给予合适的干预和扶持，孩子的成长都会有各种各样的惊喜，一些唐氏儿的成长就是个好例子。

阅读障碍症和自闭症会有一些重叠症状，其中最重要的重叠点在于沟通，确切说，语言沟通方面的缺陷，但二者的产生原因是有差别的。自闭症的非社会认知过程可能是语言发展受到阻碍最主要的原因，而且有些自闭症人群终生都没能获得功能性的语言。自闭症儿童的语言习得还有一定的不平衡性，比如有的儿童会出现语言退化，对于语言的理解和表达能力会丧失。有些自闭症儿童有阅读过度或者过早症，他们虽然阅读解码技能好，但对阅读的内容可能缺乏必要的理解，这也是另外一种形式的阅读障碍。

此外，共同的特征还包括两者都有干预可能，但都无法治愈。两者都会终生伴随。两者对个人的生活都会产生影响，会使得社会某些方面的运作出现一定的困难。早期发现和管理都很重要。

同时，两种病症都会出现情绪和行为问题，比如情绪失调、感觉处理问题、社交障碍等。

阅读障碍症对孩子的影响是非常大的。在学业上，由于学习速度慢，它会引发注意缺陷恶化的问题。阅读障碍症的孩子高中辍学率在美国的数据是 35%，比典型人群高出 2 倍还多。在社交上，由于学习不好，不受老师待见，得不到同学的认可。与同龄人交往时，有时候还会因为找不到合适的词语和表达而影响到社交关系，孩子可能感觉融入困难。在情绪上，因付出的努力和收获往往不成正比，学习速度慢，学习不好，孩子极容易感受挫败和气馁，甚至会接受别人给自己贴的标签：要么懒，要么笨，长期下来内心里会产生严重的焦虑感、愤怒，导致自我评价低。

在阅读障碍症人群中，有两组数据触目惊心：一组是阅读障碍症中优秀的人群，比如爱因斯坦、达·芬奇、毕加索等，据说 NASA 的火箭科学家中每两个人当中就有一个阅读障碍症，阅读障碍症还有个昵称叫作"麻省理工病"。另一组数据是美国的青少年犯罪当中有 70% 的人是阅读障碍症患者。

在两种病症共患的情况下，自闭症很可能被首先诊断出来，因为 2 岁左右的儿童就已经在沟通、社交或者学习能力方面出现差异，但是阅读障碍症的孩子一般在学前班和一年级被发现，而个别孩子凭借着超强的记忆力，而不是文字阅读能力，可以蒙混到三四年级时才被发现。当对阅读能力的要求越来越高、学业越来越重时，阅读障碍症的孩子就会感觉越来越吃力了。但是，学习说话的困难或语言习得的延迟可能是阅读障碍症和自闭症的共同表现之一。由于大脑的可塑性，阅读障碍症的早期发现和干预也会给孩子带来积极的变化。如果父母有阅读障碍家族史，孩子的说话晚或者语言习得迟缓等现象就需要引起高度重视。一个黄金法则就是不管孩子是否患有阅读障碍，都要积极去干预孩子语言的发育，让孩子尽早得到帮助。简单来说，干预阅读障碍症状的方法就是阅读。可以从小培养孩子去亲近阅读，积极地克服阅读的心理障碍，这样会慢慢地将大脑里的神经连接进行重塑，让孩子成为一个越来越快、越来越好的阅读者。

激发阅读兴趣的方法有很多。首先，家长要培养孩子从小养成阅读的常规习惯。不要逼孩子阅读有难度的读物。可以阅读难度低些的、内容简单些的、图片多些的、好玩有趣的书，只要孩子能从阅读中享受到愉悦和成就感，书可以一遍遍读，直到非常熟练。

其次，阅读训练可以有很多种方式，比如选择字号大的书；选择孩子感兴趣的书；陪孩子出声朗读，一人一句，逐渐过渡到一人一段，直至孩子完成独立阅读。

还有一种阅读方法是在口头上给孩子做一些辅助，比如理解故事的主人公、发生的情节、启发思考的问题等。家长需要意识到阅读障碍症患者的智商没有问题，他们只是在书面文字的处理上出现困难，所以口头上的辅助对他们有益。

最后，阅读能力需要干预，但同时，家长需要知道，文字阅读和读书是不同的概念。阅读障碍症孩子的短板是文字阅读，但是不应该成为学习的障碍，因为读书有很多种方式，比如用眼读、用手摸（视障人群）、用耳听等。在训练孩子文字阅读能力的同时，要充分利用孩子的耳朵和口语表达力来跟上同龄人的学习进度。两者需要结合进行，不能顾此失彼。

无论是自闭症，还是阅读障碍症，终生学习的功课都可能包括社交／情绪的学习和管理，执行功能中微小技巧的学习等。不同的是，阅读障碍症患者学习上升的空间很大，尤其是上大学之后，摆脱了标准课程以及单一的学习方法（文字阅读），能够专注一个专业领域时，比如医学、法律、公共政策、金融、建筑或者基础科学，他的表现可能会很突出。我们通常说阅读障碍症患者能够跳出盒子思维轻松看到大画面，这是他们的脑神经差异带来的优势。

如果自闭症患者同时共患阅读障碍症的话，干预起来会复杂很多，但是找到准确的病症，并进行及时有效的干预，孩子的进步空间永远有希望，永远乐观可期。

第3章

儿童焦虑症

小欧 3 岁，有一个 1 岁半的妹妹。如果家里只有爸爸看护他们时，小欧就必须挂在爸爸身上，一刻也不能离开。如果妈妈也同时在家，那小欧就挂在妈妈身上。爸爸妈妈一旦试图放他下来，他就大哭不止。父母说不清楚小欧的这种行为背后的心理原因，他们猜测是在妹妹出生之后，小欧的心理安全感降低，才越发地离不开父母。

我们公司给小欧的评估是自闭症中度至重度。小欧对名字没有反应，没有眼神对视，完全没有口语，不会叫爸爸妈妈，没有联合注意的表现，玩法单一而独特，最喜欢玩磁铁积木，但是搭法上没有创意，兴奋时会甩手。

小欧的焦虑症属于自闭症伴发症状。一项分析估计，大约有 40% 的自闭症青少年有焦虑障碍。小欧的焦虑程度在同龄的自闭症儿童中并不是太多见。

儿童的焦虑症，不同于一般孩子常有的恐惧或者担心，后者常会随着年龄的增长而自动消失，而儿童焦虑症会严重影响孩子的正常生活，无论在家里还是学校里。

儿童焦虑症主要有以下几种类型：

• 分离焦虑症；

• 恐惧症（对特定事物或者特定状况的恐惧，比如狗、虫子、看医生等）；

• 社交焦虑症；

• 普遍焦虑症（比如担心有可怕的事情发生等）；

• 恐慌症（常伴有身体症状的表现，如心跳加速、呼吸障碍、头晕、身子发颤、出汗等）。

儿童焦虑症的表现不仅局限于害怕或者担忧，也可能是焦躁不安或者容易发怒。有的孩子还会伴有睡眠惊扰、头疼、胃疼等。当然有些孩子因描述不清楚身体的不适状况，很多具体症状容易被忽视，家长看到的可能就是个容易难过、生气、发脾气、大哭不止的小孩。

为什么那么小的孩子会有焦虑症，甚至是抑郁症呢？常见的有以下几个原因：

1.孩子经历了一次/多次的创伤性或者压力性事件（比如家暴、性侵、父母离异等）。

2.孩子被错误地对待（包括被误解/曲解，以及对待的方式不合适等）。

3.被其他小朋友霸凌或者排斥。

4.父母有焦虑症或者抑郁症。

以上情况会增加患焦虑症或者抑郁症的风险。具体个案需要有针对性地寻找原因。就小欧这种自闭症程度相对严重的个案来说，先天的神经差异，对社交环境感知的障碍，没有口语沟通技能等，都可能造成他的焦虑并且使得焦虑不断加重。

有一点值得注意，无论是儿童还是成人，焦虑是生活的自然组成部分，只有焦虑开始影响一个人的正常生活和功能的时候，它才需要引起特别的重视，比如当焦虑或者担忧成了常态时，当焦虑顽固地不消失时，当孩子无法执行适合他年龄的任务时，当焦虑开始影响孩子的饮食、睡眠，以及其他正常功能时。

在我的自闭症干预工作经历中，小欧是我接触过的孩子中进步较为缓慢的，其中焦虑是主要因素。小欧完全不能从父母身上下来，而年轻的父母总有这样那样的事情要急于脱身，因而大部分的干预时间里，我们都在想法用不同的玩具或者游戏策略来吸引小欧的关注力，但是一直以来的效果都不是很好。

焦虑症通常使用心理疗法，或者药物，或者两者结合来应对。在心理疗法方面，我们沿用的自闭症干预策略比较常见，也通常有效，只是每个个体的反应有差异。同样的干预策略，不同的孩子反应不同，小欧属于见效最微的。在无法引起他的关注的情况下，我们很难教授他转换思维方式、行为习惯，或者对某些情况的反应。认知行为疗法通常在应对焦虑症方面有效，它的具体操作方法也是多种多样的，比如学习自身情绪、自我监控、放松训练、焦虑暴露等，然而小欧，一是年龄太小，二是自闭症症状较重，三是无口语，这些都是治疗方法实施的阻碍。

小欧这个年龄，更加无法服用通常使用的抗焦虑药或者抗抑郁药。

我接手小欧的时候，据小欧的父母讲，在这一年之内，小欧已经换过 20 个干预师了，我听出了小欧父母的无奈和疲惫，以至于我开始给小欧上课的时候异常艰难。小欧的父母轮流在家里网络办公，小欧又必须挂在父母身上，头几节课，当小欧的父母在视频会议上的时候，我既不能出声，也不能出现，小欧的小妹妹又在旁边大吵大闹，我突然理解了为什么 20 个干预师都无法使这个家庭发生明显的改变。这样的情景接连发生 3 次之后，我决定和小欧的父母摊牌：小欧的焦虑并非一两日形成，他年龄小，我们不能对他采取强制隔离来上课，所以请求家长在小欧上课的时候避开工作的打扰。我需要他们全力的配合和陪同，不然干预工作无法进行，家长、孩子，还有我，我们三方的时间都被浪费了，三方皆输。还有，小欧要不要上幼儿园？他目前的焦虑情绪和整体状态将怎样去适应幼儿园？

每每面对为生活忙碌得焦头烂额的家长，我都感觉自己的劝说有心无力，但是又必须得说，因为孩子的成长和家长的工作进展比起来，前者的发展更快又无法逆转，且很难修正，但是工作，永远可以重新开始和努力。

小欧的父母似乎懂了，接下来的两节课，我、家长、小欧和摆脱不开的小妹妹，一起上课，小欧的状态明显好转。看见父母平静地坐在旁边，他也能安静地坐下来摆他的磁铁积木。那一刻，他的焦虑似乎放下，能够轻松地享受玩具。甚至于，他在心情极其放松的情况下，会小声地冒出几个字来，这说明口语就在孩子的脑子里，就在喉咙间，有呼之欲出的可能性。

解决孩子的焦虑问题，除了目前无法操作的服药之外，父母们应该从孩子的生活规划和生活方式入手，比如避免生活中的刺激因子，不逼迫孩子做令他紧张的事情，建立一个日常的常规生活表，多带孩子到户外活动，晒晒太阳，和孩子一起做做深呼吸等。还有一点很重要，就是父母需要审视下自身的焦虑程度，毕竟一个焦虑的家长只能给焦虑的孩子增添更多的精神压力，更甭提帮助孩子放下焦虑了。

小欧即将 3 岁，父母问我，小欧这个样子能上幼儿园吗？我的简单回答是当然可以，也必须尝试，遇到困难时也要坚持。

社交对于任何儿童来说都是必要的生活内容，但语言能力和社交能力弱的儿童，比如自闭症儿童，不但在发起社交方面有困难，在社交互动的时候，因认知场景的能力以及应对策略的能力不足，他很容易遭到排斥而落单，但是缺少同伴互动，对于孩子的社交、智力、语言能力的发展都有长期的负面影响。所以不管孩子的起点高低，家长和老师都应该尽可能地让孩子融入到主流课堂中去，并提供必要的特殊教育扶持。

小欧的父母后来寻找到了一个能够提供特殊服务的幼儿园，并经家长引荐，我们和幼儿园的老师见了面，对如何在幼儿园里扶持小欧提出了一些具体的建议。

我们建议在空间安排上，给小欧放置自己的外衣和书包的地方贴上一层绿色的墙纸，与其他区域明显分别开来。绿色是小欧最喜欢的颜色，这可以从他日常挑选玩具和衣服中观察出来。教室内一共有五套桌椅，我们建议将角落里的一张留出来给小欧单独上课时用。那张桌子上也可以铺上绿色的桌垫，或者上面放置几个小欧最喜欢的恐龙玩具。

小欧还未学会独立如厕，仍旧穿着尿不湿。需要换尿不湿的时候，老师可以将新的尿不湿放置在一个绿色托盘里，放在小欧的桌子上，让小欧自己拿着，然后带着去厕所更换，慢慢地，小欧会知道去绿色托盘里取用自己需要用的东西。老师也可以将小欧需要参与的任务或者活动放在绿色托盘里，然后领着小欧去拿，再回到自己的座位上。通过颜色的刺激，过了两三周之后，小欧就自己知道去绿色托盘里寻找下一个活动任务了。

在完成任务方面，老师可以提供给小欧两个绿色托盘，一个托盘里放着需要完成的任务，比如几只散着的积木，然后示范给小欧搭建积木，将搭建好的放置在另外一个托盘里，如果小欧照做则立即给予口头上的赞美或者小欧喜爱的一块小点心，这样小欧会逐渐掌握任务的规则。这还可以包括午餐和零食时间，小欧吃饱或者吃完后将剩余的食物或者用过的餐巾纸等放置在另外一个托盘里。在最初的培训过程中，老师要及时对正确的行为给予正向的奖励，等到小欧掌握了基本游戏规则后，再逐渐去掉强化奖励。

自闭症儿童一般在切换活动的时候遇到挑战，他们不理解为什么要突然停止玩得正欢的活动，这就要求老师尽量将每日的活动固定化、常规化。培训从早上进门开始，挂好自己的外衣和书包，然后坐到自己的绿色桌子旁，等待老师将第一个绿色托盘拿过来，开始第一个活动。

在表达性沟通方面，老师先教他如何索要食物和饮料，比如拿起杯子要水喝，拿起盘子要食物等。老师还可以利用每一次的饮食或者活动机会，提供两个选择给小欧，让他学会指物，并得到他想要的，这会增强他主动沟通的动力。

在游戏环节里，老师需要教会小欧一个基本技能，那就是等待，一种是等待自己喜爱的游戏时间或者活动的到来，一种是等待别人玩，轮到自己时再玩。在最初的训练里，老师可以允许小欧拿着自己的玩具等待，对于成功的等待，老师要给予及时的赞美和其他正向的鼓励。

以上是我们给予幼儿园老师的一些框架式的建议，以视觉提示来协助小欧适应新的环境和幼儿园的常规活动，教会他使用替代性表达来满足他的需求，通过与同龄人的社交和游戏来提升他的智力与语言发育。

当然，小欧父母最大的担心就是小欧的分离焦虑症，不知道他能否适应幼儿园的生活，抗拒的强度有多大。

以下是 Regan Olsson 在 *Banner Health* 上发表的一篇文章 *Separation Anxiety: A Guide for Parents* 中列出的几个小贴士，希望可以帮助到父母。虽然小欧在整体发育上呈现滞后现象，但是他一直在学习着新事物，我们越把他当作正常小孩来对待，他的成长可能越快，所以这些贴士同样适用于他。

•用平静和积极的语气与孩子交谈。让他明白这是幼儿园，这里会发生什么，他要和谁在一起做什么有趣的事情。不要担心小欧听不懂，家长沟通时的积极语气会释放出令人放心的信息。

•练习分离：可以一起看看那些有关分离的图画书，练习孩子在家中短时间由其他人看护，并逐渐延长父母离开的时间。

•缓解分离：给孩子留下他最喜爱的毛绒动物或者玩具，也可以是他喜爱的小毯子。

•请幼儿园老师提前准备好要玩的活动，这样放下孩子时，他能立即看到好玩的活动在等着他。

•告别时要简短，不要再次回来拥抱或者亲吻，不要表现出担心或者焦虑，否则可能会增加孩子的焦虑。

•兑现承诺，在承诺的时间内返回，帮助孩子建立自信和信任。

•保持一致性，比如尽可能是同一个看护人，每天的活动固定不变，这样孩子在熟悉的安排里能顺利完成逐渐离开父母的过渡。

小欧是个很没有安全感的小孩。引发他焦虑的环境因子可能很多，有些环境因子是无法回避的，那么要解决他的焦虑问题，就只能面对这些焦虑因子。我举个小狗的例子：很多小孩看到狗会紧张害怕，如果我们每次见到狗，都带孩子躲得远远的话，那就是验证了孩子的焦虑，就像确认了"狗很危险"的信息一样。这种情况下的最好应对方法是面对和想办法解决。家长可以采取一些小步骤，慢慢地降低孩子对狗的敏感度，可以尝试阅读狗狗的图画书，在屏幕上查看不同狗狗的可爱照片，尤其是那些漂亮可爱的，搞笑的也可以，同时讨论这些狗狗给人带来的欢乐和温暖感受。接下来可以带着孩子从安全距离观察狗狗玩耍，最后可以探访朋友家的性格温和的、年龄大些的狗，或者服务犬，让孩子尝试与之互动。这些小步骤完成之后，孩子们多数可以克服对狗的恐惧。

对于焦虑中的孩子，家长应赋予同情，因为孩子的焦虑情绪是真实存在的，也是他尚不能自己对抗的。父母的同情心很重要，这样可以让孩子觉得自己的经历和感受很正常，他们不孤单，父母会帮助他们面对困难，完成任务。这样的思维转换，能够增强孩子的安全感和自信心。

最后还有个重要提示：父母们也要照顾好自己的需求。给一个焦虑的孩子做父母会很费力，可能要一直处于睡眠中断和持续担忧之中。但父母们有一点要清楚，焦虑有传染性，我们如果处于焦虑状态，它会影响到我们说话的声音、动作和处理各类问题的态度，这些都会被孩子看在眼里，感受在心里。焦虑的父母是无法抚慰焦虑的孩子的，所以父母们在孩子的成长遇到困难的时候，首先要审视自己的内心，积极应对自己的焦虑，利用各种方法先为自己减压，比如做瑜伽、冥想，求助心理医生、互助小组，然后再来抚慰和帮助自己的孩子。父母们只有确保照顾好自己的健康需求之后，才能有足够的精力帮助孩子度过艰难的时期。

第 4 章

抑郁与双相情感障碍

自闭症的并发症发病率根据诊断方法的不同而存在差异，根据估计，有70%~72%的自闭症青少年至少有一种并发的精神障碍，最常见如焦虑、抑郁、强迫症、注意缺陷多动症，以及对立违抗障碍。

在自闭症儿童和青少年群体中，抑郁症的并发率为 0.9%~29.0%，高于典型人群的患病率。同样，77% 的门诊自闭症成人曾经患有抑郁症，相比之下，门诊非自闭症成人的抑郁症患病率为 46%。

抑郁症与自杀意图有很强的联系。对于自闭症儿童和青少年来说，抑郁症、焦虑情绪、行为问题、学校霸凌等都是促生自杀意图的因素，对于步入成年之后的自闭症患者来说，就业失败、增强的与社会隔离的感受、对于独立的准备不足等都是促生自杀意图的因素。这里不再一一列举佐证自闭症患者高度并发抑郁症的数据。

抑郁症是单极的症状。它没有"兴奋"期，或者说"情绪高涨期"，但是双相情感障碍（也称"躁郁症"，英文为 Bipolar）就是既有抑郁又有兴奋的躁狂期的精神疾病。双相情感障碍（以下简称"双相"）是一种发作性的情绪障碍，以明显的躁狂发作或者轻躁狂发作以及抑郁症发作为特征，但是双相儿童与双相成人在症状表现上存在差异，这个稍后详细讨论。

抑郁症的表现有什么呢？我们通常说连续两周及以上，个体绝大部分时间处于抑郁情绪状态，或者几乎对所有活动都失去了兴趣或者享受，就要考虑是否有抑郁症了。

抑郁症潜在的症状包括：

• 在不节食的情况下体重骤然下降或者胃口改变而突然增重。

• 几乎每天失眠或者嗜睡。

• 几乎每天精神运动性激动或者迟缓呆滞。

• 几乎每天疲乏或者精力缺失。

• 感觉自己无用或者过多自责。

• 在思考和专注上出现障碍，变得犹豫不决，做不了决定。

• 重复性想到死亡，有自杀意念。

以上这些抑郁的症状会带来社交、工作或者其他方面的功能障碍。要诊断出抑郁症状，一定要先排除患者是否经历过至少一次的躁狂期或者轻度躁狂期，因为抑郁症与双相的治疗方法不同。区分开抑郁症和双相情感障碍之所以非常关键，是因为二者的某些症状是处于两个极端，所服用的药物一旦不准确，会引发症状加重。

虽然躁郁症也有以上的抑郁症状，但是它同时也有躁狂症状。它是在两种状态之间转换的。躁狂期就是异常及顽固性的情绪提高、扩展，或者易激动，并且以目标为导向的活动增多了，精力旺盛，这种状态至少持续一个星期。躁狂的具体表现包括：

• 自我膨胀，自高自大。

• 对于睡眠的需求降低。

• 比以前更加能说，或者总想说话。

• 想法漫天飞，一个接一个。

• 容易分神。

• 以目标为导向的活动增多。

• 过多卷入不计后果的一些行为或者活动中，比如毒品、赌博或者性方面。

躁郁症患者的情绪期会严重到影响社交或者产生职业上的功能障碍，有些患者甚至需要住院以防止自残或自杀。

双相情感障碍分为 1 型和 2 型。1 型和 2 型不代表症状的轻重，而是代表不同的症状。它们的主要区别在于躁狂期的强度。

双相 1 型指的是在一次轻度躁狂期或者抑郁期后至少有一次重度躁狂期。在重度躁狂期时，患者可能出现与现实脱节的精神异常症状。双相 1 型在经历重度躁狂期的时候可能会不得不住院治疗。总之，双相 1 型是起码有过一次重度躁狂期和一次抑郁期，而且医生必须排除精神分裂症、妄想症，或其他精神疾病的可能性之后，才会做出最后的诊断。

双相 2 型是指没有经历过真正的重度躁狂期，但是他们在轻度躁狂期的情绪和精力水平也很高，会影响工作和社交，甚至引发精神疾病。所以说，双相 2 型的患者起码有过一次或者多次的抑郁期，以及至少一次的轻度躁狂期。这个躁狂的程度比 1 型要轻一些。双相 2 型也有可能出现混杂的情绪期，比如情绪一致或者情绪不一致的精神症状，举例来说，一个人在抑郁期的时候，他感觉到难过，这叫作情绪一致的精神症状。情绪不一致的精神症状就可能是在抑郁期的时候，患者出现了轻度躁狂的症状。

轻度躁狂的症状包括睡眠比平时少，喜好竞争，爱交际，精力充沛，但是这个人还能正常运作日常的生活和工作，但是重度躁狂就会影响日常生活的正常运作了，但是如此描述并不能说明双相 2 型比双相 1 型就轻些。双相 2 型的抑郁期和双相 1 型的抑郁期都会在相当长的时间内严重干扰到一个人的日常生活。双相 2 型可能升级成 1 型，但是 1 型不会降级为 2 型。

双相 2 型比较难被诊断出来，经常会被误诊为抑郁症，因为躁狂的程度比较轻，个人也不觉得自己出现了异常。通常在诊断的时候，医生先做身体检查，排除其他可能的健康因素，如果医生在诸如激素水平等方面都没有发现异常的话，那么就得由精神科医生来做进一步的检查。

精神科医生确诊双相后，通常建议药物和心理治疗一起进行。药物包括情绪安定剂、抗精神病药和抗抑郁药。医生通常得花上一段时间来寻找到最好的药物组合以及剂量，所以患者能与医生沟通清楚这些药物对他们的情绪影响以及副作用就显得很重要。心理治疗是指心理咨询服务。心理治疗师主要和患者集中探讨双相相关的情绪、困难、生活中的压力事件等。也会探讨行为管理，比如在情绪交替过程中如何自发地创立一些行动计划。个别时候，可能需要患者住院去控制抑郁期的发作，或者治疗过程中发生的酗酒和吸毒问题。

循环性精神症状是指程度轻、水平低的抑郁期和轻度躁狂期的交替存在。DSM-5 将它和双相情感障碍区分开了，因为循环性精神障碍对患者的影响程度稍微低些。

DSM-5 对躁狂和轻躁狂的定义中有两个关键词，一个是异常（表现），一个是持续（存在）。异常是指异于自己的日常行为，比如开始过度清洁、能量升级。持续是指躁狂期至少持续 1 周，轻躁狂至少持续 4 天。

然而，青少年的躁狂表现与成人的有很大差异。青少年的躁狂阶段可能在一天内出现几个来回，抑郁和躁狂交替。青少年处于躁狂阶段时，可能会愤怒、暴力，以及情绪易被激怒等。

很多单相抑郁症发病在 30~40 岁，但是很多双相发病却在 15~20 岁，也就是第一症状开始出现的时间。双相不容易被发现，有些双相病人在拿到诊断后回想自己青春期或者年轻时，会发现躁狂症状在那时已经存在。有些病人是服用了抗抑郁药不见效之后才被诊断为双相情感障碍。还有患者是通过家庭成员中的类似病史而被怀疑双相情感障碍。还有一类人群，如果在 5 年之间出现了 3 次及以上抑郁阶段的话，相当于抑郁不断复发，也要考虑双相情感障碍的可能性。

有的双相情感障碍病人在服用抗抑郁药不见效之后，服用了情绪稳定剂后 1 个月内即见效，也最终被诊断出双相情感障碍。常用的情绪稳定剂有 Abilify（阿立哌唑）、Rexulti（依匹派唑）、Seroquel（喹硫平）等。如果服用情绪稳定剂后见效，不一定说明就是患有双相情感障碍，但是一定可以作为参考，提示患者患有双相情感障碍的可能性。

在睡眠方面，双相情感障碍青少年和双相情感障碍成人的表现也有差异。处于躁狂阶段的成人，对睡眠的需求变少，而孩子的表现可能只是睡眠减少及中途容易醒。

很多双相成人其实从儿童时期就开始出现症状，只是没有严重到去评估和拿到诊断。属于特殊教育范畴内的孩子很少会拿到单一的诊断，有的可能是 ADHD 并发双相，双相并发行为障碍，等等。ADHD 和双相之间也很容易在诊断上被混淆。儿童和青少年的精神评估通常不是 1 小时之内就能出来结果的。有些孩子在 1 小时之内能控制住自己的表现，令医师无法观察到。准确负责的评估一定需要医师耐心且连续地收集数据。

那么如何区分儿童的焦虑和躁狂呢？二者的重叠症状是胡思乱想、沟通出现困难、情绪不稳定、睡眠不好、烦躁不安、焦虑不安、内心焦灼、存在不可控制的担心等。儿童焦虑时，通常表现为社交抽离、逃避或者爱生气。青少年的焦虑包括了挫败感，比如在学业上感觉怎么努力都没用，在社交上在意别人对自己的看法，身体上的变化——月经、青春痘等都会成为焦虑因素，而在行为表现上是容易被激怒、难过、对未来出现担忧。患有双相的儿童有时会感到非常快乐或者兴奋，并且比平时更有活力和活跃，这是躁狂阶段的发作；有时候会感到非常悲伤或者情绪低落，并且比平时更不活跃，这是抑郁发作期。

总之，焦虑症状是感觉凡事不容易，对未知的事情害怕和担心，而躁狂的症状是由于能量的提升，身体的动作会增加，或者语速也会加快。

第 5 章
强迫症与边缘型人格障碍

在《自闭症诊断篇》第 4 章"高功能自闭症女性"中，我介绍了高功能自闭症女性与边缘型人格障碍（以下简称 BPD）可能出现的特征表现，揭示了二者明显的症状重叠。其中，比较典型的就是患有这两种疾病的人都可能遇到严重的人际交往困难，陷入非黑即白的思维中挣扎。也正是因为这些相似之处，才使得两种症状容易被误诊成彼此。

除了 BPD 和自闭症之外，抑郁症和双相情感障碍，双相和 BPD，BPD 和注意缺陷多动症，在成人的诊断中，都很容易被混淆。我们来简单说下最基本的区别。

抑郁症是单极，没有"兴奋期"或者"情绪高涨期"，而双相是在抑郁和躁狂（精神亢奋）两种状态中转换。尽管双相 2 型并不经历重度躁狂期，但是情绪和精力水平很高，和单极的抑郁症有区别。准确诊断为单极或者双相非常重要，否则服用的药物可能加重原本症状。

BPD 比起双相，更多表现为性格功能上的障碍，比如压力环境下短暂性的精神失控，对他人的认知有选择性的偏见，极端理想化，情绪不稳定，人际关系紧张等。BPD 和双相的情绪中都有抑郁性或者抑郁阶段，BPD 的情绪易变，通常持续时间短，可能几小时就过，但是情绪非常强烈，人难受，负面的内容很多，比如空虚、愤怒、分裂、被抛弃、无望、羞耻感、敌意等。

成人 ADHD 和 BPD 并发率很高，有研究说近一半，主要因为病理及症状维持因素相似，例如 ADHD 儿童在成长中因"不同"而饱受负面反馈或者在社交中被排斥，成年后在性格中可能发展出 BPD。ADHD 成人和 BPD 成人，在症状上重叠最高的是冲动性，表现在情绪上和行为上，但还是有区别。ADHD 的冲动表现为安静不下来，说话停不下来，没耐心而会打断或者侵入别人在做的事情，而 BPD 的情绪行为更像是情景下触发的反应，看不见的内里，是紧绷的神经，焦虑的奔腾。研究 BPD 的 Daniel Fox 形容它就像旧时的开水壶，水开了，热气向上顶着壶盖，一触即爆，我也因此联想到李玫瑾老师说过的"带着炸药包出门"的那类人，所以 BPD 的自我管理策略之一是慢下来，不要让焦虑一直烧着自己。大约 60% 的 BPD 成人在儿童时期拿过 ADHD 的诊断，因此 ADHD 儿童的身心成长非常值得关注。

总之，BPD 很常见，尤其在青春期中后期达到峰值。

关于 BPD 的定义和分类，美国心理学家 Theodore Millon 创造了一种广为流行和接受的 BPD 亚型分类系统。BPD 的分类在《自闭症诊断篇》的第 4 章里也有涉及，但是我觉得有必要换个方式来诠释下，再详细介绍一下这个分析工具。Millon 提出的四种 BPD 分别是：

（一）沮丧型 BPD

该类型人群往往看起来需求很多，有依赖性，但是暗地里又会怀有很多愤怒，并且很容易幻想破灭。他们有强烈的被接受和认可的愿望，当这些认可不足时，被自卑感困扰，容易抑郁。沮丧型 BPD 人群与其他亚类型人群相比，更容易诉诸自残和自杀行为。

（二）冲动型 BPD

这类人群可能精力充沛，有魅力，很兴奋，但也容易感觉无聊，尤其是他们觉得别人让他们失望时，容易生气或者不安，因此经常陷入冲突。他们喜欢被关注，但也有强烈的反社会本能，他们更喜欢自己掌控社交活动的方向。由于他们想要成为关注的焦点并且避免无聊，所以可能容易做出各种危险的行为，且不顾后果，并且经常因为反复无常的行为而受伤或者上瘾。

（三）脾气暴躁型 BPD

这类人群难以预测并且难以取悦。他们常常易怒，容易爆发且沮丧，对他人缺乏耐心，当他们没有得到想要的东西时，容易彻底幻灭。由于倾向于任性和挑衅，他们往往很固执，有防御心，并且在犯错误时不愿意承认。和他们相处可能很有爱，但也总是很复杂，他们经常采取被动攻击行为，以此来攻击那些令他们不高兴的人。

（四）自我毁灭型 BPD

顾名思义，他们在生活中倾向于自我破坏，容易做出各种危险的行为。他们缺乏稳定的自我意识，过于依赖他人，以至于因对被抛弃的恐惧而常常失控。他们常常情绪低落、痛苦，并且充满了可能会表达出来也可能会隐藏的愤怒。他们的大部分困难是因无意识或者未被承认的欲望所起，所以治疗可能因此受到阻碍。

虽然 Millon 做出了四个亚型的分类，但是他表示 BPD 没有清晰的边界，患者的症状易受环境影响，因此个体可能经历多种亚类型的混合症状。

理解了什么是 BPD 之后，我们回到 BPD 和自闭症的重叠及区别。二者最显著的重叠症状在于难以理解他人的动机，从而造成误解。在人际关系方面，二者都存在非黑即白的思维现象。比如，一个自闭症患者与朋友发生争执时，可能不会考虑和解的可能性，认为友谊就此结束了。同样，患有 BPD 的人可能会发现难以同时识别到一个人的优点和缺点，要么喜欢，要么讨厌，完全取决于最新的互动。另外一个重叠之处是对秩序和结构的坚持。2011 年一项涉及 600 多名自闭症和 / 或 BPD 患者的研究显示，BPD 患者以及自闭症患者的系统化水平很高。

BPD 和自闭症是两种不同的病症，但是对于二者的鉴别，有时候会非常困难，一是两种病症都有谱系的性质，即没有相同症状的两个人，二是两个病症因有很多重叠特征，而导致拿到 BPD 诊断的人会有一些类似自闭症的特征，反之亦然。不过我们还是尝试对比下二者在特征上的区别。

自闭症谱系障碍（ASD）	边缘型人格障碍（BPD）
感官问题：对声音、光线、味觉、气味或触觉过度敏感（或者敏感不足）。 自我刺激行为：利用感官刺激（包括身体运动）来调节自我，例如重复听一首歌，用特定的气味包围自己或者重复小动作不断。 诚实：即使在被期望谨慎发言的情况下，也要坚持诚实。 特殊兴趣：对特定爱好 / 主题的深入了解和兴奋。	童年创伤：被严重虐待或者忽视的历史。 情绪不稳定：前一秒还好，但是下一秒就陷入深深的沮丧或者愤怒中。 高度敏感：对感知到的轻视或者威胁高度敏感。 人格不稳定：价值观、爱好、观点、人际关系等频繁变化。

神经差异的肢体语言：难以保持目光对视，面部表情或多或少。 字面解释：难以理解暗喻、讽刺，以及准确地使用语言。 社交电池电量不足：更喜欢独处或者因社交互动而手足无措或者疲惫不堪。	慢性自杀：频繁发作的严重抑郁、自残或自杀威胁。 持续的空虚感：试图用物质、随意的性行为等来"填补空洞"。

除了以上特征的区别，还可以从质疑行为背后的原因上尝试区分患者到底是自闭症还是 BPD。

例如，社交尝试上。BPD 通常缺乏认同感，缺乏持久的个人兴趣和价值观，他们经常"尝试"不同的角色，看看什么对他们来说感觉良好。但是自闭症患者通常拥有明确的身份，他们总是不知道如何以他人能接受的方式来表达自己，因此他们会模仿过去的行为，以免社交失礼。

再比如一位女性酗酒。如果她使用酒精来控制社交焦虑并减轻感官超载，则她可能患有自闭症。如果她喝酒是为了分散自己对持续的空虚感的注意力，则她可能患有BPD。

再比如查看患者的病史。如果一个人对他人天生不信任，那么这种不信任是如何形成的？如果是因为童年遭遇忽视或者虐待，则可能患有 BPD 或者 PTSD（创伤后应激障碍）。如果是因为上学时时常因为自己的不同而遭受他人的嘲笑，则可能表明患有自闭症。

还有一点值得关注，那就是自闭症以男性居多，而 BPD 更常见于女性。

综上所述，有效的干预或治疗基于准确的病情诊断，所以到底是 BPD 还是自闭症，抑或是二者并发，建议患者寻找自闭症专家咨询。

讲完 BPD，我们来看下强迫症（obsessive compulsive disorder，OCD）。2011 年的一项研究表明，多达 17% 的自闭症患者可能患有强迫症，而且更大比例的强迫症患者可能患有未确诊的自闭症。

2015 年的一项研究追踪了丹麦近 340 万人 18 年来的健康记录，结果显示，患有自闭症的人在以后的生活中被诊断出患有强迫症的可能性是非自闭症患者的 2 倍。同样，根据同一项研究，强迫症患者后来被诊断为自闭症的可能性是普通人的 4 倍。

可想而知，弄清楚一位患者到底是患有强迫症还是自闭症，抑或二者兼而有之，对于选择有效的治疗方法多么重要。同时患有强迫症和自闭症的人，如果只使用强迫症的标准干预措施，例如认知行为疗法，显然不够用，效果可能微小。

但就强迫症的表现而言，其实我们每个人都有，比如担心门忘记锁了，担心公共场所的门把手有细菌，这些都是很常见的。但是强迫症患者的担忧可不仅限于这些，这些担忧会随着时间的推移而累积并扰乱日常功能。我们常常会放过患者在早期的一些"古怪"行为，比如嫌弃这嫌弃那，但是这种症状随后可能会发展成为一种难以想象的生活困扰，他可能连与人呼吸同一个房间的空气都忍受不了。

强迫症的强迫行为有些类似于自闭症患者表现出来的"坚持相同"或者重复行为，比如自闭症患者排序物品、走同一路线、大量重复吃同一种食物等，所以厘清两者的区别需要非常细心的观察。同样是 2015 年的分析发现，二者的一个重要区别是强迫症痴迷引发强迫行为，但不会引发自闭症特征。另一个重要区别是患有强迫症的人无法改变他们需要的特定仪式，他们必须以某种方式做事，否则会感觉非常焦虑和不舒服。但是自闭症患者通常有一系列，而不是某种特定的、重复行为可供他们选择，因为自闭症患者只是在寻找任何能让他舒缓的东西，而不是要寻找特定的行为。

前面提到传统的认知行为疗法适用于强迫症，但未必适合自闭症，而对于同时患有自闭症和强迫症的人来说，认知行为疗法根据个人的情况进行个性化处理后，可能还是会对患者有很大帮助的。例如，调整语言沟通方式来适应自闭症患者的信息处理方面的特殊性，多使用视觉工具，提供正向加强等等。

美国有一位油管博主 Steve Slavin，他是在 48 岁的时候被诊断出患有自闭症，而之前他多年饱受焦虑、抑郁及强迫症的困扰。他在 11 岁时甚至被诊断出患有"婴儿型精神分裂症"，并且医生预判他将来会被送入收容机构，并在那里度过余生。虽然他后来成了家也立了业，但他始终与焦虑和抑郁作斗争，直到拿到了自闭症的诊断之后，他所有的成长经历都有了解释。他说："自闭症诊断为我带来了一系列的好处，我只需要告诫自己，好吧，如果我不能像其他人那样去理解事情，我将原谅自己。我几乎能享受自己在某些方面古怪、有点不同的感觉，但是强迫症这种东西，确实一点好处没有。"

第6章
挑食及肠道健康

至少有一半甚至多达八成的自闭症儿童有挑食的行为。这可能与他们的感官障碍有一定的关联。基本表现为只吃有限种类的食物，或者一到就餐时刻情绪就出现异常。

在我干预过的自闭症儿童中，完全没有挑食以及肠道问题的孩子为极少数。我干预过的一个6岁男孩，是我见过的挑食及便秘最严重的孩子之一。他能够接受的食物结构里只有奶酪比萨，零食只吃小饼干，水果只吃葡萄，而且他只接受用自己的蓝色盘子来盛装食物。每当盘子里混杂放一点其他食物，哪怕是一小颗西蓝花，他也会情绪崩溃。他的便秘问题长期存在且极为严重，有时候超过一个星期没有大便过，整个肚子胀得鼓鼓的。普通的益生菌掺入水里喝也没有效果，他也不能接受喝西梅汁，最严重时他的妈妈会带他看医生拿处方泻药，但是很多时候吃了泻药后孩子仍旧不排便。实在胀得不行时，他坐在马桶上，因使劲产生疼痛而开始大哭。每一次大便，犹如一场惊心动魄的战役，而顺利完成后，孩子的父母像打赢了一场战役一样，开心得不得了。

孩子挑食，是父母非常痛心且焦虑的事情，担心孩子的身体发育因此受到影响，担心孩子挨饿。的确，饮食对于我们的健康至关重要，也是生而为人享受的第一源泉，所以当孩子出现挑食现象时，家长应引起重视，尽早进行干预，千万不要拖着，挑食的问题随着孩子年龄的增长可能会更加顽固。面对这种情况，首先需要排除医学上的原因，比如食物过敏、胃酸反流、肠炎、牙病、吞咽困难等，随后要检查孩子的口腔肌肉功能，包括肌肉力量、运动范围、口腔协调性、食物控制的运动能力等，这类孩子通常倾向于吃那些不需要怎么咀嚼、入嘴可吞的食物，通常口腔科医生或者有执照的言语训练师可以做出这方面问题的诊断，最后就是观察孩子口腔内的感官问题，也就是口腔内的组织如何解读食物入嘴后的感官信息。

我曾经接手过一个案例,是一个 15 个月大的小女孩,因"饮食障碍"而接受相应的干预。我与公司的一位 OT(职能治疗师)配搭。饮食干预属于 OT 的专业范围,而我是干预与饮食相关的行为问题。我们在孩子家里观察了 1 小时之后,看到孩子仍旧是母乳喂养,拒绝奶瓶,不会用杯子喝水,放到她的嘴边,她像吐泡一样,水从嘴巴的两边流下来。即使把小饼干掰成最小块放进她嘴里,她似乎不会咀嚼,而是直接下咽。这是令孩子妈妈最恐慌的时刻,担心孩子会被噎到呛到。

我们首先发现了孩子的牙齿问题。15 个月的她只长出来 2 颗牙齿,下面的中间两颗。无论饥渴,她都会去掀起妈妈的衣服寻找乳头。不吃母乳的时候,她就会去寻找安抚奶嘴。第一次家访后,我和 OT 共同认为孩子的喂养方式出现了问题。

婴儿出生时牙苞里就有乳牙了。一般情况下,孩子在 6 个月前就开始冒牙,通常的顺序是下面先 2 颗,然后上面 4 颗,然后下面再 2 颗。出牙的顺序是从中间往两边长,一对对出来,一侧一个。待 3 岁前 20 颗乳牙全部长好。

孩子出牙也是有个参考的里程碑的,虽然具体因人而异。20 个月大小的宝宝,应该上面有 8 颗,下面有 8 颗,最后的 4 颗磨牙,在 20~33 个月长出来,以上说的是孩子的乳牙。孩子从 6 岁左右开始换牙,基本上到了 12 岁换牙完毕。

上面提及的小女孩,15 个月大小,起码应该有 8 颗牙齿。导致她出牙晚的情况,除了一些遗传因素之外,还有可能存在其他一些病因,比如基因缺陷、骨发育不全、垂体功能减退、甲状腺功能减退等,再有可能是维生素或者矿物质的缺乏,尤其是钙和维生素 D。

乳牙对于孩子太重要了。它不但决定了未来恒牙的质量,更是培养孩子的咀嚼能力的关键因素,同时它还影响着孩子早期的语言发育(发音吐字等)。孩子的乳牙长出来之后,他们会开始利用牙齿来形成第一批的吐字和发音。牙齿和舌头及嘴唇合作,让空气流出口外,这就是吐字音。像这个小女孩,只会说 Hi,暂时没有其他的音节出来。Hi 显然是不需要乳牙协助能够完成的一个发音。

所以我们对孩子饮食方面的功能进行分析之后,提出来一系列的干预建议,包括戒断母乳和奶嘴,引入维生素补充剂,营养配餐,增强口腔肌肉运动等。

以上这个例子是想说明,当孩子挑食时,我们需要对这个行为做功能性分析,找到其原因后才能设计干预方案。排除了健康和喂养因素之后,也许有的孩子是对食物的质地反应过于敏感，所以他可能只爱吃软的如奶酪面包质地的食物，有的孩子对食物的反应低敏，他反而只吃那些松脆的食物，也有些自闭症儿童只能接受单一类的食物。这类饮食行为，在美国的 *DSM-5* 对自闭症的定义中，被归类为受限重复的行为。自闭症儿童由于感官处理上的挑战，会导致他对质地、手感、口感、味道、颜色、气味等方面都可能出现异常反应，所以他对一些食物的排斥，不一定是因为气味或者味道，很可能是食物在口腔内的感觉导致。

对于挑食的孩子，家长们需要耐心地进行干预，帮助孩子慢慢接受新食物，他如果能够做到接受新食物，这对于他未来去接受生活场景中的各种变化都会有益处。

接受一种新食物的方法，就是不断鼓励他尝试，包括触摸、舔一舔、碰碰牙齿、尝试咀嚼，最后就是吞咽。在训练的过程中，循序渐进，保证这种新食物每日出现在餐中，与他日常的食物摆在一起，摆在他日常使用的餐具里，等等。有研究表明，引入一种新食物需要尝试 8~15 次，孩子才会接受它，而多数父母在尝试 3~5 次后就放弃了。

在鼓励孩子尝试新食物时，多多使用简洁并且正向鼓励的话语，孩子尝试了一口之后，立即提供一口他喜欢的食物，然后再鼓励尝试一口新的食物。进餐时间不要太长。如果因引进新食物而导致孩子进食了相对少的常规食物，没关系，也许下一顿带着点饥饿感，孩子对于新食物接受得更快些。如果午餐引进的新食物，孩子断然拒绝，不肯尝试一口，晚餐时可以引进另外一种新食物。在鼓励尝试新食物时，不要给予过度强化，比如"吃掉这一块，我就奖励一个冰激凌"，在孩子尝试了一口新食物之后，只需要立即提供一口惯常食物就好。

另外，饮食的规律和频率对于饮食调整很重要。我们通常认为孩子在吃饭之前的 2 小时之内不吃零食，1 小时之内不喝饮料，会增强孩子对于吃饭和食物的期待。

对于自闭症儿童比较常见的饮食干预，包含去谷蛋白（不含麸质）和酪蛋白（常见在牛奶里）的特殊食物清单，这两种蛋白中含有易引发肠炎的物质。家长可以尝试在 1 个月的饮食中去除谷蛋白、酪蛋白，以及其他容易引起过敏的食物，如蛋、海鲜、花生等，观察下孩子的综合症状有无好转（包括情绪上的）。经常饮用牛奶的孩子，可以暂时用豆奶或者杏仁奶代替。父母在家里亲自给孩子做食物过敏的测试，有时比医院里的还要有效（医院里食物过敏测试中的假阳性比例比较高），但是家里测试需要以极大的耐心和细心来记录数据，所以家长可以将二者结合着来进行：医院测试，同时家中持续观察。

家长通过记录孩子在饮食上的变化，可以不断排除孩子不耐受的食物，逐渐引进新食物,同时给孩子服用多种维生素和微量元素。Ω-3脂肪酸被认为是对孩子有益的好脂肪,它可以帮助减少炎症,家长可以尝试使用三文鱼油或者鱼肝油。益生菌也对孩子的肠道健康非常有益,以上都是自闭症儿童常用的营养补充剂。

在为孩子选择食物的时候,尽量避免那些喷洒过农药的,加防腐剂的,有人工成分的,快餐食品,罐头等。加工越少越天然的食物,越易于孩子吸收。

请记住,孩子每接纳一种新食物,都值得大大地表扬和庆祝。

接下来,我们来讨论下自闭症儿童的肠道健康问题,食物过敏与自闭症的关联,以及影响广泛的"肠脑轴"理论。

先说说便秘。

便秘不但是自闭症儿童常见的症状之一,也是很多典型发育儿童会经常遇到的情况,牵连的行为表现包括孩子突然厌食、睡觉惊醒、坐立不安等。

学龄前的儿童往往描绘不清楚肠胃方面的不舒适感,但是通过以下现象,家长能够观察到端倪:

(1)孩子的大便如果是一颗颗球蛋形状的,孩子的便秘情况已经很严重了。有时出来的大便极其松散不成形且量小,也有可能是便秘的结果,因为排出来的便便是从肠道内挤出来的。

(2)孩子出现踮脚走路,或者坐在椅子上动来动去,显得不安,也有可能是便秘导致的不舒适感觉。

(3)孩子突然丧失胃口,不愿意吃东西,因为便秘导致了消化不良,长期便秘甚至会影响孩子的发育。

(4)孩子大便的味道臭,因为肠道内病原细菌过度生长或者粪便在结肠里久滞发酵。

(5)孩子喜欢挤压肚子,比如趴着将肚子倚在椅背上,也可能是便秘的不舒适感导致。

(6)孩子的肚子鼓鼓的,似有异物在里面。

(7)孩子出现尿床现象,也有可能是直肠里的粪便挤压了膀胱导致。

(8)孩子出现烦躁,甚至有攻击性动作。

（9）有的孩子会出现便秘和腹泻交替的表现。

如果孩子的便秘情况严重，例如持续三四天以上，则需要带孩子去看医生。医生一般通过腹部的 X 线就能判定。有特殊状况的，还可能需要做直肠活检、钡灌肠 X 线，或者查血验下甲状腺功能等。

那么孩子便秘是什么原因导致的呢？我们通常会觉得是饮食结构导致，水喝少了，纤维摄入少了，蔬果吃少了，等等。还有几个原因也会导致儿童便秘：

（1）线粒体功能障碍，它会减缓肠蠕动，这是许多自闭症小孩便秘的主要原因。

（2）食物过敏：家长可以带孩子去测试一下。

（3）肠道菌群失调：便秘或者腹泻是由于真菌过多，肠道内坏细菌增多导致。一般的抗菌药或者抗生素能解决这个问题。

（4）其他原因，如甲状腺功能障碍等。甲状腺功能的减退会产生便秘现象，甚至导致儿童发育迟缓。

便秘是医生用药就可以立即解决的问题，医生也可能会建议服用补充纤维素等，但良好的日常饮食习惯和生活方式能从根本上重塑孩子的肠胃健康：

（1）减少或放弃麸质食品和乳制品（尤其是牛奶和奶酪）。

（2）减少糖摄入。

（3）过多的香蕉和坚果可能令便秘更严重。

（4）多吃蔬果，并增加纤维摄入。

（5）摄入足够的健康脂肪，比如鱼油、椰子油、杏仁油、橄榄油等。

（6）多吃益生菌及发酵食品。

（7）喝水（这是重中之重），以白水为主，果汁中西梅汁最好（如果不好喝，可以兑些苹果汁）。

（8）运动：可以帮助食物迅速地通过大肠，并刺激肠蠕动。

（9）坐在马桶上排便时，可以在脚下垫个矮凳，近乎"蹲式"的姿势更有利于排便。

（10）早上空腹时来一杯暖暖的柠檬水。

（11）按摩 / 针灸。

食物过敏与自闭症的联系，从最早被提出至今已有十几年了。人们最初发现自闭症儿童相较于典型神经发育的儿童，患有食物过敏、呼吸道过敏，以及皮肤过敏的概率更大些，尤其是食物过敏。爱荷华大学的 Bao 教授团队通过一次大规模的问卷调查，算是在美国首次以研究报告的形式将食物过敏与自闭症联系起来。

这个问卷调查是在 1997—2016 年间，对近 20 万的 3~17 岁儿童，由家长填写的关于孩子过敏的情况。其结果显示如下：在食物过敏方面，自闭症儿童的发病率为 11.25%，非自闭症儿童为 4.25%；在呼吸道过敏方面，自闭症儿童的发病率为 18.7%，非自闭症儿童为 12%；在皮肤过敏方面，自闭症儿童的发病率为 16.8%，非自闭症儿童为 9.8%。从这组数据能够看出，在食物过敏方面，自闭症儿童的发病率是非自闭症儿童的近 3 倍。不得不说，这个差异是值得关注的。

那么 Bao 教授团队的结论是什么呢？他们说，自闭症与食物过敏之间的可能理论是肠－脑－行为轴的相互作用和微生物组的影响。Bao 还说，自闭症与食物过敏孰先孰后，其实我们还不知道，或者说是免疫系统里的其他什么东西导致了两种症状的产生。也有可能免疫破坏在生命早期就发生了，然后影响到大脑发育和社会功能，从而导致了自闭症的发展。在动物实验中，食物过敏在鼠身上引发了一些自闭特征，比如社交互动的减少，刻板行为的增加，还有空间记忆力的损害，但是对于人体里的相关性，我们还是知之甚少。

Bao 教授团队的调研和结论，在自闭症专家群体和过敏专家群体中并没有引起太多的共鸣，相反，他们认为这项实验得出的结论薄弱，无法证明自闭症和过敏的因果关系。首先，这个问卷是家长填写的，关于孩子的自闭症及过敏情况的准确性和真实性未经专业确认；其次，食物过敏，尤其是非常严重型的，在典型人群中也普遍存在，他们并没有发展出自闭症相关的症状；最后，过敏在典型儿童及成人间的发病率在近年来也是呈现上升趋势的。

综上所述，食物过敏是否引发自闭症，截至目前没有科学验证的结论。但是，食物过敏是否会加重自闭症的症状呢？

近年来有些研究的结论是"会"，特别是小麦蛋白和酪蛋白。也有研究将其他食物，比如蛋、番茄、茄子、牛油果、玉米、豆类等也列入其中。而且，研究还发现，测试自闭症儿童食物过敏的结果，多数还是阴性。曾有专家建议再检查下这些食物的抗体（IgG），虽然这种说法有违过敏常识，毕竟 IgG 抗体不能用来诊断食物过敏。

还有实验发现，自闭症儿童在接触了麸质和酪素食物之后会产生更多的炎症细胞因子，他们的肠道微生物组也存在着差异。对照组当然是典型发育儿童。这似乎能够说明，远离麸质和酪素，对于自闭症儿童是有益的。众所周知，自闭症儿童的肠道菌群失调现象是比较普遍的。

在 2012 年 10 月 *Rep Biochem Mol Bio* 刊载的一篇论文中，研究人员对 39 名自闭症儿童做了皮肤点刺试验，评估了他们对蛋、花生、鱼、奶等 10 种食物的血清总 IgE，然后根据结果要求家长和老师在未来的 6 个月内将过敏食物从儿童饮食中排除。结果显示，在 8 周和 6 个月后的儿童自闭症评分量表中，所有孩子的行为均值都下降了，虽然这种下降在统计上不算显著。因此该论文得出的初步结论是：食物过敏可能在自闭症的病理生理中起作用，避免某些食物可能有益于自闭症儿童的行为改善。请注意这里提及的是"行为"，不是"自闭特征"，而我认为对于典型人群，尤其是儿童，食物过敏本来就会引发身体内外的各种不舒适，而避免过敏原自然就能改善儿童的行为。

有关"粪菌移植"作为改善自闭症患者胃肠道及行为症状的治疗策略，近年来出现了不少研究。2022 年的一项中国临床试验表明，自闭症儿童与典型神经发育人群的胃肠道症状和肠道微生物群存在很大差异，而粪菌移植（FMT）可以改善胃肠道症状和自闭症症状而不会引发严重的并发症，同时，FMT 显著改变了神经递质的血清水平。

另外一项发表在 2023 年的研究报告是基于对四项符合资格标准的研究结果做的分析，得出的结论是 FMT 对行为症状的疗效，经过 ABC 和 CARS 两个行为量表评分的前后差异，证明是显著改善的。尽管当前数据有局限性，但是值得进一步对照研究。

由于自闭症的复杂性，FMT 是否可以作为一种治疗方法，是否安全、有效，以及适应哪一部分人群，都需要大量重复及扩展研究。目前，FMT 用于自闭症的治疗还处于实验阶段。

第7章

睡眠障碍

研究表明，50%~80% 的自闭症儿童存在睡眠问题或者障碍。常见的睡眠障碍包括入睡难、夜间惊醒、睡眠呼吸暂停（比如孩子打鼾）、梦游等。导致自闭症人群普遍存在的睡眠障碍可能有多方面的原因，比如常见并发症，包括但不限于胃肠道问题、感官处理不同、注意缺陷多动症，或者焦虑（比如强迫性的干预，学龄期间遭受的校园霸凌，社交沟通困难等）等。比如便秘带来的绞痛会使得自闭症人群夜间惊醒；对光线、声音，或者抚摸等感官上的过度敏感会导致自闭症人群难以入睡；还有自闭症人群随着年龄增长而常常并发的抑郁症，本身都是睡眠出现障碍的信号。另外，有一些并发症需要服用的药物，比如应对多动症的专注达等，常见副作用中也有睡眠质量的损害。也有研究发现自闭症人群携带的突变基因会影响其体内的褪黑素水平，而直接影响了一个人的睡眠苏醒周期。

睡眠不足的影响包括攻击性行为的增加，注意力不集中，高血压，食欲增加，记忆力减退，压力阈值降低，心脏病风险，社交能力下降，等等。我每天上午去学生家里上课时，都会习惯性地询问家长孩子昨晚睡得怎么样，因为如果晚睡或者夜间惊醒，孩子的上课状态会明显变差，不容易集中注意力，耐心减少，情绪及攻击性行为都可能增加。

睡眠障碍的诊断通常涉及详细的睡眠史、调查问卷、睡眠日记、体动记录仪和多导睡眠图等。多导睡眠监测的结果相对可靠，但是操作起来对于自闭症儿童来说可能有些困难，因为它需要整夜监测。家长如果细心观察孩子起床后的精神状态，应该容易分辨出孩子是否有睡眠质量方面的问题。家长可以利用手腕式的睡眠记录仪来记录孩子的睡眠情况，拿着数据和医生探讨。这个比凭借主观的观察和记忆都更加客观和准确一些。

家长如何帮助有睡眠问题的孩子呢？

首先，生活方式的调整。没有什么比固定的作息、常规且详细的活动表（工作日与周末的时间表没有太大差异），更能带领一个自闭症孩子顺利有成效地度过一天的生活了。充实的一天是保证一夜安眠的良好开端。就寝时间的安排一定要是可预测的。另外如果自闭症儿童有自己的习惯，比如睡前一定要将玩具车排排好放在某处，那么家长要提前帮助他将事情做好，然后再去睡觉。如果孩子的常规被打破，孩子在接下来的睡眠时间里可能会不安。

其次，睡前的筹备。包括准时洗澡，雷打不动的睡前故事，睡前 1 小时不从事兴奋刺激的运动（但是白天的锻炼会让孩子夜晚睡眠的质量更好，包括至少 1 小时的充满活力的玩耍），睡前 1 小时不看电子屏幕，不玩游戏，睡前如厕，睡前 1 小时限制饮水等。还可以调整下卧室里的温度、湿度或者光线，充分照顾到自闭症儿童可能对噪声和光线特别敏感的问题，创造有利于安稳睡眠的环境。还有一点需要注意的是，自闭症儿童很容易焦虑，最好避免在睡前谈论可能让孩子担心的事情，相反，可以和孩子谈论下他们白天的经历，给予宽慰和安全感。

此外，一些自闭症儿童，即使如厕训练已经使他摆脱了纸尿裤，但是也可能会因尿床而醒来。孩子尿床和睡觉惊醒有一定关联，只不过他在去卫生间之前就尿了。我们通常不建议如厕训练完成的孩子继续穿着尿裤睡觉，这可能只是解决了弄脏弄乱的问题，但是可能会延长尿床问题的存在时间。不如在床上铺个一次性的隔尿垫子。膀胱也是一块需要锻炼的肌肉。四五岁的孩子尿床，除非尿液颜色和气味异常，白天尿裤子同时晚上尿床，或者以前不尿床而突然出现尿床这类情况之外；7 岁之前偶尔尿床的现象，一般还认为正常。有研究显示多动症和尿床有一定关联，因为多动症孩子的中枢神经系统发育稍有迟缓，所以在控制和调节排尿上出现挑战，等膀胱控制能力增强后该问题会自然改善。还有一个睡前策略是训练男孩睡前两次排尿，这个是指男孩像女孩一样，坐着排尿，尿完后站起来，然后再坐下来一次，再排一下。这个有利于排空，同时也训练了膀胱肌肉。尤其站立撒尿的小男孩，往往会因性子急而出现没有排空的现象。

如果大人睡觉晚，可以在自己睡觉之前进入孩子的房间，叫醒孩子再去尿一次，然后引领其回床睡觉。这样坚持并有规律的操作，可以培养孩子的生理反应。如果坚持几周后没有效果，而尿床问题仍比较严重的话，家长可以到网上看看能否买到小孩用的遗尿报警器，或者警报垫子。它的作用是孩子一旦有一滴尿出来就会报警，然后孩子本能膀胱关闭，人会醒，此时家长可以帮助孩子起来尿尿。很多孩子在训练几周后就会培养出一套新的生物规律。

尿床比较伤害孩子的自尊心，所以当孩子尿床时，不建议家长和孩子严肃地谈话，应该选择忽视和安慰，可以说爸爸小时候也尿床啊云云。对于没有尿床的夜晚，要多多赞扬。绝大多数的尿床现象都会随着年龄的增长而逐渐消失，所以家长们不必太担心。

再次，孩子独自入睡。从小培养孩子在没有父母在场的情况下入睡很重要，这样孩子即使在夜间短暂醒来，他也可以独自重新入睡，这对于减轻父母的身体和精神压力异常重要。不建议大人和孩子同睡一屋，因为大家的作息时间不一样。大人的睡眠环境对孩子的睡眠可能存在一些干扰，比如大人的呼噜声、说话声、洗漱声音、进出的声音等。另外，学龄前后的儿童应避免下午晚些时候还小睡的习惯，5岁以上的儿童应避免白天长时间小睡。

最后，药物的使用。我知道很多家长一定会担心药物的依赖性和副作用。药物的使用要因人因情况而定。如果一个孩子因为睡眠不足或者严重缺乏睡眠而无法在日常生活中正常活动，那么药物的副作用及药物的疗效孰轻孰重，家长在必要时需要做出选择。像美国有纯植物的儿童褪黑素可以帮助有睡眠障碍的儿童快速入睡以及保证睡眠的质量。建议家长在专业人员那里获得处方，以便服用正确的剂量，与其他药物合理配搭，同时接受专家对孩子服药期间的监测。好的睡眠养脑，只有基于良好的睡眠，孩子才有学习技能，提高社交沟通能力、专注力、学习能力，减少重复性行为、情绪行为以及问题行为的可能性。另外，解决干扰睡眠的医学问题非常重要。如果孩子服用的药物影响了其睡眠，那么药物可能需要调整。如果孩子患有睡眠呼吸暂停、梦游、不宁腿综合征，父母可能需要带孩子去看睡眠专家。持续失眠的孩子需要进一步的行为习惯的改变或者药物来改善睡眠。总之，睡眠问题不可小觑，无论对于孩子，还是繁忙的家长。

自闭症父母篇

　　我是一位母亲，经历过养儿育女的苦乐岁月。我过去数年的自闭症干预工作，多数发生在患儿的家里。我虽然无法感同身受自闭症家长内心的焦虑和精神负担，但是我比绝大多数人更能理解他们的感受。

　　我承认，当家中出现一个自闭症患儿时，父母的确算不上拿到了一手好牌，毕竟马斯克类的高功能自闭症患者是极个别的存在，但是真没必要羡慕别人的家庭和孩子，因为生活是一场苦战，每个人都在承受着但凡积极活着就会有的酸甜苦辣。反而，逢山开道，遇水搭桥，享受当下和主动创造生活里每日的小确幸，我们才有转运和开心的可能。既然改变不了一些既有事实，改变不了已经发生的，那我们何不去顺应它，让"困难生忍耐，忍耐生盼望，盼望生奇迹"。

第 1 章

需要重塑角色的母亲

贝贝接受干预的时候，才 5 个月。他是儿科医生引荐过来的，在整体发育上，他需要一个专业团队介入干预，包括 OT（职能治疗师）、PT（物理治疗师）、DT（发育治疗师），随后可能 SLP（言语治疗师）也会加入进来。

贝贝出生时体内的美沙酮和大麻呈阳性，这导致了他在发育上的诸多问题，比如肌肉僵硬、喂食困难。他到现在还不会翻身。他的正式领养人是他的曾外婆，70 岁。

老人告诉我，外孙女，也就是贝贝的妈妈，在怀孕时吸食违禁品，孩子生下来后，她原本有一年的戒断期，康复后她还能赢得孩子的抚养权，但是她根本不在乎这个孩子，拒绝治疗，继续吸毒，现在看来，她已经永远失去抚养孩子的机会。我问老人："那贝贝的外婆呢？就是您的女儿？"老人黯然地说："她有多发性硬化症，自己生活都困难，所以我正式领养了贝贝。"

随后，老人对着贝贝开心地说："是不是啊，我的小宝贝。"

"不再给您的外孙女一个机会了吗？"我还是忍不住要问，我这个问题很中式，因为我在想，老人这么喜欢曾外孙，又怎么舍得放弃外孙女不管呢？

老人回答："不，她没有机会了。她甚至不能随便靠近我的房子。她 24 岁了，已经向我们证明，她是一个既对自己不负责任，也对他人不负责任的人。她现在选择继续自我毁灭，只能由她了。"

贝贝被喂养得很好，长得很胖，个头也很高。第一周，我将贝贝的一侧胳膊先弯曲好，然后帮他把一条腿先弯过去，搭在另外一条腿上，然后在他的身后塞了个垫子，这个时候他的身子基本是侧躺了，然后我在他的视线之内放置一个玩具。贝贝看见了后，想要够到，因此就努力翻身，但是他似乎腰部力量不够，就是翻不过去。我不得不扶着他的后腰部，借给他一点力气，他翻过去后，会把胳膊压在身体下面，并不会很灵活地抽出胳膊，将姿势调整好。

第二周，我在OT那里学到了一个大致的穴位，就是在孩子的肋骨靠近背部的一个地方。当贝贝的侧躺姿势预备好后，我用手指头轻轻地点了他一下，说也神奇，他一下子就翻过去了，这是很大的进步。翻过去后，贝贝的颈部力量还是有的，他高抬着头，换了一个视角看环境，他看上去挺开心。

第三周，贝贝还是不能完全独立地翻身，这时候，他已经6个月了。这一天，天气也很暖和，我向老人提议："咱们把他的衣服脱了？把尿布也摘掉？"我通常不向客户提野路子的建议，但是老人性格开朗，处事通透，我感觉在做建议时没有什么心理障碍，老人立即回应说："好啊，我们让他解放一下。"

我们给贝贝脱了个精光。贝贝是个纯白人小孩，肤色白得透亮，好不惹人怜爱。贝贝甩掉尿裤后，一个翻身，就过去了，我们都没反应过来。我和老人都惊喜地呼叫起来，鼓掌、击掌。贝贝不但翻过去了，他还将两只胳膊从身子底下一一抽出，本能地做出了调整，做出了一个宝宝正规的趴身挺胸仰视的动作。

我"得寸进尺"，将自己的双手分别放在贝贝的两个脚后跟处，贝贝本能地蹬踹，身子向前踊，我们对于贝贝的大运动能力训练的方向进一步明晰了。

由于孕母吸毒，贝贝的肌肉僵硬，不单单反映在躯干和四肢上，他在吃奶瓶的时候，我们发现孩子的舌头几乎看不见，感觉舌头很短似的。我们尝试把水果放在他的唇边，让他伸出舌头来舔舔，这个时候就发现了他的舌头确实伸不出来。我向公司汇报了之后，我们建议老人预约孩子的儿科医师，确诊下舌系带是否有问题，有无手术的必要，以及最佳的手术时间。

老人告诉我，贝贝还是很幸运的，出生后，他的健康问题立即受到了重视。从目前情况来看，贝贝属于整体发育迟缓，暂未发现明显的自闭症倾向。我看着他的眼睛，对他说话时，他会呜呜地回应。我在他的眼前玩捉迷藏时，他会配合地哈哈大笑。6个月大后，他甚至会伸出胳膊要抱。这些都是好的发育迹象，但是孕母吸食的毒品对于他到底产生了多么大的损伤，尤其是脑部的，我们还有待观察。我们目前也无法判断孩子的智力水平到底如何。

宝宝们来到这个世界时，他的大脑并不是一块白板，什么都没有，相反，婴儿大脑里的神经元是过量存在的，所以在他的生命早期，我们如果提供给他一个资源丰富的条件，他的经历会影响他的大脑的神经连接。

2003年Landa的研究提出了一个"要么使用，要么失去"的理论，就是说经历能够"修剪"大脑，让大脑里不被使用的神经元死去。2002年的Schwartz研究也曾称这个过程为"最忙碌者方生存"，说明环境的输入（生活经历）能为发展中的大脑创建精密的神经结构。

所以贝贝最幸运的地方就是，他的健康问题在出生那一刻就得到了足够的重视。贝贝的扶持团队里的每一个人，带着自己的专业和资源，在贝贝的成长经历中最大限度地输入，将贝贝的最大潜能激发出来，争取将一个最大限度"修补"好的成年人输送给社会。

我非常理解老人对外孙女的愤怒，一个不负责任的成年人，把一个无辜的孩子带到这个世界，让他从出生那一刻起就承受着因亲生母亲不负责任的行为而导致的各种病痛和先天的挑战，占用社会大量的资源不说，谁都无法保证孩子能被修复到什么程度。犯了一次错误，是可以原谅的，但是孩子出生后，她仍旧不思悔改，不愿参与到孩子的救赎当中，真的是罪不可恕了。

贝贝六个半月的时候，已经能够自由翻身，同时只要目光向前，他可以独立坐个半分钟一分钟的。他长出了第一颗小牙，磨牙的欲望很强。只要抓住一样东西，他就用自己强有力的小手抓到自己的嘴里去磨牙。我曾经半推半就地让他咬一下，挺有劲的，如此顽强的小生命，常让我怜惜不已。

我每次看见七旬老人费力地把贝贝从地毯上或者学步车里抱出来的时候，我都会担心老人跌倒或者闪了腰，我也常说贝贝比一般的小孩都幸运，因为他的照顾者是超级有经验的"妈妈"，且全职全心地照顾他，而有些孩子，年轻父母带着的，反而缺少很多来自人的关注和互动。我每次这样感慨的时候，老人都非常高兴，她会朝着婴儿说："我的lovebug，你多幸运啊。快快长大，我要参加你的婚礼。"

贝贝的大运动能力进步得很快，在他学会了翻身之后，我们开始训练他移动身体的能力。他有一只胳膊的功能不如另外一只胳膊，在转动的时候常常会别在身子底下，那只胳膊直直地扣在身子底下，他抽不出来，老人甚至担心他哪一天会把自己的胳膊折断。

我们为贝贝的这只胳膊担心了几周的时间。贝贝的儿科医生检查不出问题，我们肉眼上也看不出什么问题，那只手的劲头和另外一只没有分别。好在经过了每天的大量训练后，也就是每当孩子的胳膊扣掰在身子底下的时候，我们赶紧将它弯过来，放在前面，终于，这种情况随着孩子的肌肉和运动能力的增强而逐渐减少，直到我们连续几天不再见到这种情况发生后，我们认为贝贝大抵掌握了这个动作发生时如何控制好自己的胳膊。

就当我们很宽慰贝贝的问题似乎在一个个得到解决的时候，贝贝突然出现了上嘴唇频繁抖动的现象，虽然出现的时间很短，但是我们对于这种抽动现象给予了很大的重视。我们建议老人问询贝贝的儿科医生。至此，我已经不奢望贝贝会很快全面跟上典型神经发育的同龄儿童了。我们无法预估孩子在之后的每一天成长过程中会面临哪些发育问题，行为问题，精神健康状况的问题，等等。

贝贝的舌系带手术安排在了 7 个月大的时候，之后他要面临 OT 和 PT 提供的大量的训练，要提高咀嚼吞咽能力、早期口语开发，还有一系列精细动作的训练。

贝贝的案例让我想起了一部德国的电影，叫作 *System Crasher*，讲述的是一个因家庭创伤而患有狂躁症的 9 岁小女孩的故事。小女孩在情感上很依赖母亲，但是母亲能力不足，无法独立抚养她和两个弟妹，得依靠男人，可是无论是生父还是继父，都只能给小女孩带来更多的伤害，导致她无法控制自己的情绪和行为，于是被送去家庭寄养或者机构寄养。这个故事最真实也最令我动容的是再好的寄养家庭，再有爱的善心人士，都无法"对抗"小女孩背后与之撕扯不清的不争气的母亲，所以再大的社会力量也无法真正地帮到她。那时候如果她是个孤儿，社会施救的效果可能反而好很多。

在我的实际工作经历中，让我气馁的从来不是孩子，而是家长，有时候不得不哀叹：孩子，没办法，这是你的命。

最近的新闻里，有一个 7 岁女孩将邻居家的 4 岁男孩扔进了井里，我看到了一个被转发 10 万以上的短视频，博主提到了"胎里坏"，他觉得有些人天生就是坏的，并不完全是家庭教育的影响。他还举了"鸠占鹊巢"的例子：杜鹃鸟生下小崽以后，自己不养，却把小崽放在喜鹊的窝里养，而小崽还知道把其他的蛋推出去，你说这杜鹃鸟，连妈带崽，得有多坏？博主说：人之初，性本恶。

我想从两个方面来谈论下我的看法。

第一，行为是大脑的结果。婴儿出生时的大脑里面有比成年人还多的神经元，也有基础的神经连接和网络架构，但是那些神经连接是弱的。3 岁之前的儿童大脑发育急速，婴孩在不断地与环境之间的互动中，将一部分的神经连接加强，慢慢形成了对各种事物的认知，同时开发了口语，而一部分没有被刺激到的神经连接会减弱。婴孩是通过行为（眼神、身体、情绪等）来试探世界，通过互动来确认自己的认知。我们不知道杜鹃鸟第一次将蛋放在喜鹊的窝里是如何发生的，但是从行为分析学的角度来看，前几次的行为所产生的后果是傻乎乎的喜鹊帮助了杜鹃去养育幼崽，从而加强了杜鹃鸟的行为重复并大量地发生。人性是本善还是本恶，我认为人这块海绵里什么都有，看生活的环境和经历使得哪些行为会得到"鼓励"和加强，从而重复发生，而没被强化的行为会自然逐渐弱化。也就是说遗传基因确实会起到作用，但是随着孩子的成长，大脑里的神经元不断得到概括和加强，后天环境的作用越来越大。

第二，实践观察。我每周有几个小时的课程分别在不同的日托幼儿园里上，而且是不同类型的日托幼儿园，有些是收费高的私立，有些是公立的，所以里面的孩子来自不同社会阶层的家庭。我对人之初性本善或恶一直存有好奇，所以我常常细心观察那里的孩子，也包括观察我的学生的父母。我在 1~2 岁孩子的眼神中能够看出差别，有的是天真无邪、快乐的，有的是恐惧困惑、不自在的。排除先天健康因素和神经差异的影响，困惑的眼神可能源于他们对生活环境的不安全感和不确定性。

我曾经有一个学生，我每周到他的家里去上课一次。妈妈是家里唯一工作赚钱的人。我授课期间，爸爸赋闲在家，所以绝大多数的授课期里，爸爸陪伴在旁，我能够看出孩子和爸爸的关系还是很近的，他在游戏玩耍期间常常哈哈大笑。有一天妈妈专门请假在家里观摩上课，因为她听说孩子会讲很多话，而孩子在她的面前是完全不说话的，只会大哭。

那天的课是 1 个半小时。刚开始的时候，我觉得在场的爸爸和孩子都很紧张，可能唯独那位妈妈不紧张。她端坐那里，等着听孩子开口讲话。我头一次见到孩子慌张的表情，爸爸在一旁催促他讲话，问他这是什么，那是什么，而孩子的余光不断飘向妈妈的方向，他都不是用正眼去看妈妈。他心不在焉地摆弄着手里的玩具，完全不听指令。后来，我让妈妈去厨房里忙自己的事，不要特别关注孩子。她家里的厨房和客厅是连着的。我将孩子的坐姿调整下，让他背对着厨房，然后我们慢条斯理地开始我们的常规课程。当孩子的情绪一点点放缓之后，当他的脸上出现笑容后，他开始如常讲话了。我虽然没有去看厨房里的妈妈，但是我知道她在看在听，也听到了孩子讲话。

临下课时，这位妈妈问我："他为什么唯独不在我的面前讲话？我对他很好啊，我很少打骂他。"我只能回答："你看，我们授课的地点在家里，你们平时的互动也在家里，孩子在爸爸面前表现轻松，所以当着他的面开口讲话，他心里没有压力，但是在你面前，他表现得很紧张，完全不开口讲话。有可能是爸爸的陪伴多些？所以尽可能多些温暖的亲子时光，比如吃饭、玩滑梯、洗澡，每一个陪伴的时刻都让自己的心情先放松下来，对孩子没有要求，没有期待，就享受他的淘气和天真，坚持做些日子，看看效果如何吧。"

我这里不是在论断这位妈妈如何的不称职，因为我不知道她经历着什么，生活对谁都不容易，但是无论是贝贝、电影里的 9 岁小女孩、推邻居男孩的 7 岁女孩，还是在妈妈面前不开口讲话的小男孩，都可以给父母们一个小启示：孩子的今天，是他过去生活经历加强的结果，在他的生活经历中，我们曾经种下过什么，怎么浇水施肥，在他那里就会结出什么样的果子。如果孩子的发育、情绪或是行为出现了隐患，可能该是重新审视剧本里的自己以及重新定位角色的时候了。

第 2 章

父母关系的救赎

自闭症的诊断放在任何一个家庭中，都是无法承受之沉重。在自闭症的干预工作中，如果能够遇到配合和彼此信任的家庭，不但家长和治疗师的支持与热情会彼此激励，家长将治疗师的被证明有效的策略忠诚地执行到只有他们能够陪伴的更多的时间和场景中去，孩子的干预效果通常是显著的，可惜现实生活中，什么样的家庭情况都会碰到。作为治疗师，我不敢妄自论断任何一位家长，因为我们永远不知道别人在经历着什么。有时候看到孩子的进步总是走一步退半步，甚至退两步，心中确实焦急，但是情况不可控时，唯有调整自己的干预心态。

以下故事为编辑后整理，如有雷同，纯属巧合，旨在以故事为载体，让家长们了解一个小知识：家长若整理不好自己的状况，孩子的干预如同空谈。

女孩快 3 岁了，全方面发育滞后，主要的明确诊断是自闭症。我第一次上门的时候，还未敲门，就听到了里面的啼哭声夹杂着电视卡通片的声音。我进门后，看见了一个小女孩，远远地躲在客厅里的窗帘后面，看见我看她，她哭的声音更大了。

我们姑且叫小姑娘"安"吧。

厅里很乱，地上全是散落的玩具和食物渣子。沙发很旧，不但有破洞，还有各种残留的污渍。我慢慢地走向安，手里拿着试图吸引她的玩具，而她恐惧地边哭边往后缩。我让妈妈将安抱起来，和我一同坐在沙发上。安在妈妈的怀里还是有很多不安，她一会看看电视，一会突然大哭。

我记得安是在我第三次上门干预的时候，才允许我去抱她。我抱起她的一瞬间，感觉孩子骨瘦如柴，身子僵硬。她的小手和光着的小脚完全没有孩童的柔软。我将她的身子抱紧一些，尽量贴合我的身体，这是我做孩童干预得到的经验，用身体语言来传达我最大的善意，我愿意将自己的温度和能量分享给她。果然，在我轻轻地将她抱得紧一些的时候，她停止了哭泣，反而将头埋在了我的颈窝。她在闻我，我想象着她大脑里的杏仁核此刻应该在缩小着。身体的对接和气息的传递，让她放下了一些戒备。妈妈说我是除了爸爸妈妈和外婆之外的第一个能被她允许抱起并使她安静下来的人。

安会走会跑，跑起来的时候一颠一颠的，似乎双脚用力有些差异。她还不会说话，只有"啊"和"咦"夹带在哭哭唧唧的声音中。她喜欢芝麻街里的艾摩。事实上，她只看有艾摩的卡通片。有时候，她会走向电视屏幕，用手摸一下，或者把嘴巴凑上去亲一下艾摩。那一刻，总是让人很感动。

安还在吃奶瓶，妈妈说她能接受的食物也非常有限，基本就是炒蛋和水煮麦片，零食就是小饼干。她不会用手接食物，所以妈妈惯常的做法就是将小饼干掰小或稍微碾碎后直接塞进她的嘴里。

安的睡眠有极大的问题。妈妈说吃不准她几点能睡，有时候会闹一夜，吵得早上还要出去上班的爸爸也是一夜不能安眠。有时候早上不醒，睡到中午也摇不醒。

至于哭泣，妈妈说"永远在哭"，有时候能够理解她哭的原因或者需求，但有时候突然大哭，真的不知道是因为什么。

所以，自闭症谱系障碍、饮食障碍、睡眠障碍、语言发展障碍、情绪（行为）障碍，安是个需要很多辅助的孩子。在饮食和睡眠方面，公司配搭了 OT（职能治疗师）；在语言开展方面，公司配搭了言语语言治疗师。我们几个治疗师虽然工种不同，但在具体的干预过程中，干预目标（短期和长期）和干预策略大体是一致的。关于饮食和睡眠的调整，我们给妈妈——孩子主要的照顾者，示范如何喂养，如何增强独立性，如何逐渐扩大孩子的食物种类，等等；在睡眠方面，我们根据家庭的实际情况，帮助他们制定了孩子的详细作息表。可以这样说，在理论和落地的实操经验分享方面，我们可以做很多，但是在实际的执行过程中，我们非常受限于父母的认可和执行力。我们常常遇到的困难和最大的障碍并不是孩子，而是父母能否忠诚地执行，来配合将我们的理论和经验落地实施，及时反馈，跟踪进步，或者及时地调整更适合孩子的干预策略。

当安的妈妈第一次说孩子不会用手接食物，并且她将食物喂到安的嘴里的时候，我顿感疑惑，我觉得即使是智商很有限的小动物，我设置一点障碍，它也会想办法突破障碍去够取食物。我把一块饼干放在我的手掌上，举在安容易看到的位置，大概是离她的脸1英尺（约0.3米）远，位置比她的嘴巴稍高一点，这样做的目的是便于她发现这块饼干。她看见后，张开了嘴巴，等待喂食，这是她和妈妈之间培养好的喂养模式。我把手掌放低一些，她的视线跟踪着我的手掌，我用另外一只手抬起了她的右手手腕，让她的手指碰到饼干。果然，她略显僵硬地抓起来了。我继续托着她的手腕，将她的手送向她的嘴巴位置。由于她并不是用手指拾起的饼干，饼干是握在了她的手心里，于是她张开手，用手掌将饼干推进了嘴里。

其实，这是我意料之中的行为，但是妈妈惊呼："啊？她也能自己把食物送到嘴里啊！"我说安目前的本事，应该远超我们所看见的。我规定妈妈，所有的零食切成小块，让她自己抓着吃，所有的正餐，让她自己握着婴儿叉子，我们握着她的手腕帮她完成一系列的动作。戒掉奶瓶，换上防洒的吸管杯子，呛着了或者吐了等等都没有关系，这些是所有肌肉功能正常的孩子都能学会的技能，而且适龄的口腔肌肉训练也有助于口语能力的开发。

道理很简单，是不是？但是3个月过去了，我没有见到我想看见的进步。我只能一周见到安2次，每次1小时，有时候还赶不上进食时间，偶尔瞥见的，仍旧是妈妈将奶嘴奶瓶递给安，将小饼干直接塞进安的嘴巴。

安熟悉了我的拥抱和气味之后，她开始和我发生眼神对视了，偶尔也会高兴地抿嘴笑一下，甚至笑出声。我们曾经有过一次特别美好的课程，安在整个上课期间情绪平稳，她和我玩挠痒痒游戏、追逐游戏，兴奋的时候她会用脸狠狠地蹭我的脖窝，那是来自她最大的友好和信任，是她表达喜爱的方式。下课的时候，我穿鞋，向她挥手说再见，安突然说了一句"bye"，亮亮的眼睛看着我，很清脆清晰的一声，妈妈当时腿就软了，兴高采烈的，但是安从此再没有说过这个字。这种语言现象，在自闭症儿童当中特别常见。有的孩子在有意无意间会发出清晰的单字或单音，无论是模仿，还是命名，但是这些音又可能隐藏很久不再出来。

在睡眠方面，我们通常很难通过一两次的访谈就能了解到关于孩子睡眠的所有事实。有一次在上课期间，妈妈提及安昨晚又闹了一宿，爸爸后来躲到厅里睡觉，早上4:30就离家说去公司睡一会儿。妈妈讲到这些的时候，吃吃地笑了，似乎还挺高兴的样子。我问她安昨天的午睡是从几点到几点，妈妈说中午开始睡，大概6:30醒的。我问那爸爸几点下班回家的？妈妈说7点。我问妈妈为什么没有按照我们的建议控制下孩子的午睡时间，妈妈说见孩子睡得那么香甜，不舍得叫醒她。

　　我常常被这样的妈妈气到叹息，因为无法真实和全面了解到妈妈本人被养育的环境和成长经历，所以尚未总结出为什么一些妈妈连一些基本的生活常识都缺乏。我告诉她，如果孩子午睡六七个小时，那她晚上当然不睡了。如果想让家庭里的成员生活上都容易些，我们必须重视和坚守良好的作息生活。一个固定作息或者固定的时间表，对于自闭症小孩是多么关键啊。她一直都同意我的建议，但是她完全不是一个能够去执行这些建议的人。

　　安很依赖妈妈，她喜欢闻妈妈的头发。每当我看到她像只小猫一样依偎在妈妈的怀里，闻着妈妈的头发，我觉得那幅画面好温馨：妈妈和女儿之间不容置疑的浓厚的爱。但也有那么一两个时刻，当妈妈将准备好的食物拿过来准备喂安的时候，而安紧闭着小嘴坚持不吃，妈妈气得怒目圆睁，安则被吓得大哭。当我看到妈妈那副面容时，我被那种愤怒吓了一跳。过后我曾反省：我们都看不见自己的脸和表情，有时候的狰狞真吓人啊。当初自己在带娃时，是否也曾暴露过凶恶之相？

　　我在上课时见到过安的爸爸两次，我很难将这个男子和后来的实施家暴联系起来。无论身量还是脾气，似乎妈妈都要强势一些。妈妈不上班，全职在家里带孩子，孩子午睡至傍晚在爸爸回家前才醒，上班劳累一天的爸爸连睡个安稳觉都常常做不到。家暴肯定不对，但是妈妈身上有没有原因？

　　即使我有机会进入这个家庭去上课无数次，但是我无法想象一个家庭关起门后里面都发生了什么，每个人的心思都缠绕在哪些事情上。也许，带着一个身心发育严重落后的孩子令妈妈心力交瘁，且得不到先生的理解和爱护，也许得到的反而是指责。也许，妈妈故意让孩子白天睡觉晚上闹，让先生也体会下她的艰辛。也许，这对爸爸妈妈在关起门后一直发生无尽的争吵，谁对谁进行着更为残酷的语言暴力，先生动手打了妻子，妻子报警，将先生的名字列入在国家的实施家暴者的名单中，这位先生将背负这个恶名一生，无论未来是寻找新工作，还是开启新生活。

　　爱和恨，关爱和报复，常常就这样在两个没有血缘关系，但又是世上最亲密关系的人中间纠缠着，成年人肆意地宣泄着自己的负面情绪，没有意识或者因太顾着自己而撕扯着无辜的孩子。这是安时常大哭，紧紧地抱着我的主要原因吗？

　　后来，安终于接到了一家幼儿园的录取通知。我的课程也因此从安的家庭转到了幼儿园去进行。第一次在幼儿园上课，安像一只受到惊吓的小兔子，她死死地缠绕在我的身上，眼神避开其他人，但是她停止哭泣并安静下来之后，会偷偷地望着其他小朋友，在她的眼睛里，有好奇、羡慕和渴望。谁说自闭症小孩不喜欢社交？他们只是不知道如何启动社交而心理畏惧而已。

幼儿园很干净整洁。我拿到的干预安排仍旧是一周两节课。第二次在幼儿园上课的时候，安已经可以在我的陪伴下和小朋友们坐在一个桌子前，虽然各玩各的，她的眼神很忐忑，但是在她的人生中，她已经算是迈开了里程碑式的一大步。我为安感到高兴，因为她可以切换下环境，尝试感受下这个世界。离开家，不管对于多么大的孩子，是否是特殊儿童，都是一种挑战，但是随之而来的都是成长，区别只在于快慢多少而已。

可惜好景不长，就在我准备第三次去幼儿园上课的时候，我接到了公司的通知。安的母亲已经带着安离家出走，离开了我们服务的区域，因此服务她的团队立即解散。我和另外一个安的治疗师为此唏嘘不已，我们彼此安慰，愿神更多地眷顾这个孩子和她在泥泞中挣扎的父母。

我相信，安的父母能够平心静气地沟通的时候，他们一定会彼此鼓励，为安的每一点小小的进步而欢欣，互相安慰着生活还有希望，一定可以共渡难关，安的未来也一定会是美好的。但是残酷的现实生活是：自闭症孩子的到来，对于准备不足、能力不足、婚姻基础不牢的家庭来说是雪上加霜，痛苦和情绪崩溃一触即发，为生活打上一个又一个死结，一步步迈向了万劫不复。如果说一个典型神经发育的孩子还能成为一段婚姻的黏合剂的话，那么一个自闭症儿童可能犹如一把从天而降的剪刀，会将婚姻那根摇摇欲坠的细线彻底斩断。唏嘘之余，我也的确见证过另外一类家庭，以及生活在那种家庭里面的幸福的特殊儿童，虽然困难每天有，甚至预判到会终生存在，但是家长在抚育孩子的过程中，积极地寻求自我成长，彼此成就，最终没有被生活的困难所击倒的他们，成为更好的、更爱生活和彼此的人。

第3章

工作与生活的平衡

我每次上门授课的时候，达达的爸爸和妈妈都在家，但是每次在旁边观摩、学习并提供反馈的只有爸爸，而达达的妈妈通常在楼上的卧室里网络办公。

达达的爸爸也有自己的工作，我感觉到他在耐着性子陪伴，有时候，他会抱歉地问他有个会议或者工作上有事什么的，他是否可以去办公？这种情况下，我是没法拒绝的，因为公司规定，家里只要有监护人就可以，家长的参与不是强制的，只是建议。我自己经历过在工作与家庭之间平衡的挣扎，所以我能理解。

达达2岁多了，刚刚开始有口语。他并没有自闭症的表现，父母的主要诉求点是孩子的语言发育迟缓、多动，以及行为问题比如扔东西、打人、咬人等。他现在每周有两个上午去托儿所，其余时间有一个非裔阿姨上门带他，同时做些家务。

达达的妈妈虽然不参与干预课程，但是她很会下达指令。她在我们的信息群聊里反馈达达在家里和托儿所里出现的问题。达达在托儿所里经常出现推人和打人的行为，他的情绪很急躁，一不如意就大打出手。达达妈妈说："请帮忙纠正这个问题。"她的这种沟通方式，能看出她这个人性格有些急，且追求高效。要知道，孩子可不是机器人，不是我们拆换个零部件，他的紊乱了的功能就能立刻好起来的。他所有的情绪和行为问题都是日积月累形成的，行为的性质带有功能性，而行为的背后有根源，所以干预之前我们得找到问题的根源，而寻找根源这一件事，我们需要和家长及托儿所老师持续沟通，客观地收集数据，然后在干预过程中评估结果并及时修正策略，整个过程是需要耐心和时间的。

有一次授课，达达爸爸照例找了个借口，躲了。达达在活动中间突然冲上楼，我犹豫了下，想是先叫下地下室里的达达爸爸，还是跟上楼去把达达带下来，结果还是没忍心打扰达达爸爸，就跟了上去，只见达达已经把妈妈的房门打开，妈妈那边的屏幕是个视频会议，我到达门口的时候，正好碰到达达妈妈走过来，一把将达达推出门外，然后关上了门，我还注意到达达妈妈的脸上还维持着视频会议上展现的笑容。如果不是我及时抓住达达，他恐怕已经跌倒了。达达妈妈这个动作有些冒失甚至粗鲁。我甚至可以想象，她平时对待孩子，有意或者无意做出的动作可能也是这样的。

作为成人，我们其实很难看到自己的情绪和行为在我们的脸上和身上的表现。如果有可能，我们可以用摄像机录制下自己的一天，然后像看电影一样，看看自己，我们可能会讨厌自己的很多瞬间和很多表现。

"这孩子怎么这么粗暴啊？"我常会听到家长如此说自己的孩子，很多次，我都想脱口而出："那家庭环境中，成人是否有类似的行为模式和倾向呢？"

暴力是从哪里来的？我节选一段美国儿童和青少年精神病学协会的相关文章：

首先，关于暴力行为的范围，该文章给出了定义：儿童和青少年的暴力行为包括多种行为：发脾气、身体攻击、打架、威胁或者试图伤害他人（包括想要杀死他人的想法）、使用武器、虐待动物、放火、故意破坏财物。

其次，增强暴力行为风险的因素可能包括如下：

• 曾经发生过的攻击性或暴力行为；

• 是身体虐待或者性虐待的受害者；

• 遭受家庭或者社区的暴力；

• 霸凌的受害者；

• 遗传（家族遗传）因素；

• 接触媒体（电视电影等）中的暴力；

• 使用药物和 / 或酒精；

• 家中存放枪支（美国特色）；

• 家庭社会经济压力因素的结合（贫困、严重匮乏、婚姻破裂、单亲抚养、失业、失去大家庭的支持等）。

最后，儿童的暴力行为有哪些警告信号呢？该文章进一步指出：

• 强烈的愤怒；

• 经常发脾气或者失去控制；

• 极度烦躁；

• 极度冲动；

• 容易沮丧。

另，美国司法部网站公开表示：遭受暴力的儿童，更有可能滥用毒品和酒精；患有抑郁症、焦虑症和创伤后应激障碍；在学校里学习成绩不及格或者学习困难；有违法倾向并且成年后从事犯罪行为。儿童经历过一种类型的暴力，会增加他遭受其他类型暴力并且多次遭受的风险。

所以，儿童的暴力倾向从哪里来的？我们不得不重点关注儿童暴露的环境，那就是除了家庭，就是学校，现在可能还包括互联网。家长要寻找根源的话，循着这条环境线顺藤摸瓜，仔细调研，大抵能找到可能的根源。

追求工作与家庭之间的平衡，很多人会觉得这是个神话或者笑话。我由于有部分时间是在各种托儿所或者幼儿园里给特殊儿童授课，所以看到很多托儿所或者幼儿园里不可控的条件和状况，而孩子们此时却处于最弱小和缺乏沟通能力的阶段。我常常与上大学的女儿聊天时说 3 岁以下的小孩最好还是由妈妈本人在家里抚养好些，而她说："这对于女性实在是个大难题。为了孩子，而且还有可能不只要一个孩子，要放弃掉自己的事业长达几年的时间，而且是体力、精力、机会和能力的黄金阶段，这种牺牲，实在太大了。"

女儿其实说出了当今时代年轻女性的三大挑战：是否结婚？是否要孩子？如何抚养孩子？

因工作关系，我的工作对象还不是一般的孩子，都是有各种发育障碍，程度上有轻有重的孩子，所以我见到的妈妈们，无论是还在犹豫是否要出去工作的，还是已经决定在家的，或是已经在工作的，绝大多数，因生活的重负，精力和耐心上的高度消耗，整个人都显得疲惫不堪，脸上的笑容很少。这可能不耽误她们在工作上展露笑容，有部分原因是工作和社交需要，也有部分原因是不可否认的真正的开心，因为工作上容易得到认可和暂时的满足。

养育孩子是一份很繁重修心的工作，它不但需要大量的体力和精力、耐心和爱，且工作时间长，强度大，365 天无休，还需要很强的工作能力和智慧来对付以火箭般速度成长的孩子。最重要的一点：可能得不到家庭主要是丈夫的认可。有时候，那个工作拿薪水养家的人，却没有太高的赚钱能力，或者令太太感觉到在金钱使用上的受限。这些都会让全职妈妈们苦闷：凭什么？孩子是我们两个人的，我却要牺牲掉自己全部的生活和乐趣？

渴望工作，并不一定就是女人多么爱工作，而是外面的工作，有一定比例的公平性的回报，也有我们在精神上需要的社交生活。如果在赚钱能力上一点不比男人差，那么女人肯定会想：凭什么女人要在家里受苦受累，还要在先生面前受气？

在我干预过的 80% 的家庭中，妈妈是主要照顾者，而 20% 的家庭中，爸爸是主要照顾者。在我的观察中，妈妈为主要照顾者的孩子，只要妈妈的情绪状态稳定和乐观，孩子的进步都是很快的。妈妈对于孩子的了解，绝大多数情况下，都会优于爸爸。爸爸为主要照顾者的孩子，会让我感觉有些教学点从爸爸那里会反弹回来，毕竟，天性上，妈妈普遍比爸爸要细腻一些。

我时常思考像我女儿一样的年轻女性，应该如何规划和平衡自己未来的生活？如果让我重来一次养育儿女，我会做怎么样的选择？我的答案似乎从来没有动摇过，那就是妈妈还是最好成为 3 岁以下儿童的主要照顾者，同时，无论大至社会环境，包括福利、就业，小到家庭，包括身边的先生、亲友，应给予尽可能的精神认同和实实在在的帮助。

母亲可以将养育孩子这件事放在更长的时间线上来考虑。孩子 3 岁之前，主要是头脑的成长和培养习惯，我们希望他生活规律、饮食健康、与父母和手足大量互动，其次初步感受外部环境和人，在父母的关爱和友善的社区环境里成长。孩子在 3~6 岁期间，他们的空间和环境需求自然增大，也给予了父母更多的个人空间和自由支配的时间。孩子开始有部分时间去接受老师的教育，以及和同龄人互动，这个时候以玩为主，在玩耍中学习与人建立关系，共享空间和资源，通过参与活动或者接触教具，孩子进一步接受性格教育，行为习惯的培养，初步的自然与社会常识，各种技能的培养，包括但不限于语言表达、思考、观察、反应等。

6 岁之前的行为习惯如果树立好了，我们输送给小学校的就是一个健康、好奇、有一定行为自我管理和自控能力的"小"大人，父母和学校良好配合，发生"意外"事故的概率就会很小，即使出现新问题，因为孩子的底子打好了，无非就是家长进行一些"小"的修正和辅助，而不会需要不断地投入很多的精力去不停地"灭火"。

所以，家长，尤其是母亲，一定要争取在 3~5 年的时间内，更多地参与到孩子的成长中，这将会达到事半功倍的效果。与其每天与时间赛跑，手忙脚乱地灭家里的火，灭工作上的火，每天心里着急上火，在哪件事上都无法取得理想的效果，再加上各种埋怨、气馁、挫败、失望乃至绝望，不如放弃执念。一个家里，如果母亲的能量场错乱了，整个家庭里的气氛一定很糟糕。

很多母亲都受过良好的教育，认为当全职妈妈岂不是可惜了？我认为这是个片面的观念。我们所受过的教育，并不是知识本身，我们学到的是一生受用的学习能力，而这种能力，是管理一个家庭和养育孩子极为需要的。母亲们可能渴望的是及时的被认同，因为这种认同不像月薪和年终奖金来得那么规律、及时、稳定，但是时间赋予孩子成长的奇迹，家长们并不需要等待很久才能看到，相反，很多家长是因为太忙了而关注不到孩子的成长，也错失了很多养育带来的乐趣和成就感。

我曾经的一个学生，不到 2 岁，不会说话，与父母没有互动，父母心里着急，在政府网站上申请特殊扶持并得到了批准，我们公司的评估团队上门，评估结果是需要多方面扶持，包括语言开发和行为管理。我接了这个干预案子，开始上门授课。

我清楚地记得，第一节课开始时，孩子坐在婴儿椅子里吃早饭，我坐在他面前的地毯上，玩着他的脚丫，他开心得咯咯笑，那一刻他显得很轻松。忽然他看着我说"train"，发音很清楚，但是我很疑惑自己听到的是 train 吗？我手边也没有 train 的玩具或者图片啊？突然我看到窗外，离他家这栋公寓楼也就十几米远的地方，真的有一辆火车徐徐开过去。他再次说了 train，还伸出手指，指了下火车。当时，他的父母就在旁边。火车每天经过数趟，他们也教过孩子上百万次，但是从没有听到孩子说过。

接下来的事情，对于父母，就更加不可思议了，孩子在第一节课里就大开"口"戒，说了二十几个单词。他对于我的到来显得很兴奋，恨不得将他的宝贝都拿出来和我分享，于是我们就忙着按照图片找物品，那些图片的名称，他自然地都说出来了，比如球、车、老虎玩具等。

类似的情况，我见到过很多次。家长们会困惑，为什么孩子不对他们讲话呢？我觉得最好的解释可能是一种习惯成自然的互动模式决定的。有的家长对于孩子讲话逼迫得紧，一定要让孩子说出来才给，有的家长不给孩子机会讲话，孩子手一指，嘴巴里一啊啊，他就能拿到自己想要的东西。还有可能存在一种情况，那就是无论大人或孩子都很忙。孩子的玩具很多，他根本玩不过来，于是他不会在意与人更多的互动，他会选择最省事的方式拿到自己想要的。

我曾经合作过一名资深 OT，他独立执业多年，经验很丰富。我们谈论为什么孩子，尤其是自闭症孩子，在有的治疗师面前容易开口说话，而有的治疗师即使再资深，方法再多，孩子也不配合？他说当一个孩子遇到他感觉能看懂且被看懂的人时，沟通的桥梁容易被搭建。我时常记住他的那句话，每接到一个新的案例，尤其是不开口讲话的孩子的时候，我都会琢磨下：我什么样的语言和行为表现会被他看懂、接受和喜欢？

再回到妈妈因照顾家庭而中断工作的问题。工作，或者说做事，在人的一生中非常重要，因为修行是在做事中完成的，但其实这个做事也包括养儿育女这个大工程。一个人如果想做事，到了 70、80 岁一样可以，而且任何时候都可以重新开始一份新的事业，或者爱好。每个人都能工作几十年，比起养育孩子的关键几年，哪个应该为哪个让路，应该不是一件很难决定的事情吧？

有的妈妈可能会问：我如果 30 多岁才开始一份新的工作，我到时候怎么和 20 多岁的人竞争？在这个问题上，我们可以拓展下自己思考的广度和深度。养育孩子本身就是一份特别艰难的工作和修行，那份经历和时间赋予一个人的成长，既独特又有回报。带着这份生命的厚度和丰富的"管理"经验去开始一份新的工作，你和 20 来岁的大学毕业生根本不在同一起跑线上，妈妈们一定会走得更快更稳。我们公司里流传着一句话：没有家庭愿意要 25 岁的治疗师。

所以在工作和家庭的平衡关系上，我总结下个人的观点：

（1）生娃，是女人为自己的人生做的一次选择，它是一份工作，有职业周期，有时效性。决定了，就义无反顾，不要瞻前顾后，我们只需要努力把它做好；

（2）养娃，不是为了要他人（包括丈夫）的认同和孩子的感恩。养娃是自我修行、自我完善及自我成就的一段重要的人生经历，也是对生命回报的好机会。

（3）养娃的日子，看似枯燥，实则挑战不断，妈妈们在征战期间需要配合孩子的成长速度，不断学习和增长智慧，只有这样才能把孩子带领得更好，赢得孩子的尊重和喜爱，这才是与孩子能够成为朋友的基本条件，而不是对孩子宣告说："从此以后，我要成为你的朋友"，这有点幼稚了，可能会被孩子瞧不起。

（4）工作可以做一辈子，不争朝夕。养娃如同撒下了种子，利用几年时间剪枝、浇水、施肥，给予足够的关注和爱，逐渐长稳，自己也就逐渐解放了。

（5）身心疲惫时，要能够看到自己的情绪和状态，要及时排泄掉，力争在养娃期间既能锻炼好身体，又养了脑子和长了智慧。

父母们只有将身心调理好了，才有足够的精力和耐心来应对孩子成长中出现的各种挑战，不然一个性格急躁行为鲁莽的家长，要求小孩子管住情绪并轻手轻脚是不现实的，糟糕的是，这样的家长往往不能客观地看见自己的表现。

面对忙得四脚朝天的父母，我往往也是最无奈的，因为他们没有耐心听别人解释事情，他们就想要快速解决问题的办法，然而类似于打人的这种问题行为，是需要家长细细观察，多场景下关注，才能帮助我们寻找到行为问题的根源。

针对孩子的问题行为，我们通常会问以下几个问题：

（1）孩子的类似行为存在多久了？家长和老师都是如何应对的？哪些应对策略有效？哪些策略无效？

（2）孩子的类似行为通常发生在什么时刻？什么场景？有无具体的活动内容？是否针对特定的人？孩子在什么情况下表现最好？

（3）孩子喜欢做什么？抗拒哪些活动？

我相信以上信息的收集，有利于我们更加清楚地了解孩子的行为目的是什么。每个行为都是有目的的，没有目的的行为也不会持续出现。还需要注意的是，孩子这段时间出现了这个不良行为，过段时间后可能会出现新的，所以家长和老师都应该用发展的眼光来看待孩子，同时在收集信息方面，要把它当作一项持续进行的任务，因为随着儿童年龄的增长，他的行为和环境条件都在发生着变化。

总之，孩子的事情无小事，应对起来需要耐心。忙于工作的父母可以停下来自省下：每天从外面回到家时，还剩几许耐心留给了孩子？

第 4 章

家中不止一名特殊儿童

在我干预过的家庭中，不止有一名特殊儿童的家庭比比皆是，而且，由于我多数是上门授课，与客户家庭成员共处的时间和机会很多。我有时会在孩子的家庭成员身上发现一些端倪：妈妈好像有注意缺陷多动障碍？弟弟好像也有自闭症？或者那个爸爸好像是个阿斯伯格综合征？这些只是我的心理活动，除非家长主动提及除了客户儿童之外的家庭成员的诊断结果，我不会主动问询。家中出现过一名特殊儿童的，父母基本上会在短时间之内掌握一些关于特殊教育的知识，所以家中的其他孩子如果出现明显的端倪，父母一般会安排评估，但也有一种常见的例外，那就是第一个拿到诊断的孩子病症相对复杂或者严重，比如是自闭症，那么其他的孩子即使出现了多动症、焦虑症，或者其他问题行为的时候，家长在比较之下会觉得其他孩子的问题应该不算是问题，于是没有去评估，那么在抚养过程中会遇到来自每个孩子的各种各样的挑战，家长会觉得生活变得异常的艰难。

我接下来分享的案例，其家庭就是类似的状况。我对案例的内容做了大量删减和改动，以避免客户信息配比而违反了职业规范要求。

恩恩成为我的客户的时候，5岁，男孩，是家里的第二个孩子，他的姐姐7岁，妹妹3岁。恩恩是家里唯一拿到自闭症诊断的孩子。

恩恩的父亲是个工程师。母亲自从有了第一个孩子之后就没再工作。但是现在，恩恩的母亲每天最想做的事情就是重新上班。她时常和我提及以前上班时的美好时光。

恩恩白天去幼儿园，所以我进入恩恩的家庭去给恩恩上课的时间，通常是在孩子们放学后。恩恩的家，租的是两室一厅的公寓。我每次进门，孩子们都在厅里各玩各的，家里的电视机一直开着，放着动画片，或者动画儿歌。厅里的家具很简单，角落里摆着一张桌子，两条长凳，电视机对面放置一张三人沙发。妈妈通常坐在桌子旁边，面前放着笔记本电脑，那时她并没有开始工作，我不知道她在电脑前忙些什么，有时候能够知道她在回复着来自孩子们学校的一些邮件。

妈妈是个性格很温和的女人，讲话声音很轻，听着很舒服。她也是个回复很及时的家长，这一点，我非常感激，不像有些全职家长，既不回复邮件，也不查看短信，造成沟通的不必要成本提高。但是生活上，她不是一个很有组织和计划性的人，或者说，她对生活的品质没有过高的要求。有时候，我会发现他家的卫生间里没有洗手液了，有时候没有卷纸了，有时候擦手巾不见了。妈妈为了防止恩恩或者妹妹去卫生间里捣乱，经常会用钥匙将卫生间锁死，而姐姐需要上厕所的时候，会请求妈妈："我可以去厕所吗？"妈妈会从高高的门框上面取下钥匙，将卫生间的门锁打开。恩恩和妹妹都还穿着纸尿裤，都还没有发展出独立如厕的习惯。

受疫情的影响，爸爸在家里工作，占据了主卧。那扇门通常也是里面反锁的，防止孩子们进去打扰。爸爸偶尔出来到厅里和孩子们打声招呼，或者去厨房里拿吃的，他都是戴着大大的耳机，这时候大家都不敢打扰他，因为不知道他是否在电话会议上。有时候，我在给恩恩上课的时候，爸爸会出去运动下，或者去超市购物。后来，我从妈妈那里得知，有些采购，爸爸是需要亲力亲为的，尤其是那些成本浮动较大的，比如说水果、肉等。也就是说，不工作的妈妈，并没有太多消费的自由。

从 5 岁时的表现上看，恩恩是个障碍程度较重的自闭症儿童，他其实在 3 岁前就拿到了自闭症的诊断，但是由于各种原因，他的干预工作始终没有启动。我进入他的干预团队的时候，他还不会讲话，连基本的如爸爸妈妈的发音都没有。他会脱穿衣服，但是不会系纽扣或者拉拉链；他不会自己刷牙，不会漱口，不会独立如厕，大小便在纸尿裤上，也不会去通知妈妈或者老师。他在家里的状态就是在厅里来回地奔跑，在沙发上上下窜跳，转圈圈。恩恩的家里人已经习惯了他的这种状态，恩恩不与父母和姐妹互动，家里人也不介意，除非惹了祸，或者恩恩在吃喝拉撒上有需求。

爸爸在家里是有威严的。他通常戴着大耳机，在去往厨房的路上时，他会倒扣食指和中指指向自己的眼睛，说："好好表现，我在看着呢。"来警告客厅里各种姿势、各种动作的孩子们。如果我在场，我会配合着笑笑，妈妈也会轻声地笑。

我想，这个爸爸当着也不容易，需要赚钱养家，需要 24 小时看着无法预见未来的自闭症儿子，还有两个情绪上不是那么稳定的女儿，但是比起妈妈，工作成了他逃避这一切最好的借口。

由于每天上门干预，家里空间有限，我得以观察到家里的每一个人，这也是自闭症家庭为特殊儿童要做出的牺牲，那就是总有各样的治疗师上门提供特殊教育服务，家长不得已把自家的生活全然暴露给陌生人。

7岁的姐姐，学习还不错，常常从学校里带回来的消息是什么什么考试拿了满分，老师夸奖了她，这给了妈妈很大的宽慰。但是我观察到这个女孩有一些感统行为的特别表现，比如晚餐时无法坐定长凳上，她总是会寻找着各种各样的借口，比如换个叉子，拿杯水，或者故意将纸巾掉在地上，这样她可以弯腰垂头去捡下纸巾，而垂头的动作会延续数秒。爸爸和妈妈经常会训斥她坐好，不要晃来晃去。

姐姐还有个特点，就是走神。我在和她讲话的时候，她的大眼睛盯着我，但是我说完后，她会突然回神过来问我："你刚才说什么？"她的这些特点，有点像 ADHD。

我向恩恩的妈妈介绍过 Dunn 在 1997 年创建的关于感觉处理的概念模型。他在这个模型中展示感觉处理大概有四种模式，其中一种叫"感觉寻求"模式，大抵可以解释下姐姐的一些行为。

"感觉寻求"模式指的是感觉高阈限值和积极的自我调节。这类儿童比同伴们在日常生活活动中更容易添加动作、触摸、声音，以及视觉刺激。他们的每一个小动作都在加强着感觉输入，因为只有这样才能满足他们的高阈限值需要。这类"感觉寻求"模式的孩子也很有创意。在学校的环境中如果需要大家给出创意点子，可以指望这类孩子，但这类孩子在玩耍中会缺少些谨慎，人显得过于兴奋，行为上容易冲动。关于 Dunn 的感觉处理模型，我在《自闭症概论篇》的第 7 章"自闭症的感觉处理障碍"中有详细的介绍，这里不赘述。

妈妈问我如何能够帮助下姐姐，我按照职业规范的要求，先表明我不能提供建议，因为姐姐不是我的客户。但是我可以为恩恩的生活环境提供下我的观察反馈，比如家庭内电视时间的管控。电视机总是开着，上面总是有动来动去的彩色画面，这对于孩子的感官刺激没有太大的益处。无论大小孩子，都需要有一些安静的时间来打发，比如大孩子阅读，小孩子搭积木玩拼图等。我特别建议晚餐的时候要关掉电视，一家人坐在一起，创建愉快的晚餐时间和良好的进餐习惯。

我的建议后来被部分地采纳，晚餐时间关闭电视机，大小孩子都安静地坐在长凳上。但是其他时间，妈妈还是允许电视机一直开着，循环放着那些动画片或者儿歌，毕竟家里还有个3岁的小女儿。而她坐在角落里，笔记本电脑面前，能够享受一些难得的安静时光。那些声音有时候开得挺大，对我和恩恩在旁边卧室里上课造成了一些影响，但是我忍住了没有提建议。这位妈妈一向是个很有分寸的人，我怕自己的意见让她感到压力。

我和恩恩通常在恩恩和姐姐的卧室里上课。我初来的时候，家里找不到一张小桌子和椅子，我向家长提出来帮我们预备个小桌子和两把椅子，因为恩恩5岁了，我希望培养他上小学后的习惯，起码能坐住，大多数的训练和学习可以在桌椅上完成。在我的想象中，网上花20来美金，有个两三天，桌椅就能送到了，或者去他家附近的target或者沃尔玛，随时去都可以拎回来，但是这套小桌椅，我们足足等了三个星期。

我和恩恩很快熟络，他喜欢坐在我的大腿上学习东西，而我在游戏互动中用极为缓慢、极为简单的用语，终于引出了恩恩的第一个发音。让自闭症孩子开口讲话，我的经验和观察是，开口讲话通常不是发生在严肃的教学场合，往往是在不经意间，在孩子放下了所有的戒心和焦虑，在一种轻松祥和的氛围下，发音突然就出来了，而且一旦出来，大多不会逆转（除了个别孩子无意识地蹦出单字之外）。典型神经发育儿童的家长，可能对于孩子的第一次开口讲话印象不会太深刻，因为它来得容易，但是对于语言发育滞后的自闭症儿童来说，第一次开口讲话，是人生中最重要的里程碑之一。

恩恩的第一个发音是bye-bye，然后是mama，随后就是复制我的发音，他几乎可以复制绝大多数的元音+辅音、辅音+元音的简单组合。那天，我们在房间里上课，他突然开始模仿我的发音，我激动得心怦怦跳，但是我不动声色，我怕自己吓着他，于是我们就拿着图片，一字一字地说着，我说一个，他说一个。难以置信地，他的声音很响亮，甚至有些浑厚。突然，房门被打开了，恩恩的爸爸妈妈站在门口，他们小心翼翼地问："是他在讲话吗？"我微笑地点点头，问："你们都听到了？"妈妈顿时泪奔，他们开始拥抱恩恩，妈妈说从来没有想过儿子的声音是这样的，他们之前听到的都是恩恩从嗓子里挤出来的刺耳尖叫或者哭声。爸爸也很激动，他说立即出去买晚餐，要庆祝一下。

3岁以后的自闭症孩子的突然开口讲话，的确是非常关键而重要的里程碑，是人生中非常关键的转折点。那一天带来的喜悦，也令我兴奋了好几天，毕竟恩恩5岁多了。

会模拟发音，会看图说名称，会使用单字或者短句要东西，这些是口语，但又不是说话。接下来的训练重点是教会孩子使用功能性的语言，这个不比让孩子开口讲话来得更加容易，比如简单的"你叫什么名字"。我们在抚养一个典型神经发育儿童的时候，一般不会关注孩子是如何学会说话和回答问题的，因为这些能力来得很容易。语言是基因里有的能力。一个典型神经发育的婴儿在生命的早期就有个本能倾向：对人的兴趣大于对物的兴趣。他更加愿意寻找一个人的眼睛来对视，他有喜爱和恐惧的本能。而自闭症的婴孩会被声音及发出声音的源头也就是我们的嘴巴所吸引。所以，与一个婴儿对话时，他是看你的眼睛，巡视你的脸，还是盯着你的嘴巴，是区分自闭症婴儿的一个关键点。

恰恰是这种本能里应有的能力，自闭症人群欠缺了。因缺乏联合注意，不会模仿，容易被细节吸引，他们对于语言和非语言交流的整合能力差，我们也常会看到自闭症患者异常的眼神交流和肢体语言。

在教恩恩回答"你叫什么名字"这个简单问题时，如果我不使用辅助工具，我是很难让恩恩明白这是个问题，以及如何回答它。所以我使用了恩恩和他家人的照片，在问出"你叫什么名字"的问题之后，我举着恩恩的照片，他说出了自己的名字，我用兴奋的语调表达了对他的回答的肯定，然后再用他人的照片，教会他回答"他是谁"和"他叫什么名字"。面对每一个自闭症孩子，在教授每一项技能时，我都要仔细想想将使用何种策略，能够让孩子明白，随后最重要的事情就是家庭和学校要能在各种环境下对孩子进行复习加强式的训练。

可惜，恩恩的父母做不到。

恩恩的爸爸似乎永远都在工作，即使是我周六上门的时候。我很好奇那是个什么样的美国公司会要求员工周六都要工作，但是工作总比带孩子轻松，很多母亲都知道这个，有些父亲不愿意相信这个，因为他们没试过，或者试过后不愿意承认。

我每次给恩恩上课后，都要和妈妈更新下恩恩的进步，分享她在生活中可以沿用的方法，希望她还有其他家人用更新的眼光看待恩恩，恩恩不再是他们印象中那个无法沟通和交流的孩子，每次恩恩的妈妈都连连点头称是，但是我再次跟进的时候，她脸上的愧疚表情告诉我，她忘了，她太忙了，太累了，生活令她喘不过气。

恩恩还有一个重大的生活自理方面的问题，那就是他有严重的便秘。他很能吃，但是非常挑食。他只爱吃比萨，一口气可以吃六片。蔬菜一概不吃，恩恩妈妈偶尔烤几个西蓝花面团哄他吃掉。水果方面，他偶尔能吃点苹果。他的便秘有时严重到长达2周而排不出来，以至于他的肚皮被撑得鼓鼓和硬硬的。恩恩需要常常去看肠道科医生。

恩恩的挑战里还有很多内容，可我替身心俱疲的恩恩妈妈捏把汗的原因是，恩恩可不是家里唯一让人费心的孩子。

姐姐的吵架能力，显然是 3 个孩子当中最强的。仅在我上门授课期间，我就遇到妈妈被姐姐气哭过 3 次。妈妈把自己锁在卫生间里哭泣，孩子们不知所措。我不知道锁在房间里工作的爸爸，是听不到外面的争吵，还是不愿意此时参与进来，总之他没有出来。这种情况，我的职业规范是我只要保证我授课的孩子安全就好，所以我也没有出来。我听到过一会儿，妈妈从卫生间里出来，厅里除了电视机的声音，并没有其他的声音。

我找了个时间，和妈妈分享下应对孩子情绪行为的策略，我不能提及姐姐，只能拿恩恩做例子。孩子在情绪激动的时候，家长不能卷入情绪战争，这时候要么暂时认输，要么冷静地告诉孩子：先去做事，冷静后再谈。暂时认输没有关系的，家长的最终目标是赢得整场战争的胜利。如果家长被孩子气得大哭，完全失去了分寸和掌控，如此反复几次，家长就真的彻底输了。

其实，我心里有个担忧，妈妈的情绪是长期日积月累下来的，争吵这件事，只是引发她大哭的导火索，而大哭又是抑郁症的常见前兆。

每次从恩恩的家里出来，我都会在车里做几次深呼吸，后来我在车里准备了巧克力，从恩恩的家里结束课程"逃"出来后，我会用一颗巧克力来奖赏自己又克服了一次艰难的授课，同时提升下向上的能量。

恩恩家里的问题，还不止于此。恩恩 3 岁的妹妹，已经呈现出来两个明显的挑战：一是语言表达能力；二是情绪掌控能力。

有一次恩恩的爸爸主动提及他在少年时期拿到过 ADHD 的诊断。

遗传基因这回事，不能迷信化，但它总是会神秘地荡漾在一个大家族内。一个家庭内，每个孩子可能呈现出来的表现有差别，但是一个家庭内的孩子，总是都有点这样那样类似的挑战，我知道所有的孩子在成长过程中都有挑战，没有问题的孩子才有问题，但是我所指的共享特征是属于特殊教育范畴内的症状。

恩恩妹妹的口语表达能力似乎很强，因为她会说很多字，认得所有的字母，1~20 的数字，能说出上百张图片的名称，但是她的信息接收能力很差，这表现在她还不能回答一些简单的问题，不会表述自己的情感。也许正源于此，她极易愤怒，不如意时便狠命地哭，而且会哭很长时间。这令妈妈手足无措，而爸爸只会在口头上指责妈妈软弱，因为孩子在他面前不敢造次。

恩恩的妈妈可能分不清孩子的真哭和假哭。她常常就范，然后叹息。孩子在自己的愿望不被满足时，通常会使用大哭或者配搭肢体动作，比如打滚、踢打等，来进行抗争，这时候的哭，不是真哭。再比如训练孩子夜间独立睡眠时，孩子看到妈妈离开时的大哭，我建议妈妈们将之视为真哭，因为这可能源于对黑暗的恐惧。前者，即面对假哭时，最简单的处理方法是忽视。很多家长情急之下，会在孩子大哭时，喋喋不休地讲道理，结果孩子越哭越凶。无论成人还是孩子，处于情绪激动之时，是听不进去他人的道理和逻辑的，所以此时冷处理最好，只需要让对方知道：等你平静了，我们再谈。

在权力对抗的战争中，不管孩子的天性是多么的倔强，他都是会审时度势的。利用大哭却没有赢得战争，他可能还会再试探几次，但是逐渐地，当孩子知道父母是有清晰的原则的，即大哭大闹并不能为自己解决问题的时候，他的大哭大闹的频次和程度，都会逐渐降低，孩子会转而寻找其他的解决办法，或者听从父母给予的建议。像恩恩的妹妹这种情况，当她大哭大闹时，妈妈不能简单就范，得先做个判断，换个应对的方法，该要赢得一次的时候必须赢，不然，她将无法扭转这场长期战争的趋势。

第 5 章

放下焦虑和努力放手

抚养孩子是一件非常艰苦且长期无中断的任务，它没有公式可循，没有回头路可走，还无法当逃兵。而抚养一名特殊儿童的艰辛，以及父母们深陷其中的焦虑，又是一般家庭所体会不到的。他们的负重不但有心理层面的、身体上的，还有社交和财务等方面。

心理焦虑

心理焦虑是所有母亲在人生中的某个阶段一定会经历的。当焦虑情绪来临的时候，不要自责，不是只有我们这样。焦虑是传染性极强的情绪，而且特殊儿童自身的焦虑也是如影随形，因为他们活在一个看不懂别人，也不被别人理解的世界里。焦虑的家长和焦虑的孩子极容易形成恶性循环，一位焦虑的家长是无论如何都安抚不下来孩子的焦虑情绪的，所以家长需要客观地自我评估下焦虑水平，家长即使处于再难的心境，也得想法调整好自己的心态，不断提高自己的情绪解压能力。除了运动、深呼吸、冥想之类的训练之外，有些心态方面的调整也很关键。

（1）发现孩子出现发育迟缓时，放下"否定"或者"侥幸"心态，不用等评估或者诊断结果出来，立即干预起来，找不到满意或者合格的治疗师，父母找资料主动学习起来，自己当干预师。拿到诊断结果的家长，不必陷于后悔的旋涡来自责耽误了孩子的最佳干预时机，也不用苦思冥想去找原因，唯一有意义的事情就是立即行动起来，着手干预。

（2）放下对孩子的期望值以及那些目标。无论你使多大劲，有多么超能的专家协助，自闭症孩子的成长速度以及可以达到的目标，或是中途会遇到什么样的跌绊，都是无法预见并且很难控制的。

（3）学会满足并欢喜孩子所取得的每一点进步，并且庆祝它。一个轻松快乐的家庭气氛，一个最少压力和焦虑的孩子，他的大脑内的信息建设能力一定会加速。我们无需期待奇迹，孩子的"质"的进步往往在内在和外在最和谐的某个美好时刻，以出人意料的形式来发生。

（4）不管孩子目前的能力有多弱，甚至智力很低，都要相信他有学习能力，他的大脑也是丰富的。多关注他的优势，顺着他理解事物的方法，迎合他的兴趣爱好，来帮助他学习新事物和打开新世界。不要耗费他太多的精力和脑力来纠正他言行举止方面的"不同"。

（5）去除耻感，"软弱"下来，不要一个人扛着，让更多的亲友融入进来并提供实际的支持，比如每周提供几个小时帮忙看下孩子，困惑难过时有人倾听，拥有自由的时间给自己重启或者充电。

（6）学会享受当下。当家长们放下期待和焦虑之后，他们会自动拉下身段，平视或者仰视我们的孩子，通常会看到一个好可爱、好聪明、好有本事和好神奇的小生命。

写到这里的时候，我想起一个朋友写过的一本自闭症家长的手册。在里面，她分享了自己20年陪伴自闭症儿子的心得。我记录了其中的几句话，拿出来分享：

> 1. 每天进步一点点，直到它也成为一件例行之事；
>
> 2. 别过于担心自己为孩子做得够不够，对不对，或者错过了什么，尽力就安心；
>
> 3. 外在的秩序带来内里的安宁（比如简洁的家、固定时间表等）；
>
> 4. 停下来想一想自己是谁，都有哪些角色要眷顾（妻子、其他孩子的母亲、父母的女儿、亲友等）；
>
> 5. 必要时休息下（学会自我奖励），每天做一点儿小改变（买件新衣服、做个新发型、扔点旧东西、做一道新菜等），享受孩子的当下状态，坚持下去，眼前的生活会有越来越多的美好瞬间。

身体压力

没有一副好的身体，我们养育孩子的耐心会被迅速磨薄。在耐心饱满的时候，孩子的调皮看起来都那么可爱，而在耐心薄弱的时候，孩子说句不顺耳的话都会令我们大动肝火，所以在照顾孩子之前，我们应该好好地审视下自己的身心健康状况。

（1）保证睡眠充足。身体上的劳累累不坏人，一个好睡眠通常能让我们立马满血复活和孩子斗智斗勇，所以有睡眠障碍的父母，应率先想办法提高自己的睡眠质量。

（2）美食疗愈人心。一定要去亲自做和尝试好吃而健康的食物，和孩子一起在美食中寻找共同爱好和话题，体验生活的美好。

（3）适当锻炼，别把没时间当借口。孩子也需要锻炼，家长可以随时拉伸。

（4）规划出属于自己的时间，哪怕是每周只有两个小时，无论是装单身扮优雅，还是独处或者与闺蜜小聚，总之，暂时忘记家里那一地鸡毛的负担。

社交压力

在别人家的孩子都是牛娃的假象参照下，特殊儿童的父母，最难以启齿的就是关于自己孩子的障碍。这个孩子的存在，彻底打碎了原有的社交关系，生活的忙碌和不堪也令人失去了对社交的兴趣，还会觉得孩子"带不出手"，整个天空都是灰秃秃的。

（1）父母的难以启齿，是社交中最令人尴尬的死结。自己不大方地讲出来，别人更不知道如何开口。其实当我们大方地告诉别人自己的生活非常不完美，比如孩子有残疾，我是单亲，我更年期了，我被人骗了，等等，这是最好的破冰和开启健康社交的方式之时。当我们真实而舒服地面对生活的多面性时，我们的舒服会令周围的人感觉舒服，并让他们愿意靠近我们。

（2）给别人帮助自己的机会。当别人有机会为我们和我们的孩子付出时，付出的人的感情会变得越来越真挚而热烈。我们可以就特殊的事情和时刻请求别人，比如邻居、亲戚、朋友等的帮助。我认识一个自闭症成人，他的表妹因为在童年时经常被叫到家里陪伴他，她长大后成了一名特教老师。她说："表哥让我成为一个更好的人。"当父母感觉到累的时候，不要硬撑，请求别人帮忙陪伴下孩子，这绝对是"多赢"的策略：孩子增加了社交的机会，我们成就了帮助者的爱心，自己享受了放松一刻。

（3）参加互助小组，无论是线上还是在社区里，多多结识和自己家庭及孩子状况相近的父母们。好处有很多：你们更理解彼此，可以互相安慰，分享最佳资讯，孩子们之间更容易相处。这类的交往可以大大缓解心理压力、身体压力（互相帮忙带孩子）和社交压力。

（4）要相信人性中的善。特殊儿童的父母们，在工作中不必讳言自己孩子的状况。

当我们放下身段，将软弱交到别人的手里时，别人会托起我们，会愿意帮助我们。

财务压力

我曾经咨询过的一个家庭，孩子才刚过 1 岁，由于眼神和互动的缺乏，家长打算把孩子送到培训机构做加强训练。作为从事特殊教育行业的人来说，我当然是鼓励家长们相信专业，因为好的专业建议可以起到画龙点睛和茅塞顿开的作用，让孩子的成长少走很多弯路，但是现实社会里，机构太多，方法太多，专家太多，收费太高。"急病乱投医"的家长，不但要肩负高昂的培训费用，还要承受对培训效果质疑的心理压力。贵的东西，在教育这一领域，未必是好的。有时候请一个每小时收费 200 元的语言治疗师，还不如邀请一个 3 岁小女孩来家里玩，更能带动和影响孩子的语言发育。我是亲眼见证过我的女儿，在她幼时自己有些"大舌头"的情况下，只用了一把小时的游戏时间，活生生地把一个语言能力很好的小男孩，从发音准确的"西瓜黄瓜哈密瓜"，纠正成为我女儿版本的"西搭黄搭哈密搭"。这是个反例，但是可以说明孩子之间对彼此的语言的影响力。

家长们要学习如何在家庭财务状况允许的前提下来甄选适合自己孩子的干预服务。千万不要为了家里的一个孩子而牺牲掉家庭内所有成员应享受到的生活质量和美好，一定要在特殊关注和平等对待之间取得一个让大家都舒服的平衡。昂贵的不一定是最好的，合适的才是。

我在自己的实践工作中见证了太多的自闭症患者如同典型人群一样对生活抱有渴望和热情。我参加过数次康涅狄格州本地的自闭症家庭座谈会，包括就业培训、驾校培训等。我通过自闭症青年们提出的各种问题，看到了他们同典型年轻人一样，对未来的生活充满了向往和激情。他们无论看上去学习或能力水平高低，都渴望着自食其力、独立生活、被认可和接纳、为社会做贡献，甚至帮助别人。

我不禁又想起美国的一家叫"Tim's Place"的餐馆，它的创立和经营者是一名唐氏综合征患者，Tim Harris，很有名。我看过有关他的一些视频，最大的感慨就是，他将自己的障碍变成了他最大的优势。他的单纯和对人的友好又何尝不是他在餐饮行业的核心竞争力呢？当很多典型人群的老板挖空心思去琢磨如何做生意，如何招揽客人的时候，Tim 的口号是每天赠送 60 个免费的拥抱。这是他自认为最珍贵的礼物，他愿意大方地送给别人，而人们，尤其是典型人群，生活在一个压力大、人际关系复杂的环境中，又何尝不愿意去靠近一份简单的热情和友谊呢？ Tim 的餐馆曾被评为"世界上最友好的餐馆"。人们在这里既寻找到了友好，也展示了自己的友好和包容的一面。在这里，典型人群和特殊人群，从对方身上都学到了自己想要的东西。

我在网上回看过一个自闭症年轻人的座谈会，其中的一个主题是请 6 名自闭症年轻人对父母说点什么。我觉得他们的发言挺有趣，所以整理了一下。

T 说：

"有些自闭症孩子的感官非常敏感，如果他不喜欢拥抱，不喜欢被抚摸，请不要强迫他，因为被人抚摸的时候，我感觉自己要被剥皮一样，请理解我的怪异感受。另外，我们和你们有些不同，正如你们彼此之间也不同一样，我们每个人都可能在某个领域成为专家，在这一点上，我们又都是一样的。"

H 说：

"对于我来说，最难克服的是焦虑感，比如我怕父母说我这样做不对，那样做不对，这不正常，那也不正常。我希望父母们能理解，我只是个性不同，我不需要凡事都正常。"

N 说：

"生活已经很艰难了，请幽默一点吧。"

I 说：

"我常常放学回家时是哭着的，因为在学校里我受到了霸凌。我希望我的父母能告诉我，我没做错什么，不要自责，我是有存在价值的。别人无权嘲笑我的'不正常'，大家要接受我现有的样子。我的不同没有伤害到任何人。我也希望父母能支持我的特殊爱好，通过我的兴趣爱好来引导我的学习。我也希望父母相信我，大胆地相信我可以独立，可以谈恋爱，可以结婚。"

V 说：

"我希望父母时时刻刻给予我爱，对我取得的每一个小进步都满意，对我的期望值都提前沟通好，对于我们的关系设定好一个界限。"

T（41 岁，男）说：

"我用了很长很长的时间来说服父母放手，让我一个人去独立生活，希望他们平静地对待我的各种经历。我很容易焦虑，很容易被人耻笑，但是独立的工作和生活能力，令我对自己很满意，生活更开心。"

最后，所有的自闭症年轻人还就父母是否应该多多参与探讨自闭症问题，以及父母应有的心态方面做了分享，简单总结有三点：

（1）请早一点将我的自闭症情况与我分享，让我知道我的性格和行为特征，我的局限性在哪里，我会遇到哪些方面的挑战，我应该如何面对，我应该如何调整自己的心态。

（2）父母不应该为自己有个自闭症孩子而感到难堪。只有父母坦然面对了，并会厚脸皮地为孩子发声和征战，孩子才会逐渐摆脱焦虑情绪，树立自信，并学会为自己发声和征战。

（3）相信孩子能行，他便行。自闭症孩子虽然有沟通和社交方面的障碍，或者有奇怪的身体动作，但是他的内心里同样渴望独立生活，有属于自己的社交圈子，自食其力，独立战胜困难，所以，父母扶持孩子的终极目标应限于此。

放手，是一个私人的问题，也是所有父母共同的问题，在放手那一刻，所有父母都会体验到喜悦和悲伤、恐惧和解脱交织在一起的感觉，当涉及孩子有残疾或者慢性疾病时，放手变得更加复杂。但是敢于放手，又是父母允许孩子实现独立的前提，是孩子的权利，是他继续增加知识、发展技能、建立自尊的机会。

生命对于特殊儿童只有一次，对于父母和其他的家庭成员也都只有一次。父母应该为特殊儿童奋力征战，永不放弃，但是前提条件是，父母得先看顾好自己的身心，只有这样才有能力去照顾他人。

后记

这本书在封稿之际，我的心里有些忐忑。虽然《走进自闭症》是继《走近多动症》之后写的书，但是自闭症太难太复杂了，我觉得写不完整也写不好。我亲身经历过干预效果良好的案例，甚至于我们敢说这个孩子很快会"摘帽"，但是也有进步有限的孩子，不管如何努力，我们似乎打不过其神经障碍的复杂及严重性。

就在我写完本书第一稿之时，我听说一位多年未见的友人出版了自己的第一本书，有关自闭症的。好奇心驱使，我立即在亚马逊找到了它并买下来。拿到书后，我一气呵成，用了不到两小时就读完了。读后的感觉五味杂陈，心情久久不能平静。

她的孩子今年 20 岁了，在 3 岁之前就诊断出来自闭症。我以为这本书是分享她的儿子的成长和干预经历的，然而这本书和自闭症的关联很少，因为她分享的是自己如何在泥泞中行走、挣扎、窒息、身心俱疲，直至最后走出了泥潭。

我的心情之所以一时无法平静下来，是因为我认识她将近 20 年了，但是读完她的书之后，我的情绪中的最大成分是震惊和愧疚。我震惊是发现了自己的同理心不足，愧疚是自己从来没有共情过她曾经历过的艰辛，还有内心的彷徨与痛苦。尽管我在自闭症领域系统地学习了之后，还拿到了硕士学位，且在康涅狄格州有影响力的两家自闭症干预机构工作过，我仍旧很愧疚自己"大言不惭"地在这本书里劝诫着自闭症儿童的父母们要放下焦虑，要学会放手，等等。我必须承认，尽管我近年来一直工作在自闭症干预的前沿阵线，我进入过很多有特殊儿童的家庭，但是我永远无法感同身受。

所以在本书的后记里，我仍然要引用艾米丽·佩尔·金斯利（Emily Perl Kingsley），一位无上光荣的母亲和伟大的女性的一篇短文，来结束我的这次写作。Kingsley

的儿子 Jason 患有唐氏综合征，Kingsley 从此做了 30 多年的特殊儿童的活动家。《欢迎来到荷兰》这篇文章是她在 1987 年写的，试图安慰其他难以接受自己家出现特殊需求儿童的家长们，而我的朋友在经过了 20 年养育自闭症儿子之后，在自己的书里也做出了类似的表达。Kingsley 女士特别准许了我对这篇短文的转载和翻译，并且认可了我的工作的重大意义：

欢迎来到荷兰

作者： Emily Perl Kingsley

Copyright©1987 by Emily Perl Kingsley.

All rights reserved.

（作者已许可转载及翻译）

　　我经常被问询来描述一下抚养一名障碍儿童的经历，帮助那些没有这种独特经历的人们去理解它，想象它的感受。那这么比喻吧……

　　当您打算要生一个孩子的时候，就像计划一次美妙的假期旅行——去意大利。您购买了一堆指南，并制订了精彩的计划：竞技场、米开朗琪罗的大卫、威尼斯的小船。您可能还会学几句简单的意大利语。这一切令人兴奋。

　　经过几个月的热切期盼，这一天终于来到了。您收拾好了行李，然后离开。几个小时后，飞机降落。空姐进来说："欢迎来到荷兰。"

　　"荷兰？！"您说，"这是什么意思，荷兰？我报名的是意大利！我应该在意大利。我一生都梦想着去意大利。"

　　但是飞行计划改变了，已经降落在荷兰，您必须留下。

　　重要的是，他们没有把您带到一个充满瘟疫、饥荒和疾病的可怕的、令人作呕的和肮脏的地方。这只是一个不同的地方。

　　因此，您必须出去购买新的旅游指南，而且必须学习一门全新的语言。您还将遇到一群从未见过的人。

　　它只是一个不同的地方。它的节奏比意大利慢，没意大利闪亮。但是当您在那里待了一阵儿并且屏住呼吸之后，环顾四周……您开始注意到荷兰有风车，荷兰有郁金香，荷兰甚至有伦勃朗。

　　但是，您认识的每个人都在忙于从意大利来回地旅行……他们都在吹嘘他们在意大利度过的美好时光。在您的余生中，您会说："是的，那是我应该去的地方，那是我的计划。"

　　这种痛苦永远也不会消失，因为失去梦想是非常非常重大的损失。

　　但是，如果您一生都在哀悼自己没有去意大利这一事实，那么您可能永远无法享受到关于荷兰的非常特别、非常可爱的东西。

参考文献

[1]ABITZ M , NIELSEN R D, JONES E G, et al. Excess of neurons in the human newborn mediodorsal thalamus compared with that of the adult[J]. Cerebral Cortex, 2007, 17(11): 2573-2578.

[2]American Academy of Pediatrics. American Academy of Pediatrics announces new recommendations for children's media use[EB/OL].[2023-05-07]. https://www.aap.org/en-us/about-the-aap/aap-press-room/pages/american-academy-of-pediatrics-announces-new-recommendations-for-childrens-media-use.aspx.

[3]American Academy of Pediatrics. Handheld screen time linked with speech delays in young children[EB/OL]. [2022-05-07]. https://www.healthychildren.org/English/news/Pages/Handheld-Screen-Time-Linked-with-Speech-Delays-in-Young-Children.aspx.

[4]American Psychiatric Association. Diagnostic and statistical manual of mental disorders[M]. 5th ed. Arlington: American Psychiatric Association, 2013.

[5]ANDERSON C J, COLOMBO J. Larger tonic pupil size in young children with autism spectrum disorder [J]. Dev Psychobiol, 2009, 51(2):207-211.

[6]ANDERSON D K, LIANG J W, LORD C. Predicting young adult outcome among

more and less cognitively able individuals with autism spectrum disorders [J]. J Child Psychol Psychiatry, 2014, 55(5):485-494.

[7]APONTE C, MRUZEK D. Seven toilet training tips that help nonverbal kids with autism[EB/OL]. [2023-06-06]. https://www.autismspeaks.org/expert-opinion/ seven-toilet-training-tips-help-nonverbal-kids-autism.

[8]Autism and Developmental Disabilities Monitoring Network Surveillance Year 2000 Principal Investigators, Centers for Disease Control and Prevention. Prevalence of autism spectrum disorders-autism and developmental disabilities monitoring network, 6 sites, United States, 2000[J]. MMWR Surveill Summ, 2007, 56(1):1-11.

[9]Autism and Developmental Disabilities Monitoring Network Surveillance Year 2010 Principal Investigators. Prevalence of autism spectrum disorder among children aged 8 years—autism and developmental disabilities monitoring network, 11 sites, United States, 2010[R/OL]. (2014-03-28)[2020-05-21]. http://www.cdc.gov/ mmwr/preview/mmwrhtml/ss6302a1.htm?s_cid=ss6302a1_w.

[10]BAI D, YIP B H K, WINDHAM G C, et al. Association of genetic and environmental factors with autism in a 5-country cohort [J]. JAMA Psychiatry, 2019, 76(10):1035-1043.

[11]BARGER B D, CAMPBELL J M, MCDONOUGH J D. Prevalence and onset of regression within autism spectrum disorders: a meta-analytic review[J]. J Autism Dev Disord, 2013，43(4):817-828.

[12]BARGIELA S, STEWARD R, MANDY W. The experiences of late-diagnosed women with autism spectrum conditions: an investigation of the female autism phenotype [J]. J Autism Dev Disord, 2016, 46(10):3281-3294.

[13]BARNARD R A, POMAVILLE M B, O' ROAK B J. Mutations and modeling of the chromatin remodeler CHD8 define an emerging autism etiology [J]. Front Neurosci, 2015, 9:477.

[14]BARON-COHEN S, ASHWIN E, ASHWIN C, et al. Talent in autism: hyper-systemizing, hyper-attention to detail and sensory hypersensitivity[J]. Phi-

los Trans R Soc Lond B Biol Sci, 2009, 364(1522):1377-1383.

[15]BARON-COHEN S, RICHLER J, BISARYA D, et al. The systemizing quotient: an investigation of adults with Asperger syndrome or high-functioning autism, and normal sex differences [J]. Philos Trans R Soc Lond B Biol Sci, 2003, 358(1430):361-374.

[16]BARON-COHEN S, WHEELWRIGHT S, BURTENSHAW A, et al. Mathematical talent is linked to autism [J]. Hum Nat, 2007, 18(2):125-131.

[17]BAUMAN M L, KEMPER T L. The neuropathology of the autism spectrum disorders: what have we learned? [J]. Novartis Found Symp, 2003, 251:112-122; discussion 122-128, 281-297.

[18]BEDDOWS N, BROOKS R. Inappropriate sexual behaviour in adolescents with autism spectrum disorder: what education is recommended and why[J]. Early Interv Psychiatry, 2016, 10(4):282-289.

[19]BERNIER R, GOLZIO C, XIONG B, et al. Disruptive CHD8 mutations define a subtype of autism early in development [J]. Cell, 2014, 158(2):263-276.

[20]BLUMBERG S J, FOSTER E B, FRASIER A M, et al. Design and operation of the National Survey of Children's Health, 2007[J]. Vital and Health Stat, 2012 (55):1-149.

[21]BLUMBERG S J, OLSON L, FRANKEL M R, et al. Design and operation of the National Survey of Children's Health, 2003[J]. Vital and Health Stat, 2005 (43):1-131.

[22]BLUMBERG S J, ZABLOTSKY B, AVILA R M, et al. Diagnosis lost: differences between children who had and who currently have an autism spectrum disorder diagnosis [J]. Autism, 2016, 20(7):783-795.

[23]BOOTH R, HAPPÉ F. "Hunting with a knife and … fork": examining central coherence in autism, attention deficit/hyperactivity disorder, and typical development with a linguistic task[J]. J Exp Child Psychol, 2010, 107(4):377-393.

[24]BUJA A, VOLFOVSKY N, KRIEGER A M, et al. Damaging de novo mutations diminish motor skills in children on the autism spectrum [J]. Proc Natl Acad Sci USA, 2018, 115(8):E1859-E1866.

[25]BURNETTE C P, MUNDY P C, MEYER J A, et al. Weak central coherence and its relations to theory of mind and anxiety in autism[J]. J Autism Dev Disord, 2005, 35(1):63-73.

[26]BURON K D, WOLFBERG P. Learners on the autism spectrum[M]. 2nd ed. [S.l.]: AAPC Publishing, 2014.

[27]CAREY B. Inside the mind of a child with autism[EB/OL]. (2014-04-07) [2021-11-15]. https://archive.nytimes.com/well.blogs.nytimes.com/2014/04/07/inside-the-mind-of-a-child-with-autism/.

[28]CAUVET E, VAN'T WESTEINDE A, TORO R, et al. The social brain in female autism: a structural imaging study of twins [J]. Soc Cogn Affect Neurosci, 2020, 15(4):423-436.

[29]CDC. Important milestones: your baby by six months [R/OL]. [2023-08-04]. https://www.cdc.gov/ncbddd/actearly/milestones/milestones-6mo.html.

[30]CDC. Important milestones: your child by one year [R/OL]. [2023-08-04]. https://www.cdc.gov/ncbddd/actearly/milestones/milestones-1yr.html.

[31]CDC. Important milestones: your child by three years [R/OL]. [2023-08-04]. https://www.cdc.gov/ncbddd/actearly/milestones/milestones-3yr.html.

[32]CDC. Important milestones: your child by two years [R/OL]. [2023-08-04]. https://www.cdc.gov/ncbddd/actearly/milestones/milestones-2yr.html.

[33]CHESS S, THOMAS A. Temperament and the parent-child interaction[J]. Pediatr Ann, 1977, 6(9):574-582.

[34]CICERO F. Clinical corner: targeting sexuality[J]. Science in Autism Treatment, 2015, 12(3): 17-19.

[35]CLARK C. Stimming and hand flapping when excited—How to help[EB/OL]. [2023-05-28]. https://www.speechandlanguagekids.com/flapping-and-self-stimulatory-behaviors/.

[36]Community Report on Autism 2020. Autism and developmental disabilities monitoring (ADDM) network[R/OL]. [2022-09-09]. https://www.cdc.gov/ncbddd/autism/addm-community-report/documents/addm-community-report-2020-h.pdf.

[37]CROSS L, PIOVESAN A, ATHERTON G. Autistic people outperform neurotypicals in a cartoon version of the Reading the Mind in the Eyes[J]. Autism Research, 2022, 15(9): 1603-1608.

[38]DASHIELL C. The only 15-month milestones that matter[EB/OL]. (2022-08-02) [2023-01-04]. https://www.fatherly.com/parenting/15-month-milestones.

[39]DOSSAJI Z, KHATTAK A, TUN K M, et al. Efficacy of fecal microbiota transplant on behavioral and gastrointestinal symptoms in pediatric autism: a systematic review[J]. Microorganisms, 2023, 11(3):806.

[40]DUDAS R B, LOVEJOY C, CASSIDY S, et al. The overlap between autistic spectrum conditions and borderline personality disorder[J]. PLoS One, 2017, 12(9):e0184447.

[41]EIGSTI I M, STEVENS M C, SCHULTZ R T, et al. Language comprehension and brain function in individuals with an optimal outcome from autism [J]. Neuroimage Clin, 2015, 10:182-191.

[42]EYAL G. The autism matrix[M]. Cambridge: Polity Press, 2010.

[43]FOMBONNE E. The prevalence of autism[J]. Journal of the American Medical Association, 2003, 289(1): 87-89.

[44]FRAZIER T W, GEORGIADES S, BISHOP S L, et al. Behavioral and cognitive characteristics of females and males with autism in the Simons Simplex Collection [J]. J Am Acad Child Adolesc Psychiatry, 2014 , 53(3):329-340.

[45]FRITH U, HAPPÉ F. Autism: beyond "theory of mind" [J]. Cognition, 1994, 50(1-3):115-132.

[46]FRITH U. Autism: explaining the enigma[M]. Oxford: Blackwell Publishing, 1989.

[47]GERRARD R B. There's no autism epidemic. But there is an autism diagnosis epidemic [EB/OL]. (2022-02-10). https://www.statnews.com/2022/02/10/theres-no-autism-epidemic-but-there-is-an-autism-diagnosis-epidemic/.

[48]GHIRARDI L, BRIKELL I, KUJA-HALKOLA R, et al. The familial co-aggregation of ASD and ADHD: a register-based cohort study[J]. Molecular psychiatry, 2018, 23(2): 257-262.

[49]GRANDIN T. Visual thinking[M]. [S. l.]: Riverhead Books, 2022.

[50]HARTNEY E. 10 cognitive distortions that can cause negative thinking [EB/OL]. [2022-11-15]. https://www.verywellmind.com/ten-cognitive-distortions-identified-in-cbt-22412.

[51]HAZEN E P, STORNELLI L, O'ROURKE J A, et al. Sensory symptoms in autism spectrum disorders [J]. Harvard Review of Psychiatry, 2014, 22(2): 112-124.

[52]HOLLANDER E, JACOB S, JOU R, et al. Balovaptan vs Placebo for social communication in childhood autism spectrum disorder: a randomized clinical trial[J]. JAMA Psychiatry, 2022 , 79(8):760-769.

[53]HUANG M, LIANG C, LI S, et al. Two autism/dyslexia linked variations of DOCK4 disrupt the gene function on rac1/rap1 activation, neurite outgrowth, and synapse development[J]. Front Cell Neurosci, 2020,13:577.

[54]HUBEL D H, WIESEL T N. Receptive fields of single neurones in the cat's striate cortex[J]. J Physiol, 1959, 148(3):574-591.

[55]JACQUEMONT S, COE B P, HERSCH M, et al. A higher mutational burden in females supports a "female protective model" in neurodevelopmental disorders [J]. Am J Hum Genet, 2014, 94(3):415-425.

[56]JENSEN C M, STEINHAUSEN H C, LAURITSEN M B. Time trends over 16 years in incidence-rates of autism spectrum disorders across the lifespan based on nationwide Danish register data [J]. J Autism Dev Disord, 2014, 44(8):1808-1818.

[57]JOLLIFFE T, BARON-COHEN S. A test of central coherence theory: linguistic processing in high-functioning adults with autism or Asperger syndrome: is local coherence impaired? [J].Cognition, 1999, 71(2):149-185.

[58]JOSHI G, WOZNIAK J, PETTY C, et al. Psychiatric comorbidity and functioning in a clinically referred population of adults with autism spectrum disorders: a comparative study[J]. Journal of Autism and Developmental Disorders, 2013, 43:1314-1325.

[59]JOYAL C C, CARPENTIER J, MCKINNON S, et al. Sexual knowledge, desires, and experience of adolescents and young adults with an autism spectrum disorder: an exploratory study[J]. Front Psychiatry, 2021, 12:685256.

[60]KAWAMURA A, KATAYAMA Y, KAKEGAWA W, et al. The autism-associated protein CHD8 is required for cerebellar development and motor function [J]. Cell Rep, 2021, 35(1):108932.

[61]LAI M C, LOMBARDO M V, SUCKLING J, et al. Biological sex affects the neurobiology of autism [J]. Brain, 2013, 136(9):2799-2815.

[62]LEE C. Is it BPD or autism? Thoughts from an autism specialist[EB/OL].[2023-04-23]. https://laconciergepsychologist.com/blog/bpd-autism-thoughts-from-autism-specialist/.

[63]LENSE M D, SHULTZ S, ASTESANO C, et al. Music of infant-directed singing entrains infants' social visual behavior [J]. Proc Natl Acad Sci USA, 2022, 119(45):e2116967119.

[64]LEYFER O T, FOLSTEIN S E, BACALMAN S, et al. Comorbid psychiatric disorders in children with autism: interview development and rates of disorders[J]. Journal of Autism and Developmental Disorders, 2006, 36: 849-861.

[65]LI B, ZHAO H, TU Z, et al. CHD8 mutations increase gliogenesis to enlarge brain size in the nonhuman primate [J]. Cell Discovery, 2023, 9(1): 27.

[66]LI Y, WANG Y, ZHANG T. Fecal microbiota transplantation in autism spectrum disorder[J]. Neuropsychiatr Dis Treat, 2022, 18:2905-2915.

[67]MAENNER M J, SHAW K A, BAKIAN A V, et al. Prevalence and characteristics of autism spectrum disorder among children aged 8 years— autism and developmental disabilities monitoring network, 11 sites, United States, 2018[J]. MMWR Surveill Summ, 2021, 70:1-16.

[68]MAENNER M J, WARREN Z, WILLIAMS A R, et al. Prevalence and characteristics of autism spectrum disorder among children aged 8 years — autism and developmental disabilities monitoring network, 11 sites, United States, 2020 [J]. MMWR Surveill Summ, 2023, 72:1-14.

[69]MAYES S D, CALHOUN S L, AGGARWAL R, et al. Unusual fears in children with autism[J]. Research in Autism Spectrum Disorders, 2013, 7(1):151-158.

[70]Mayo Clinic Staff. Language development: Speech milestones for babies [EB/OL]. (2023-03-11)[2023-05-16]. https://www.mayoclinic.org/healthy-lifestyle/infant-and-toddler-health/in-depth/language-development/art-20045163.

[71]MEIER S M, PETERSEN L, SCHENDEL D E, et al. Obsessive-compulsive disorder and autism spectrum disorders: longitudinal and offspring risk[J]. PLoS One, 2015, 10(11):e0141703.

[72]MILLON T, GROSSMAN S, MILLON C, et al. Personality disorders in modern life[M]. 2nd ed. New Jersey: John Wiley & Sons, 2004.

[73]MITCHEL M W, MYERS S M, HEIDLEBAUGH A R, et al. CHD8-related neurodevelopmental disorder with overgrowth[EB/OL].[2022-10-27]. https://www.ncbi.nlm.nih.gov/books/NBK585456/.

[74]MORIN A. 8 common myths about sensory processing issues [EB/OL]. [2022-12-01]. https://www.understood.org/en/articles/common-myths-about-senso-

ry-processing-issues.

[75]MUSSER E D, HAWKEY E, KACHAN-LIU S S, et al. Shared familial transmission of autism spectrum and attention-deficit/hyperactivity disorders[J]. J Child Psychol Psychiatry, 2014, 55(7):819-827.

[76]National Research Council. Educating children with autism[M]. Washington D.C. The National Academies Press, 2001.

[77]NIJMEIJER J S, HARTMAN C A, ROMMELSE N N, et al. Perinatal risk factors interacting with catechol O-methyltransferase and the serotonin transporter gene predict ASD symptoms in children with ADHD [J]. Journal of Child Psychology and Psychiatry, 2020, 51(11):1242-1250.

[78]NORDAHL C W, IOSIF A M, YOUNG G S, et al. Sex differences in the corpus callosum in preschool-aged children with autism spectrum disorder [J]. Mol Autism, 2015, 6:26.

[79]NORDAHL C W, LANGE N, LI D D, et al. Brain enlargement is associated with regression in preschool-age boys with autism spectrum disorders [J]. Proc Natl Acad Sci USA, 2011, 108(50):20195-20200.

[80]ORINSTEIN A J, HELT M, TROYB E, et al. Intervention for optimal outcome in children and adolescents with a history of autism [J]. Journal of Developmental and Behavioral Pediatrics : JDBP, 2014, 35(4):247-256.

[81]PATRICK M E, SHAW K A, DIETZ P M, et al. Prevalence of intellectual disability among eight-year-old children from selected communities in the United States, 2014[J]. Disabil Health J, 2021, 14(2):101023.

[82]PEREIRA G, FRANCIS R W, GISSLER M, et al. Optimal interpregnancy interval in autism spectrum disorder: a multi-national study of a modifiable risk factor [J]. Autism Res, 2021, 14(11): 2432-2443.

[83]PHAN B N, BOHLEN J F, DAVIS B A, et al. A myelin-related transcriptomic profile is shared by Pitt-Hopkins syndrome models and human autism spectrum

disorder[J/OL]. Nat Neurosci, 2020, 23: 375-385[2023-02-04]. https://doi.org/10.1038/s41593-019-0578-x.

[84]RAMSDEN S, RICHARDSON F, JOSSE G, et al. Verbal and non-verbal intelligence changes in the teenage brain [J]. Nature, 2011, 479: 113-116.

[85]ROBERTS T P L, MATSUZAKI J, BLASKEY L, et al. Delayed M50/M100 evoked response component latency in minimally verbal/nonverbal children who have autism spectrum disorder[J]. Mol Autism, 2019 (10):34.

[86]ROMMELSE N N, FRANKE B, GEURTS H M, et al. Shared heritability of attention-deficit/hyperactivity disorder and autism spectrum disorder[J]. Eur Child Adolesc Psychiatry, 2010, 19(3):281-295.

[87]RUBLE L, DALRYMPLE N. Social/sexual awareness of persons with autism: a parental perspective[J]. Archives of sexual behavior, 1993, 22: 229-240.

[88]SCHIEVE L A, TIAN L H, DREWS-BOTSCH C, et al. Autism spectrum disorder and birth spacing: findings from the study to explore early development (SEED) [J]. Autism Res, 2018, 11(1):81-94.

[89]SCHOTTLE D, BRIKEN P, TUSCHER O, et al. Sexuality in autism: hypersexual and paraphilic behavior in women and men with high-functioning autism spectrum disorder[J]. Dialogues Clin Neurosci, 2017, 19(4):381-393.

[90]SCHUMANN C M, HAMSTRA J, GOODLIN-JONES B L, et al. The amygdala is enlarged in children but not adolescents with autism; the hippocampus is enlarged at all ages[J]. Journal of Neuroscience, 2004, 24 (28): 6392-6401.

[91]SCHWARTZ J M, BEGLEY S. The mind and the brain: neuroplasticity and the power of mental force[M]. [S. l.]:Regan Books/Harper Collins Publishers, 2002.

[92]SHEN M D, PIVEN J. Brain and behavior development in autism from birth through infancy[J]. Dialogues Clin Neurosci, 2017, 19(4):325-333.

[93]SHENOUDA J, BARRETT E, DAVIDOW A L, et al. Prevalence and disparities in the detection of autism without intellectual disability [J]. Pediatrics, 2023,

151(2):e2022056594.

[94]SIMONOFF E, PICKLES A, CHARMAN T, et al. Psychiatric disorders in children with autism spectrum disorders: prevalence, comorbidity, and associated factors in a population-derived sample[J]. Journal of the American Academy of Child and Adolescent Psychiatry, 2008, 47: 921-929.

[95]SIMONOFF E. Genetic counseling in autism and pervasive developmental disorders[J]. J Autism Dev Disord, 1998, 28(5):447-456.

[96]SIOK W, PERFETTI C, JIN Z. et al. Biological abnormality of impaired reading is constrained by culture[J]. Nature, 2004, 431: 71-76.

[97]TAURINES R, SCHWENCK C, WESTERWALD E, et al. ADHD and autism: differential diagnosis or overlapping traits? A selective review [J]. ADHD Attention Deficit and Hyperactivity Disorders, 2012, 4(3):115-139.

[98]TEMPLE E, DEUTSCH G K, POLDRACK R A, et al. Neural deficits in children with dyslexia ameliorated by behavioral remediation: evidence from functional MRI[J]. Proc Natl Acad Sci, 2003, 100: 2860-2865.

[99]The dangers of dating as an autistic woman[EB/OL].[2023-08-01]. https://laconciergepsychologist.com/blog/dangers-of-dating-as-autistic-woman/.

[100]TOMASELLO M, BATES E. Language development: the essential readings[M]. Oxford: Blackwell Publishing, 2001.

[101]TREFFERT D A. The savant syndrome: an extraordinary condition. A synopsis: past, present, future [J]. Philos Trans R Soc Lond B Biol Sci, 2009, 364(1522):1351-1357.

[102]Vaccine Safety: Examine the Evidence[EB/OL]. [2022-10-25]. https://www.healthychildren.org/english/safety-prevention/immunizations/pages/vaccine-studies-examine-the-evidence.aspx.

[103]VAN DER MEER J M, OERLEMANS A M, VAN STEIJN D J, et al. Are autism spectrum disorder and attention-deficit/hyperactivity disorder different man-

ifestations of one overarching disorder? Cognitive and symptom evidence from a clinical and population-based sample[J]. Journal of the American Academy of Child and Adolescent Psychiatry, 2012, 51（11）: 1160-1172.

[104]VAN STEENSEL F J, BOGELS S M, PERRIN S. Anxiety disorders in children and adolescents with autistic spectrum disorders: a meta-analysis[J]. Clinical Child and Family Psychology Review, 2011, 14: 302-317.

[105]VEAZEY S E, VALENTINO A L, LOW A I, et al. Teaching feminine hygiene skills to young females with autism spectrum disorder and intellectual disabili-ty[J]. Behav Anal Pract, 2015 (2):184-189.

[106]VENKER C E, JOHNSON J R. Electronic toys decrease the quantity and lexical diversity of spoken language produced by children with autism spectrum dis-order and age-matched children with typical development[J]. Front Psychol, 2022, 13:929589.

[107]Violent behavior in children and adolescents[EB/OL]. (2017-10-10)[2023-10-25]. https://www.aacap.org/AACAP/Families_and_Youth/Facts_for_Families/FFF-Guide/Understanding-Violent-Behavior-In-Children-and-Adolescents-055. aspx.

[108]WATER J V D. What the placenta could reveal about autism [EB/OL]. (2019-02-19)[2022-10-15]. https://www.spectrumnews.org/opinion/viewpoint/placen-ta-reveal-autism/.

[109]WEIGEL B, TEGETHOFF J F, GRIEDER S D, et al. MYT1L haploinsufficien-cy in human neurons and mice causes autism-associated phenotypes that can be reversed by genetic and pharmacologic intervention[J]. Mol Psychiatry, 2023(28): 2122-2135.

[110]WINNER M G. Thinking about you thinking about me[M]. San Jose: Think Social Publishing, 2007.

[111]WRIGHT J. Autism prevalence in the United States, explained [J]. Spectrum, 2020, 9(3): 252303264.

[112]WRIGHT J. Adolescence unmasks autism traits in girls [EB/OL]. [2017-05-13]. https://www.spectrumnews.org/news/adolescence-unmasks-autism-traits-girls/#:~:text=Autism%20traits%20become%20more%20apparent,life%20than%20boys%20are1.

[113]YUHAS D.Untangling the ties between autism and obsessive-compulsive disorder[EB/OL].[2019-02-27].https://www.thetransmitter. org/spectrum/untangling-ties-autism-obsessive-compulsive-disorder/.

[114]ZABLOTSKY B, BLACK L I, MAENNER M J, et al. Prevalence and trends of developmental disabilities among children in the United States: 2009-2017[J]. Pediatrics, 2019, 144(4):e20190811.

[115]ZABLOTSKY B, BRAMLETT M D, BLUMBERG S J. The co-occurrence of autism spectrum disorder in children with ADHD [J]. J Atten Disord, 2020, 24(1): 94-103.

[116]ZHU Y, GOMEZ J A, LAUFER B I, et al. Placental methylome reveals a 22q13.33 brain regulatory gene locus associated with autism [J]. Genome Biol, 2022, 23(1):46.

[117]ZIMMERMAN F J, CHRISTAKIS D A, MELTZOFF A N. Associations between media viewing and language development in children under age 2 years[J]. The Journal of Pediatrics, 2007, 151: 364-368.

[118]ZWAIGENBAUM L. Perspective on new findings on regression in autism [EB/OL]. (2016-03-04). https://www.autismspeaks.org/expert-opinion/new-findings-regression-autism-researchers-perspective.

索引

以下词语因贯穿全文，未单独索引：

ASD（自闭症谱系障碍、自闭症）、婴儿、儿童、青少年、成人、沟通、行为、情绪、大脑（脑神经）、神经发育、干预（辅助、培训）等。

F

发病率（患病率）11，24~26，28，30~33，57，61，85，102，215，220，230，245

泛化 52，53，94，160，184，199

分解式操作教学（DTT）160，183，185，190

粪菌移植 246

G

感觉处理（感官处理）21，38~40，42~44，105，106，180，216，217，222，242，247，272

感觉输入 4，39~44，50，130，131，156，217，272

感统障碍 43

高功能 6，9，35，46，52，53，57，63，75，84~87，89~94，99，102，105，142，144，145，159，179，189，194，197，212，213，220，235，251

共患 22，23，36，38，50，55，61，91，92，103，150，180，194，211，213，220~223

攻击 22，27，35，42，135，154，156，166，181，193，208，211，236，243，247，264

国际疾病分类（ICD，ICD-11）2，3，45

关键反应训练（PRT）183，184

关注力（专注力）38，40，41，43，46，48，81，96，113，120，141，149，166，168，171，178，180，182，185，194，198，213，214，225，249

过敏（过度敏感）4，35，50，58，69，158，213，237，240，242~247

H

换位思考 142

回应 3，5，6，8，11，20，38，41，42，56，72，73，91，96，98，100，113，121，123，124，134~136，139，141，142，147，152~154，182，184，190，191，202，253

J

疾病控制和预防中心（CDC）12，30，31，58，61，64，66，72，75，102，103，118

记忆力 46，51，88，103，180，182，192，222，245，247

基因（基因突变）4，13，14，25，27~29，45，57，69，83，89，106，109，110~112，116，195，202，215，220，241，247，256，274，275

焦虑症 2，10，23，59，93，183，224，225，228，234，265，270

交友 19，132

结节性硬化症 22，51

接收性（接收性语言）141，187

精神分裂 22，51，59，195，232，239

精细动作 19，58，78，85，87，117，171，180，187，205，213，217，255

K

卡通 21，47，138，143，155，173，177，258，259

刻板（重复）2~8，10，17~20，24，26，29，36，42，69，80~82，84，87，91，100，127~129，157~159，165，167，178，185，187，190，193，213，214，216，217，220，237，239，242，245，246，249

N

男性（男孩，男童）1，8，17，21，24~28，30，31，39，40，57，61，86，87，90~93，96，102~104，113，138，155，156，158~161，171，175，187，196，197，206，212，215，238，240，248，255，257，270，280

尿床 243，248，249

女性（女孩、女童）24~28，30，31，36，78，81，90~94，102，103，109，116，120，138，158，159，161~163，171，172，215，235，238，241，248，255，257，258，265，266，272，280，283

P

培训计划（Hanen）70，121，122，207

胼胝体 25，216

屏幕（屏幕时间）168，169，171，172，229，248，259，264

浦肯野细胞 10

Q

铅中毒 19，22

强化 34，35，100，112，113，128，129，139，140，147，155，156，182~184，186，190，207，227，242，256

强迫症（OCD）21~23，35，91，93，190，211，215，230，235，238，239

亲和疗法 173~176

青春期 25，26，60，86，90~92，112，142，220，233，236

轻度 6，7，19，45，84，103，110，113，217，231~233

275

183，192，206，214，216，217，231，237，240，241，244，248，253~255，271，277

Z

早产 23，32，62，67，69

早慧 22

早期强化行为干预（EIBI）183

诊断（评估）2~7，9，10，12，14，16，17，19，22~28，30~37，43，45，49，50，57，58，61~63，67，69~70，72，74，75，78，79，83，84，86，87，89，90，92，93，98，100~112，116，117，119，127，146，153，155，156，159，160，165，166，171，177，179，180~184，194，204，208，209，213~215，220~222，224，230~233，235~240，246，247，258，263，267，270，271，275，277，283

整体发育迟缓 4，253

智力障碍 3，4，6，7，23，30~32，59，60，70，72，82，85，86，102~107，110，113，196，197，199，221

职能治疗师（OT）39，43，150，156，204，241，252，253，255，259，268

智商 9，12，22~24，31，32，36，54，83~85，88，104，105，110，113，174，190，202，209，220，223，259

指物 13，46，76，80，117，123，134，135，167，170，187，212，227

执行功能 15，51，55，56，180，214，216，223

治愈（康复、摘帽）34~36，60，106，112，113，193，222，252，283

中度 6，45，74，75，78，84，98，110，113，127，171，224

重度 6，7，45，75，78，84，104，127，171，224，232，235

中心信息整合（中心聚合能力）51，54，55

附录 图解自闭症的识别与家庭干预

自闭症的早期识别

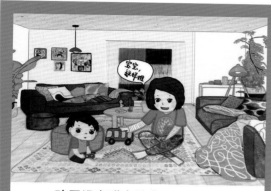

孩子没有联合注意，没有模仿

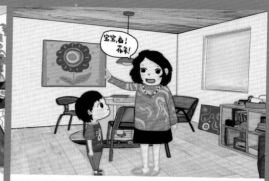

孩子关注运动中的细节，缺乏联合注意力

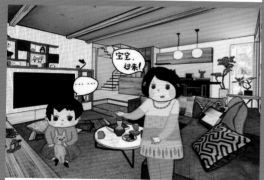

孩子对名字无反应

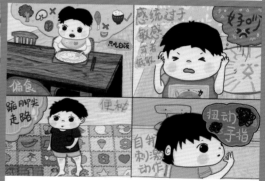

早期识别表现

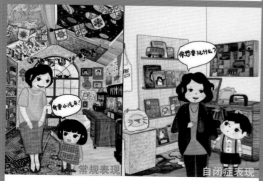

缺乏联合注意和沟通技能

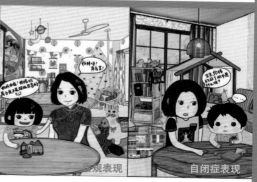

缺乏沟通和社交技能

自闭症的教学干预

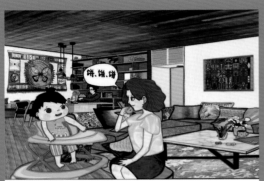

利用饼干吸引孩子目光，使其注意到妈妈嘴部动作，以增强模仿

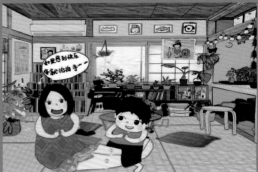

在音乐中鼓励孩子模仿动作和口语

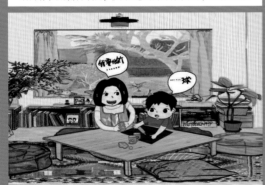

利用停顿给予孩子信息处理时间而后回应

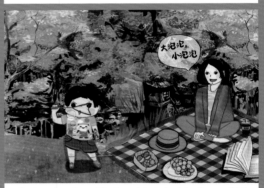

创造口腔肌肉运动机会，在轻松场合促进开口说话

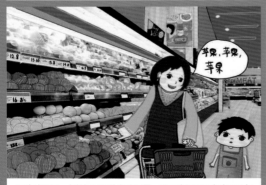

不放过任何一个教授口语的自然场景，说三遍但不要求孩子重复

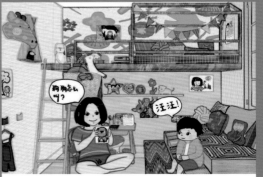

让孩子以轻松的对视和放松的心态来学习口语

自闭症的情绪行为

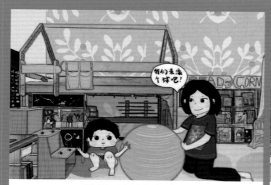

满足孩子的感统需求

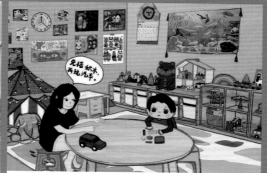

利用偏好物汽车作为孩子完成任务的奖励

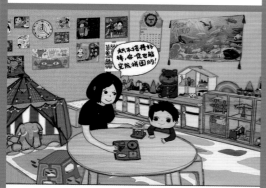

让孩子先做容易的，立即表扬，树立自信，然后立即教授新技能

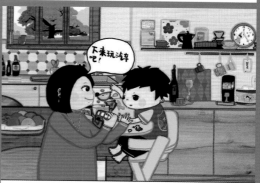

对不良行为不给予关注，转移其注意力

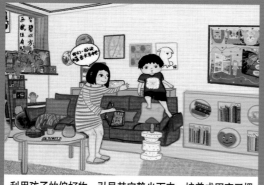

利用孩子的偏好物，引导其安静坐下来，培养成固定习惯

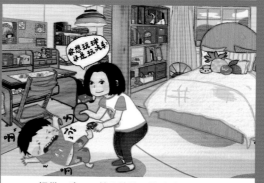

提供二选一，转移情绪，鼓励功能性沟通

自闭症的认知学习

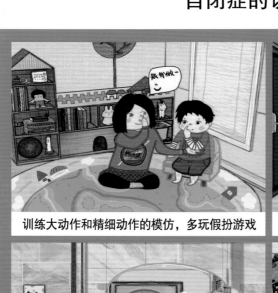

训练大动作和精细动作的模仿，多玩假扮游戏

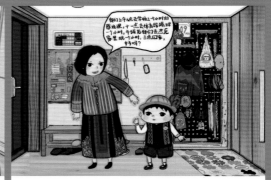

生活结构化，提前预警孩子

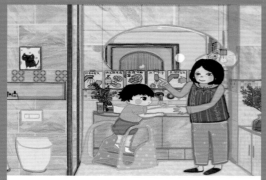

将大任务拆分后，进行视觉引导

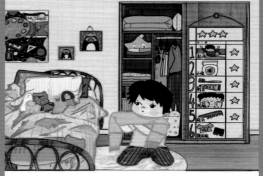

利用视觉提示促进其独立完成各项任务

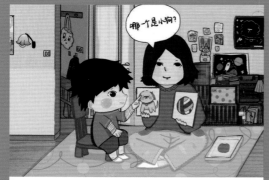

从最简单的识别图片开始，锻炼孩子接收和处理信息的能力

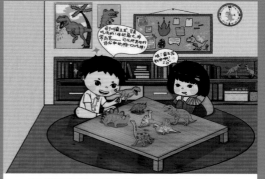

通过共同的兴趣爱好交朋友，培养沟通和社交能力